HABLANDO CON EL PSIQUIATRA

BIPOLARIDAD

Edición: Randy Saborit Mora
Corrección: Randy Saborit Mora
Diseño interior y maquetación: Danayris Caballero García
Diseño de cubierta: Otane González Martínez

La Fe Medical Clinic: servicios médicos y publicación de libros educativos y de autoayuda en temas de salud mental y medicina general, con un enfoque humano y accesible. Para más información sobre cómo obtener ejemplares o acceder a otros recursos sobre salud emocional o servicios médicos, visite nuestras páginas web:

La Fe Medical Clinic
3030 East 4th Street
Los Ángeles, CA 90063
www.lafeclinic.com
www.telegalenos.com
www.miamigodoctor.com

El libro *Hablando con el psiquiatra: Bipolaridad* forma parte de la colección *Telegalenos a gabacha quitá*, creada para ofrecer una orientación clara, compasiva y con base científica a quienes enfrentan desafíos de salud mental o emocional. Con un lenguaje cálido, respetuoso y accesible, el Dr. Alexis Gómez González, psiquiatra clínico, acompaña al lector con empatía, experiencia y conocimiento.

Hablando con el psiquiatra: Bipolaridad
Escrito por el Dr. Alexis Gómez González
ISBN: 978-1-968561-10-9

HABLANDO CON EL PSIQUIATRA

BIPOLARIDAD

ALEXIS GÓMEZ GONZÁLEZ

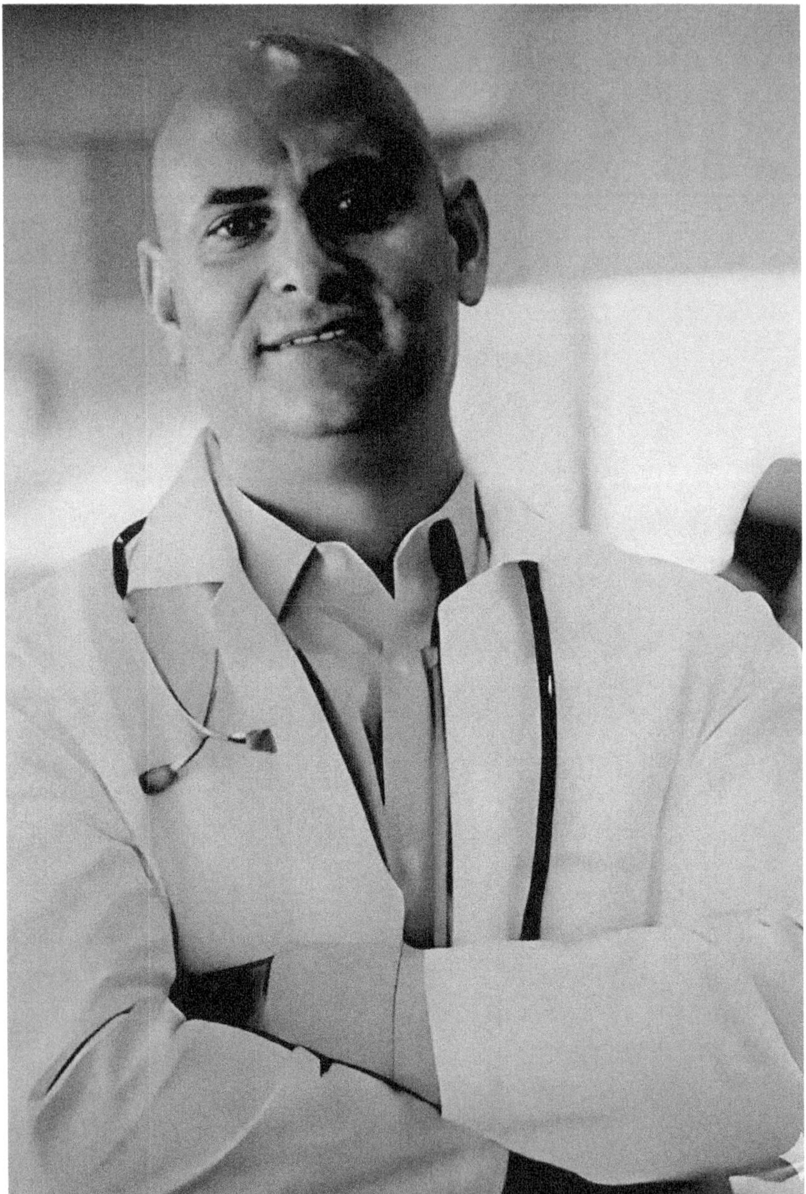

Presentación del autor

Mi nombre es Alexis Gómez González. Soy un médico graduado de la Escuela de Ciencias Médicas de La Habana (Cuba) y de la Universidad de Long Beach, California (en Estados Unidos) con especialidad y maestría en medicina familiar y psiquiatría. En mis más de 26 años de experiencia he trabajado en áreas de la medicina familiar y la psiquiatría en comunidades de Cuba, México y Estados Unidos.

He dedicado mi carrera a la atención integral de los trastornos mentales, con especial énfasis en ansiedad, depresión, insomnio, adicciones y trastornos del neurodesarrollo. Formado en medicina y psiquiatría, he combinado el conocimiento clínico con la pasión por la docencia y la divulgación accesible. He creado materiales gráficos innovadores, he ayudado a pacientes, familias y profesionales de la salud a comprender de manera clara y empática la complejidad de la mente humana y he trabajado en la creación de un enfoque que integra la ciencia, la compasión y el lenguaje visual como herramientas terapéuticas y educativas.

Actualmente dirijo una clínica en Los Ángeles y otra en la Ciudad de México, enfocadas en el tratamiento humanista y efectivo de problemas psiquiátricos, especialmente en poblaciones vulnerables. También participo en proyectos de formación médica, creación de libros ilustrados y atención comunitaria.

Agradecimientos

Este libro no habría sido posible sin el apoyo y la contribución de muchas personas. Agradecemos profundamente a los profesionales de la salud mental, investigadores y expertos que han compartido sus conocimientos y experiencias para enriquecer el contenido de este texto.

Un agradecimiento especial a los pacientes y sus familiares, quienes han permitido que sus historias sean parte de este trabajo, lo que ha permitido brindar una perspectiva invaluable sobre la experiencia de la bipolaridad.

A nuestro editor y colaboradores, cuyo esfuerzo y dedicación han hecho posible la publicación de este libro. Su apoyo ha sido fundamental en cada etapa del proceso.

Finalmente, agradecemos a todos los lectores que buscan comprender y superar la bipolaridad. Su compromiso con el aprendizaje y el crecimiento es inspirador y esencial para avanzar en la gestión de la salud mental.

Índice

PARTE II. Bases neurobiológicas y neuroquímicas

CAPÍTULO 7 El cerebro bipolar: regiones implicadas en manía y depresión

CAPÍTULO 8 Neurotransmisores clave: dopamina, serotonina, glutamato, GABA, noradrenalina y más

CAPÍTULO 9 Ritmo circadiano, ciclo sueño-vigilia y desregulación estacional

CAPÍTULO 10 Inflamación, neuroplasticidad y disfunción mitocondrial en el trastorno bipolar

CAPÍTULO 11 Perfil DNP-21-B: evaluación neuroquímica de la bipolaridad

CAPÍTULO 52 Bipolaridad infantil y juvenil: diagnósticos precoces y controversias

CAPÍTULO 53 Trastorno bipolar en la tercera edad: complicaciones médicas y cognición

CAPÍTULO 54 Trastorno bipolar con TDAH, ansiedad, trauma o espectro autista

Prólogo

Entre la luz desbordante y la sombra profunda se precisa comprender el trastorno bipolar con ciencia, compasión y humanidad. No se trata de simples cambios de humor sino de una condición médica profunda que altera los ritmos del pensamiento, el sueño, la energía y las emociones, afectando la manera en que una persona vive, ama, trabaja y sueña. Puede transformar la euforia en caos y la tristeza en parálisis. Pero también, cuando es comprendido y tratado con sensibilidad, puede abrir caminos de autoconocimiento, creatividad y resiliencia insospechada.

Este libro nace del encuentro cotidiano entre el psiquiatra y el paciente, en ese espacio íntimo donde se busca comprender lo que la mente calla, lo que el cuerpo expresa, lo que la historia personal arrastra. Forma parte de la colección *Telegalenos a gabacha quitá* en la que ya se han abordado temas como la depresión, la ansiedad, el insomnio, la demencia y la esquizofrenia, siempre desde un enfoque integrador: científico, humano, clínico, simbólico, riguroso y compasivo.

Aquí no solamente hablamos de diagnósticos y medicamentos. Hablamos de neurotransmisores y ritmos circadianos; pero también de arte, historia, literatura, espiritualidad, de vínculos rotos y reconstruidos. Nos detenemos en figuras como Vincent van Gogh, Virginia Woolf o Kanye West, no por morbo, sino para entender cómo la bipolaridad ha habitado —y ha transformado— grandes mentes a lo largo de la historia.

A través de estas páginas encontrarás explicaciones claras sobre los tipos de trastorno bipolar. Sus causas, su neuroquímica, los tratamientos disponibles (farmacológicos y no farmacológicos), así como estrategias terapéuticas aplicables tanto en consulta como en la vida diaria. Se ofrecen, además, herramientas para familiares, cuidadores y profesionales de la salud que acompañan este recorrido complejo.

También abordamos la dimensión social y cultural del diagnóstico, el estigma, la medicalización excesiva o la negación del sufrimiento, y cómo construir caminos de recuperación más allá de la estabilización farmacológica.

Porque vivir con bipolaridad no significa vivir sin dirección. Significa aprender a navegar, con ayuda, las mareas internas. Y este libro es una conversación abierta, informada y respetuosa. No pretende dar respuestas únicas, sino ofrecer un mapa. Un mapa emocional, neuroquímico y terapéutico para que pacientes, familias y profesionales puedan tomar decisiones informadas, compasivas y efectivas.

Si alguna vez te has sentido preso de tus altibajos, si acompañas a alguien que oscila entre la hiperactividad y la desesperanza o si eres profesional de la salud mental y buscas comprender con mayor profundidad este trastorno tan complejo como fascinante, este libro es para ti.

Bienvenido a este viaje entre la manía y la melancolía. Entre la neurociencia y la poesía. Entre el caos y la posibilidad de reconstruirse.

Dr. Alexis Gómez González

Introducción

Este tratado está dirigido a psiquiatras, médicos, psicólogos, enfermeros, pacientes con trastorno bipolar y sus familiares. Pretende ser uno de los compendios más completos escritos sobre el tema, con una perspectiva clínica, humana, cultural y espiritual.

Contiene explicaciones detalladas sobre la dinámica de los neurotransmisores en la regulación del ánimo, la historia del trastorno bipolar a lo largo de los siglos, el diagnóstico diferencial con otras condiciones psiquiátricas, los tratamientos farmacológicos y no farmacológicos, las psicoterapias, las intervenciones en el estilo de vida, la prevención de crisis y las estrategias de recuperación a largo plazo. A lo largo del texto, también ofrece una hoja de ruta para comprender la bipolaridad no solo como un trastorno, sino como un profundo reto en la regulación del ánimo que implica sufrimiento, pero también potencial de crecimiento.

Contenidos centrales del libro:

1. Definiciones médicas, simbólicas y culturales del trastorno bipolar.
2. Historia de la bipolaridad en la psiquiatría: de la "locura" a la estabilización del ánimo.
3. El espectro bipolar: tipo I, tipo II, ciclotimia, estados mixtos, ciclaje rápido.
4. Bases neurobiológicas: neurotransmisores, ritmos circadianos y circuitos cerebrales.

5. Factores genéticos, psicológicos y ambientales.
6. La fase maníaca: euforia, grandiosidad, impulsividad y pérdida de juicio.
7. La fase depresiva: enlentecimiento, desesperanza y aislamiento.
8. Episodios mixtos: agitación con desesperanza.
9. Diagnóstico integral y errores clínicos frecuentes.
10. Tratamiento farmacológico: estabilizadores del ánimo, antipsicóticos, antidepresivos y terapias emergentes.
11. Intervenciones no farmacológicas: psicoterapia, hábitos de vida y regulación del sueño.
12. Aikido médico aplicado al trastorno bipolar.
13. Manejo de crisis y planes de prevención de recaídas.
14. Apoyo familiar y comunitario.
15. El trastorno bipolar en el arte, la literatura y la historia cultural.
16. Recursos internacionales: México, España y Estados Unidos.
17. Manifiesto final por una psiquiatría con alma.

¿Por qué importa comprender el trastorno bipolar?

El trastorno bipolar no son simples "cambios de humor". Es una condición compleja, recurrente y potencialmente discapacitante que puede traer tanto una creatividad extraordinaria como un sufrimiento profundo. No es simplemente estar "demasiado feliz" o "demasiado triste". Es una desregulación del ánimo, la energía y los patrones de pensamiento que requiere atención médica, psicológica y social.

Comprender el trastorno bipolar desde una perspectiva científica y compasiva es el primer paso para construir vidas estables y significativas en quienes lo padecen. Este libro es una invitación a sustituir el prejuicio por el conocimiento, a ver más allá de los extremos, a acompañar sin juicio y a entender que la estabilidad es posible con el tratamiento, el apoyo y la autoconciencia adecuados.

He visto a personas recuperarse de episodios maníacos destructivos y reconstruir sus relaciones. He observado a otros manejar su depresión sin perderse en la desesperanza. He sido testigo de cómo familias han pasado del caos a la colaboración.

Este no es un libro de curas mágicas: es una guía práctica y humana. No es un sermón: es una conversación necesaria. Porque no todo el sufrimiento es visible.

Y no toda la estabilidad se logra solo con medicación.

Está escrito con ciencia, pero también con empatía. Con protocolos, pero también con historias. Con datos, pero también con el lenguaje de la experiencia humana. Si lees estas páginas sintiendo que tu mente es una tormenta, recuerda esto: las tormentas pasan. Y aun en el cielo más inestable... siempre hay horizontes por delante.

PARTE I.
Comprender el trastorno bipolar

CAPÍTULO 1
¿Qué es el trastorno bipolar?

Entre la euforia luminosa y la sombra más densa.

1.1 Una mente que oscila en sus propios ejes

Imagine vivir en un mundo donde el clima emocional cambia de forma tan intensa como inesperada. Días en que el sol brilla con una intensidad casi dolorosa y todo lo llena de energía, ideas y movimiento… y de pronto, como un eclipse repentino, el cielo se cubre y la luz desaparece, y deja una penumbra que lo cubre todo.

Ese es el territorio emocional del trastorno bipolar: una condición médica y neuroquímica que no solo altera el estado de ánimo, sino que modifica el curso mismo de la vida. El trastorno bipolar no es "estar feliz y triste". Es una alteración profunda de la regulación de la energía, el pensamiento, el sueño, la percepción y la conducta. Es un cambio en la manera en que el cerebro ajusta sus propios niveles de actividad, como si el termostato emocional estuviera roto y oscilara entre el calor más intenso y el frío más paralizante.

1.2 Una definición clínica, varias realidades humanas

Desde el punto de vista médico, el trastorno bipolar se clasifica en el DSM-5 como un trastorno del estado de ánimo caracterizado por episodios maníacos, hipomaníacos y depresivos, que pueden alternarse o coexistir.

Existen varios tipos:

- Bipolar I: episodios de manía completa, con frecuencia seguidos o precedidos de depresión mayor.
- Bipolar II: episodios de hipomanía y depresión mayor, sin manía plena.
- Ciclotimia: cambios crónicos del ánimo más leves pero persistentes, que duran al menos dos años.

- Otros especificados y no especificados: formas atípicas, con síntomas mixtos o ciclaje rápido (cuatro o más episodios al año).

Pero más allá de la etiqueta diagnóstica, cada persona vive su propia versión de la bipolaridad. Para algunos, la manía es un estallido de creatividad y conexión social; para otros, una espiral peligrosa de impulsividad y riesgo. La depresión, en cambio, puede ser un tiempo de introspección dolorosa o un abismo del que cuesta salir.

1.3 La experiencia bipolar en primera persona

Quien vive un episodio maníaco puede describirlo como "tener un motor que nunca se apaga", "sentir que todo es posible" o "estar conectado con el universo a un nivel superior". Pero esa energía desbordada suele tener un costo: gasto excesivo de dinero, decisiones impulsivas, conductas sexuales de riesgo, peleas, pérdida de relaciones y, en casos extremos, psicosis.

En el otro extremo, la depresión bipolar puede sentirse como "caminar bajo el agua con una mochila de piedras" o "perder todos los colores del mundo". Es un cansancio que no se alivia con dormir y una tristeza que no se calma con palabras de ánimo.

1.4 El corazón neuroquímico de la oscilación

El trastorno bipolar es, en gran parte, un trastorno de la regulación neuroquímica. Se han identificado alteraciones en varios sistemas de neurotransmisores:

- **Dopamina:** Exceso en manía (hiperactividad, pensamiento rápido) y déficit en depresión (apatía, anhedonia).
- **Serotonina:** Fluctuaciones que influyen en el sueño, el apetito y la estabilidad del ánimo.
- **Noradrenalina:** Variaciones que modulan la energía, la atención y la motivación.
- **Glutamato y GABA:** Desequilibrios en la excitación e inhibición neuronal.

A esto se suman alteraciones en el ritmo circadiano, el "reloj interno" del cerebro que regula cuándo dormir, comer y estar activo. Es por eso que cambios bruscos en el horario de sueño pueden desencadenar episodios.

1.5 Una condición frecuente, pero muchas veces invisible

- Prevalencia: entre el 1 y el 3 % de la población mundial.
- Edad de inicio: la mayoría de los casos aparece entre los 15 y 25 años.
- Retraso diagnóstico: pueden pasar hasta 7-10 años desde los primeros síntomas hasta recibir el diagnóstico correcto debido a confusiones con depresión unipolar, trastorno por déficit de atención con hiperactividad (TDAH) o trastornos de personalidad.
- Riesgo de suicidio: hasta un 20 % de las personas con trastorno bipolar mueren por suicidio si no reciben tratamiento adecuado.

El retraso diagnóstico no solo retrasa la ayuda, sino que empeora el pronóstico: cada episodio no tratado puede aumentar la vulnerabilidad del cerebro a nuevos episodios.

1.6 El trastorno bipolar en la historia y la cultura

No es casual que encontremos signos de bipolaridad en la vida de figuras como Vincent van Gogh, Virginia Woolf, Ernest Hemingway, Carrie Fisher o Kanye West. En ellos, la bipolaridad aparece como un doble filo: fuente de creatividad y sensibilidad, pero también de sufrimiento extremo.

En la literatura, personajes con oscilaciones extremas han sido retratados tanto como genios visionarios como almas atormentadas. El arte, el cine y la música han contribuido a visibilizar, pero también a distorsionar la imagen de esta condición.

1.7 El impacto en la vida cotidiana

El trastorno bipolar puede afectar:

- Relaciones personales: rupturas, conflictos familiares, pérdida de confianza.

- Trabajo y estudios: baja productividad en depresión, impulsividad en manía.
- Salud física: alteraciones del sueño, alimentación desordenada, abuso de sustancias.
- Autoestima: alternancia entre sentirse invencible y sentirse inútil.

Sin tratamiento, la vida de una persona con trastorno bipolar puede convertirse en una sucesión de reconstrucciones y pérdidas. Con tratamiento adecuado puede ser una vida plena, con un control real de los síntomas.

1.8 El mensaje central

El trastorno bipolar no define por completo a quien lo padece. Es una parte de su historia, pero no toda su identidad. Con diagnóstico correcto, tratamiento integral y apoyo constante, la mayoría de las personas pueden alcanzar largos períodos de estabilidad.

Entender la bipolaridad es entender que no se trata de apagar la luz de la manía ni de ignorar la sombra de la depresión, sino de aprender a vivir entre ambas, encontrando un terreno firme desde donde construir (figura 1).

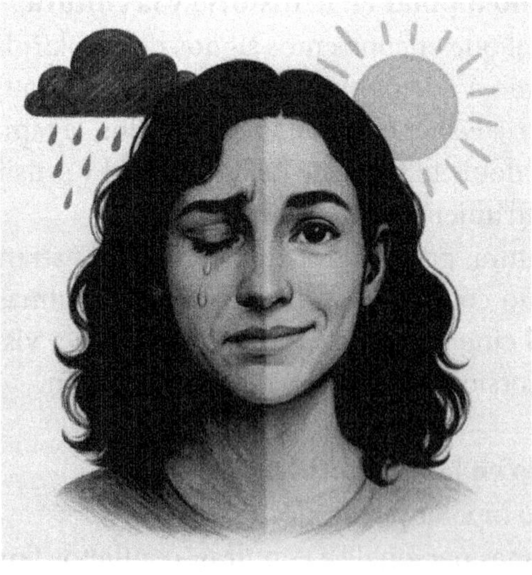

Figura 1. El desafío de vivir con dos polos que tiran en direcciones opuestas.

CAPÍTULO 2
Historia del trastorno bipolar: de la melancolía griega a la estabilización moderna

De cómo pasamos de los humores a los estabilizadores del ánimo.

2.1 Grecia y Roma: melancolía y manía como polos de un mismo fenómeno

- Hipócrates (siglo v a.C.): describió la melancolía como un estado ligado al exceso de "bilis negra" y la manía como su opuesto caliente; ya intuía que ambos polos estaban conectados.
- Areteo de Capadocia (siglo I–II d.C.): dio un salto conceptual al sostener que melancolía y manía forman parte de una misma enfermedad con fases alternantes.
- Galeno (siglo II-III d.C.) consolidó la teoría humoral y recomendó higiene del sueño, dieta y moderación, anticipando, sin saberlo, pilares modernos.

Claves: visión unitaria temprana, énfasis en ritmos y hábitos y primeras terapéuticas "de estilo de vida".

2.2 Edad Media y mundo islámico: entre demonología y hospitales compasivos

- En la Europa medieval dominó la lectura espiritual/demonológica de la locura; coexistieron casas de custodia con prácticas coercitivas.
- En el mundo islámico, los bimaristanes (hospitales) ofrecieron cuidado médico, música y baños; Avicena describió estados de exaltación y abatimiento con abordajes racionales.

Claves: dos miradas simultáneas —moralizadora vs. médica— con claras implicaciones éticas.

2.3 Renacimiento e Ilustración: del "mal del alma" al tratamiento moral

- Paracelso y Burton (*Anatomy of Melancholy*, 1621) conectaron cuerpo, mente y entorno.
- Pinel y Tuke (finales del XVIII) impulsaron el tratamiento moral: humanidad, rutina, trabajo, sueño. Fueron precursores de la psicoeducación.
- Esquirol afinó descripciones clínicas como manía y lipemanía.

Claves: Dignidad del paciente, ambiente terapéutico y comienzo de la clínica moderna.

2.4 Siglo XIX: nace el diagnóstico moderno

- Falret (1854) describe la *folie circulaire* (ciclos de excitación y depresión).
- Baillarger (1854) propone la *folie à double forme* (alternancia en un mismo episodio).
- Kraepelin (1899) integra ambas en "locura maníaco-depresiva", separándola de la *dementia praecox* (esquizofrenia). Nace la concepción unitaria del trastorno bipolar.

Claves: la bipolaridad se consolida como entidad con curso cíclico y pronóstico mejor que la esquizofrenia.

2.5 Primer tercio del siglo XX: institucionalización y terapias de choque

- Auge de los manicomios y, tristemente, de políticas eugenésicas en algunos países.
- ECT (Cerletti y Bini, 1938) surge y, con el tiempo, se vuelve herramienta eficaz y segura (cuando se usa con criterios actuales).
- Episodios de psicocirugía (lobotomía) dejan una herida ética y clínica.

Claves: avances y graves desviaciones; lecciones de bioética para siempre.

2.6 La revolución del litio

- John Cade (1949) publica el efecto estabilizador del litio.
- Mogens Schou (1950–1960) demuestra prevención de recaídas y reduce el riesgo suicida.
- Superada la resistencia inicial (temor a la toxicidad), el litio se vuelve piedra angular con monitoreo plasmático y protección renal/tiroidea.

Claves: primera terapia verdaderamente profiláctica; inicia la era de la estabilización.

2.7 Antidepresivos y el reconocimiento del bipolar II

- Con imipramina e IMAO aparecen virajes maníacos en vulnerables; nace la noción de "switch" inducido.
- Dunner & Fieve perfilaron en la década de 1970 el trastorno bipolar II: hipomanía + depresión mayor (sin manía plena).
- Crece el interés por ciclotimia y espectros subumbrales.

Claves: el espectro bipolar se expande; prudencia con antidepresivos.

2.8 Anticonvulsivos y antipsicóticos atípicos

- Valproato y carbamazepina: útiles en manía (y ciclaje rápido/mixtos en algunos casos).
- Lamotrigina: foco en depresión bipolar y mantenimiento.
- Atípicos (olanzapina, quetiapina, risperidona, aripiprazol, lurasidona, cariprazina): eficacia en manía y varias opciones en depresión bipolar (p. ej., quetiapina, lurasidona, cariprazina).
- Avances en ECT moderna, TMS y, más recientemente, ketamina/esketamina para depresión resistente (con protocolos estrictos).

Claves: combinaciones personalizadas y vigilancia de metabólicos, QT, prolactina, peso y síntomas extrapiramidales.

2.9 De DSM-I a DSM-5: precisando el lenguaje

- DSM-III separa claramente trastornos del ánimo y esquizofrenia; se formalizan bipolar I y II.
- DSM-5 añade especificadores: características mixtas, ciclaje rápido, estacionalidad, ansiedad; refuerza la importancia del curso longitudinal.

Claves: mejor fenotipado = mejor pronóstico y tratamiento.

2.10 Del modelo categorial al dimensional: el "espectro bipolar"

- Debate actual: ¿categorías rígidas o continuo dimensional (temperamento ciclotímico ⊠ bipolar I)?
- Riesgos opuestos: sobrediagnóstico (etiquetar impulsos normales) vs. subdiagnóstico (depresiones "refractarias" que eran bipolares).
- Importancia de ritmos circadianos, carga familiar, virajes previos y respuesta a estabilizadores para afinar el diagnóstico.

Claves: pensar en trayectorias y biografías del ánimo, no solo en fotos clínicas.

2.11 Derechos humanos, desestigmatización y comunidad

- Desinstitucionalización (segunda mitad del siglo XX) → auge de la salud mental comunitaria.
- Movimientos de usuarios y familias: voz propia, derechos y participación en decisiones.
- En América Latina (incluyendo Cuba y México): reformas graduales, redes comunitarias y gran papel del familismo en el apoyo cotidiano.

Claves: tratamiento no es solo fármaco; es red, dignidad y proyecto de vida.

2.12 Línea del tiempo: hitos esenciales

- s. I–II: Areteo propone unidad manía-melancolía.

- 1790–1830: Pinel/Tuke (tratamiento moral); Esquirol define cuadros.
- 1854: Falret y Baillarger describen cursos cíclicos/alternantes.
- 1899: Kraepelin acuña "maníaco-depresiva".
- 1938: Terapia electroconvulsiva (Cerletti/Bini).
- 1949–60: Litio (Cade; Schou) → prevención de recaídas.
- Década de 1970: bipolar II (Dunner & Fieve).
- Décadas de 1990–2000: valproato, lamotrigina, atípicos; guías modernas.
- Década de 2010–hoy: TMS refinada; ketamina/esketamina; especificadores DSM-5; medicina personalizada.

2.13 Perlas clínicas y errores históricos que no debemos repetir

Perlas

- Considerar bipolaridad en depresiones con inicio temprano, virajes con antidepresivos, insomnio con energía aumentada, historia familiar y síntomas mixtos.
- El sueño es intervención terapéutica mayor.
- El litio sigue siendo el estándar de oro para prevención de recaídas y suicidio (con monitoreo).

Errores a evitar

- Tratar "depresión" sin explorar historia de hipomanía.
- Usar antidepresivos en monoterapia en probable bipolaridad.
- Ignorar factores circadianos y psicoeducación familiar.

La historia del trastorno bipolar es la historia de un viraje ético y científico: de la culpa y el encierro a la comprensión neurobiológica, el tratamiento efectivo y la recuperación. Conocer ese recorrido nos vacuna contra el estigma y nos orienta en la práctica clínica cotidiana (figura 2).

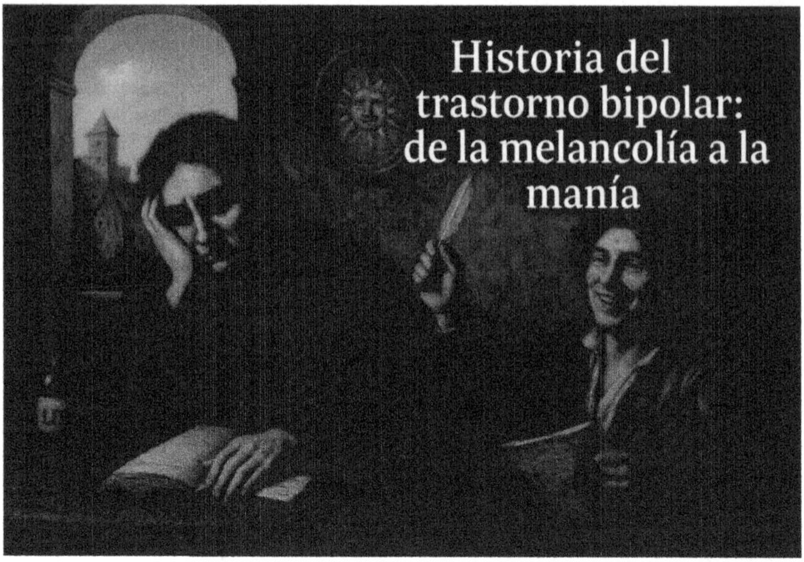

Figura 2. La historia del trastorno bipolar es la historia de un viraje ético y científico.

CAPÍTULO 3
Personajes históricos y artísticos con bipolaridad: entre el genio y el caos

La chispa creadora que ilumina y consume.

3.1 Introducción

La historia de la humanidad está marcada por personas cuya mente parecía vivir en dos mundos: uno de euforia creativa y otro de sombras insondables. El trastorno bipolar, lejos de ser una "maldición exclusiva" del presente, ha estado presente en figuras que cambiaron el rumbo del arte, la literatura, la música y el pensamiento. Su legado nos recuerda que la misma energía que puede alimentar la genialidad, puede también desgarrar la estabilidad personal.

Este capítulo no busca idealizar el sufrimiento ni romantizar la enfermedad. El objetivo es comprender cómo la bipolaridad influyó en el proceso creativo, las relaciones humanas y la vida íntima de estos personajes y qué lecciones podemos aprender de sus historias.

3.2 Vincent van Gogh. El pintor del alma turbulenta

En una década Van Gogh pintó más de 2000 obras, muchas en períodos de intensa actividad creativa que coinciden con lo que hoy describiríamos como fases hipomaníacas o maníacas. Sus cartas a su hermano Theo revelan cambios drásticos de ánimo, insomnio prolongado y un sentido de urgencia por crear.

Sin embargo, sus episodios depresivos eran devastadores, culminando en su suicidio a los 37 años. La intensidad de su paleta y el movimiento de sus pinceladas parecen traducir la oscilación emocional que vivía internamente.

3.3 Virginia Woolf. La voz que escuchaba las mareas de la mente

La escritora modernista británica transformó la literatura con su estilo de flujo de conciencia. Woolf alternaba períodos de producción literaria inagotable con fases de retraimiento, llanto incontenible y pensamientos suicidas.

En sus diarios, la bipolaridad se refleja en entradas donde pasa de sentirse "llena de vida y visión" a "abrumada por una negrura sin nombre". Su muerte por suicidio ocurrió el 28 de marzo de 1941. Dejó cartas en las que pedía perdón y describía la sensación de que "esta enfermedad no me deja luchar más".

3.4 Sylvia Plath. Poesía como bisturí del alma

Plath convirtió su dolor en versos afilados y honestos. Su obra, especialmente Ariel, revela oscilaciones entre una energía creativa intensa y episodios depresivos paralizantes.

La combinación de vulnerabilidad emocional, presiones sociales y experiencias personales traumáticas potenció la inestabilidad. Plath murió a los 30 años y dejó una huella imborrable en la poesía confesional y en la conciencia pública sobre la salud mental femenina.

3.5 Kanye West. Hipermodernidad y manía en tiempo real

En la era de las redes sociales, Kanye West ha visibilizado la bipolaridad como pocos artistas contemporáneos. Ha descrito su trastorno como una "superpotencia" y, al mismo tiempo, ha reconocido las dificultades que implica. Sus entrevistas y episodios públicos reflejan impulsividad, grandiosidad y cambios abruptos de ánimo, seguidos de períodos de introspección y retiro mediático.

Su caso ilustra cómo la exposición constante y la ausencia de espacios de recuperación pueden agravar la inestabilidad.

3.6 Carrie Fisher. Humor como salvavidas

La actriz y escritora, famosa por su papel como la Princesa Leia, habló abiertamente sobre su bipolaridad y su adicción a sustancias. Con un enfoque irónico y desmitificador, Fisher luchó contra el estigma y ofreció charlas motivacionales sobre vivir y trabajar con la enfermedad.

Su legado no es solo artístico, sino educativo: enseñó que la bipolaridad no define a una persona, y que es posible combinar tratamiento médico, autoaceptación y creatividad.

3.7 Conclusiones

Estos casos muestran que el trastorno bipolar no se manifiesta de forma idéntica en cada persona. La creatividad no es consecuencia directa de la enfermedad, pero sus ciclos pueden influir en el modo en que se percibe y se produce la obra artística.

Detrás de la admiración por la genialidad, es crucial reconocer la necesidad de tratamiento, apoyo social y estrategias de autocuidado para que el talento no se consuma en el fuego de la inestabilidad (figura 3).

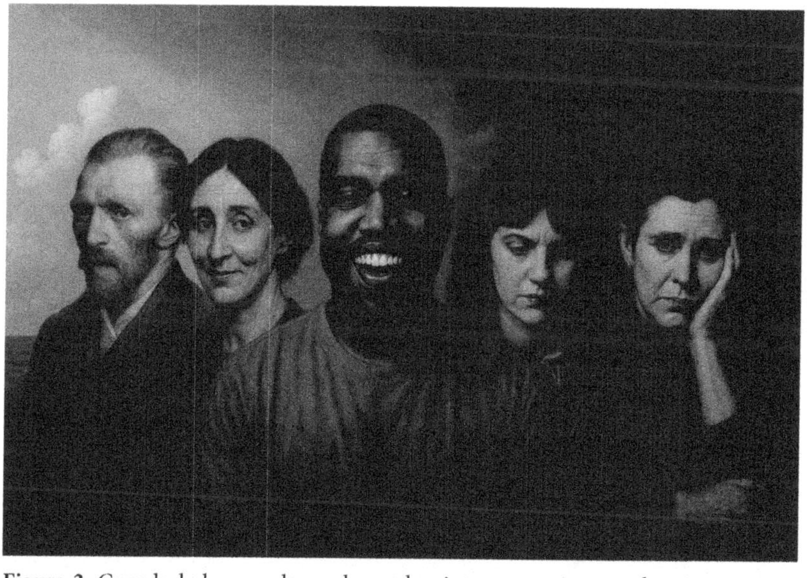

Figura 3. Cuando la luz creadora y la sombra interna coexisten en la misma mente. Entre el genio y el caos: mentes históricas que vivieron con bipolaridad.

CAPÍTULO 4
Representaciones en el cine, la literatura y la música

¿Cómo el trastorno bipolar ha sido retratado y comprendido a través del arte y los medios?

4.1 El poder del arte para visibilizar la bipolaridad

El arte ha sido uno de los vehículos más potentes para acercar al público general la experiencia del trastorno bipolar. A través del cine, la literatura y la música se han narrado historias que exploran la complejidad de vivir con esta condición, mostrando sus extremos emocionales y sus impactos en la creatividad, las relaciones y la salud mental.

Estas representaciones, aunque a veces estereotipadas, abren puertas a la empatía, la reflexión y la desestigmatización. Sin embargo, también pueden reforzar mitos si no se hacen con rigor y respeto científico.

4.2 Bipolaridad en el cine: realismo, drama y estigma

El cine ha abordado la bipolaridad en diversos géneros, desde el drama biográfico hasta la comedia negra. Algunas películas han logrado retratos profundos y clínicamente acertados, mientras que otras han exagerado o distorsionado aspectos para generar impacto emocional.

Películas emblemáticas:

- *Mr. Jones* (1993): Basada en la historia real de un periodista con trastorno bipolar, esta película ofrece una mirada humana y compleja a la manía y la depresión, incluyendo el proceso terapéutico.
- *Silver Linings Playbook* (2012): Ganadora de un Óscar, retrata la vida de un hombre con bipolaridad que busca reconstruir su vida y relaciones, combinando humor y realismo.

- *The Hours* (2002): Inspirada en la vida de Virginia Woolf, explora el sufrimiento emocional y la creatividad ligada a la enfermedad mental.
- *Infinitely Polar Bear* (2014): Comedia dramática que muestra el impacto del trastorno bipolar en la vida familiar y la paternidad.

4.2.1 Ciencia y mito en el cine

Los filmes tienen el poder de educar, pero también la responsabilidad de no caer en estigmas. La bipolaridad no es sinónimo de violencia o locura extrema; es una condición médica que puede manejarse con tratamiento. Mostrar el espectro completo, incluyendo fases estables y remisiones, ayuda a corregir percepciones erróneas.

4.3 La literatura: la voz interior del trastorno bipolar

La literatura ha sido un refugio y un espejo para quienes viven con bipolaridad. Escritores como Virginia Woolf, Sylvia Plath y Kay Redfield Jamison han plasmado con maestría el tumulto interior y la belleza compleja del trastorno.

- Virginia Woolf en sus diarios y novelas expresó la fluidez y el caos emocional que caracterizan la bipolaridad, con una sensibilidad que ha inspirado a generaciones.
- Sylvia Plath, a través de su poesía y la novela *La campana de cristal*, habló abiertamente sobre la depresión bipolar y el suicidio, mezclando dolor y creación.
- Kay Redfield Jamison, psicóloga clínica y paciente, ha publicado obras científicas y autobiográficas que combinan rigor y emotividad, siendo una voz autorizada para entender la enfermedad desde dentro y fuera.

La literatura permite un acceso único a la subjetividad, donde se pueden explorar las sensaciones, pensamientos y emociones que las herramientas clínicas no siempre capturan.

4.4 La música: ritmo, emoción y bipolaridad

La música ha sido a la vez un refugio y una expresión del trastorno bipolar para muchos artistas. Desde clásicos hasta contemporáneos, numerosos músicos han hablado públicamente de su bipolaridad y la han reflejado en sus letras, ritmos y presentaciones.

- Kurt Cobain (Nirvana) y Björk han sido relacionados con experiencias de bipolaridad y han canalizado su sensibilidad en obras icónicas.
- Michael Jackson y Mariah Carey hablaron abiertamente sobre sus diagnósticos, lo que ayudó a normalizar el tema en el mundo del espectáculo.
- El rapero Kanye West, un ejemplo contemporáneo de cómo la bipolaridad puede influir en la creatividad y la vida pública, ha enfrentado el estigma con honestidad y controversia.

La música puede reflejar la alternancia entre la manía y la depresión, el acelerado ritmo de pensamiento o la tristeza profunda, lo que ayuda a otros a sentir que no están solos.

4.5 Impacto en la percepción social y desafíos actuales

Las representaciones artísticas y mediáticas influyen en la percepción social del trastorno bipolar, para bien o para mal. La visibilidad ha aumentado la conciencia, pero los clichés y las exageraciones persisten.

Entre los retos está lograr una imagen que combine:

- Precisión clínica: reconocer la complejidad y la diversidad del espectro bipolar.
- Humanización: mostrar a las personas como sujetos plenos y no como "casos" o "enfermos".
- Esperanza y recuperación: enfatizar que con tratamiento y apoyo, la estabilidad es posible.

4.6 ¿Qué aprender de estas representaciones?

- El arte puede ser un puente hacia la empatía y la educación.

- La bipolaridad no es solo un drama ni una comedia sino una condición multifacética que requiere un enfoque multidimensional.
- Las historias reales, las voces auténticas y el rigor científico deben ser aliados para desmitificar y desestigmatizar.

4.7 Conclusión

El cine, la literatura y la música ofrecen ventanas privilegiadas para comprender el trastorno bipolar más allá de los manuales. Nos invitan a escuchar la complejidad humana, a reconocer el sufrimiento y la belleza que conviven en la bipolaridad, y a construir puentes que permitan una vida plena y digna para quienes la viven.

CAPÍTULO 5
Tipos de trastorno bipolar: bipolar I, II, ciclotimia y espectros intermedios

Entre la euforia y el abismo: cartografía de los estados del ánimo extremo.

5.1 La diversidad de un mismo fuego

No hay dos bipolares iguales. Hay quienes arden y se consumen; otros solamente chispean y regresan al equilibrio; algunos parecen vivir una vida normal hasta que, de pronto, una ola invisible cambia su rumbo.

La bipolaridad, más que una sola enfermedad, es un territorio con montañas, colinas y valles emocionales. Comprender sus tipos clínicos equivale a estudiar un mapa: no para etiquetar, sino para orientar al viajero y prevenir los abismos.

Toda clasificación médica tiene un propósito práctico: conocer la intensidad, frecuencia y duración de los episodios permite personalizar el tratamiento.

Así, el psiquiatra deja de ser bombero que apaga incendios para convertirse en meteorólogo del alma, capaz de anticipar tormentas y enseñar al paciente a navegar.

5.2 Trastorno bipolar tipo I. La cumbre del rayo

El bipolar I es la forma más visible, la que a menudo irrumpe en urgencias o en las noticias familiares. Su sello es el episodio maníaco: una expansión de energía tan poderosa que puede elevar la productividad y la creatividad a niveles extraordinarios… o desbordar toda contención.

Manifestaciones clínicas

- Euforia expansiva o irritabilidad intensa.
- Hiperactividad: insomnio casi total sin fatiga.

- Fuga de ideas: pensamientos rápidos, discurso acelerado.
- Autoestima grandiose: "soy elegido", "todo tiene sentido".
- Impulsividad: gastos, promiscuidad, abuso de alcohol, decisiones sin cálculo.
- Síntomas psicóticos en casos severos: delirios de poder, voces divinas o paranoides.

En fase maníaca el juicio crítico desaparece; el individuo siente que todo es posible, y su entorno sufre las consecuencias.

Caso clínico 1: "El proyecto del siglo"

María, 32 años, maestra de arte.

Una madrugada empezó a pintar murales por toda la escuela "para despertar la conciencia estética del país". Llevaba cinco noches sin dormir y hablaba a una velocidad hipnótica. Cuando llegó a urgencias decía: "Dios me dictó un plan educativo nacional". Tras lograr estabilizarla con litio, su talento no se extinguió; simplemente aprendió a usar el fuego con guantes.

Explicación neuroquímica

Durante la manía hay un exceso de dopamina y glutamato en el sistema límbico, mientras el GABA (el freno natural) disminuye. El cerebro acelera como un motor sin embrague: gira con brillantez, pero también con riesgo de explosión.

Tratamiento y pronóstico

El manejo se centra en estabilizadores del ánimo (litio, valproato) y antipsicóticos atípicos. La meta es prevenir recaídas y proteger el sueño, ya que una sola noche en vela puede encender de nuevo la tormenta.

5.3 Trastorno bipolar tipo II. El fuego silencioso

El bipolar II es más discreto. Sus hipomanías pueden pasar como "épocas productivas" o "buena racha", pero esconden un riesgo: cuanto más alto se sube sin control, más profundo será el descenso.

Características

- Episodios de hipomanía de al menos 4 días.
- Energía elevada, sociabilidad aumentada, creatividad intensa.
- Sin síntomas psicóticos ni hospitalización.
- Depresiones prolongadas y severas posteriores.

Caso clínico 2: "El programador luminoso"

Luis, ingeniero de *software*, podía trabajar 20 horas seguidas "sin sentir cansancio". Publicó tres proyectos en una semana, convencido de que "por fin había entendido el código del universo". Dos semanas después, no podía levantarse, ni responder correos, ni mirarse al espejo. El diagnóstico de bipolar II cambió su vida: dejó de odiar sus ciclos y empezó a organizar su energía.

5.4 La paradoja emocional

El paciente bipolar II suele sentirse culpable de su tristeza porque recuerda con nostalgia la claridad de su hipomanía. Por eso muchos intentan "autoinducirse" energía con cafeína, noches en vela o proyectos múltiples… agravando el desbalance.

Manejo clínico

Lamotrigina, quetiapina o lurasidona son fármacos útiles para estabilizar la depresión sin provocar manía. El acompañamiento psicológico es crucial: enseñar al paciente a no romantizar su hipomanía.

5.5 Ciclotimia. El vaivén sutil

La ciclotimia es un pequeño péndulo que nunca se detiene. Las emociones no son extremas, pero no hay descanso: cada semana una oscilación. No causa hospitalización, pero sí cansancio existencial.

Caso clínico 3: "La montaña rusa invisible"

Andrea, 27 años, diseñadora gráfica, alternaba días de entusiasmo con otros de irritabilidad y apatía. Sus parejas la llamaban "intensa"; sus jefes decían que "a veces brilla, a veces desaparece". En realidad vivía una ciclotimia: pequeñas tormentas químicas que nunca llegaban a huracán, pero mojaban cada día.

Neurofisiología

La ciclotimia implica microfluctuaciones dopaminérgicas y serotoninérgicas. El sistema límbico reacciona de forma exagerada a los estímulos cotidianos; el reloj biológico se desajusta con facilidad.

Tratamiento

Más que suprimir emociones, se busca sincronizar ritmos:

- Sueño regular.
- Ejercicio diario.
- Psicoterapia centrada en el ritmo social (IPSRT).
- Pequeñas dosis de estabilizadores.

"La ciclotimia es como vivir en una costa donde cada día hay marea alta o baja, pero nunca calma total".

5.6 Formas mixtas y ciclos rápidos. Cuando el alma corre y llora a la vez

Episodios mixtos

El paciente ríe y llora al mismo tiempo. Tiene energía para moverse, pero su pensamiento es oscuro; siente culpa y al mismo tiempo impulsos suicidas. El peligro es máximo: la energía de la manía unida al dolor de la depresión.

Ciclos rápidos

Se diagnostican cuando hay cuatro o más episodios en un año. Pueden verse en mujeres, en hipotiroidismo o por uso inapropiado de antidepresivos. El cerebro parece perder su compás interno: cada cambio hormonal, cada noche mal dormida, dispara un nuevo ciclo.

Manejo

- Evitar antidepresivos sin estabilizador.
- Regular sueño y hormonas.

- Terapia del ritmo circadiano y registro diario del estado de ánimo.

5.7 Arte, literatura y los tipos de bipolaridad

La cultura ha reflejado estos subtipos sin saberlo.

- Bipolar I: Van Gogh, en sus cartas a Theo, describe manías ardientes seguidas de noches de vacío.
- Bipolar II: Virginia Woolf alternaba períodos de lucidez creativa con depresiones inmensas: "La ola sube, la ola baja, y entre ambas intento escribir".
- Ciclotimia: Truman Capote y su inestabilidad emocional ligera pero constante; sus amigos decían que tenía "días de champaña y días de silencio".

El arte se vuelve espejo: permite comprender que la bipolaridad no es solo un trastorno, sino una forma extrema de humanidad (tabla 1).

Tabla 1. Comparación clínica de los principales subtipos del trastorno bipolar

	Bipolar I	Bipolar II	Ciclotimia	Mixtos/ Rápidos
Duración de episodios	≥ 7 días manía	≥ 4 días hipomanía + depresión	≥ 2 años fluctuaciones leves	Variable
Intensidad	Alta	Media	Baja	Muy alta
Riesgo funcional	Grave	Moderado	Leve	Grave
Síntomas psicóticos	Posibles	No	No	Posibles
Predominio	Euforia/ Irritabilidad	Depresión	Variable	Combinado

	Bipolar I	Bipolar II	Ciclotimia	Mixtos/ Rápidos
Recaídas frecuentes	Sí	Sí	Frecuente	Muy frecuente
Tratamiento base	Litio + antipsicótico	Lamotrigina, quetiapina	Terapia + estabilizador bajo	Combinación ajustada

5.8 La mirada familiar y social

Muchas familias tardan años en reconocer la bipolaridad porque cada tipo genera una narrativa distinta:

- En el bipolar I, el entorno se asusta.
- En el bipolar II, se confunde con perfeccionismo o depresión.
- En la ciclotimia, se etiqueta como "carácter cambiante".

La psicoeducación familiar enseña que no es pereza ni maldad, sino biología emocional. Cuando el círculo íntimo comprende esto, el pronóstico mejora radicalmente.

Consejos prácticos para el pacientes:

1. Lleva un registro diario del estado de ánimo (1-10).
2. No persigas la euforia. La estabilidad puede parecer aburrida, pero es libertad.
3. Protege el sueño: es tu estabilizador natural.
4. Evita alcohol, estimulantes y noches en vela.
5. Aprende a reconocer señales tempranas: aceleración del habla, menos necesidad de dormir, irritabilidad, planes múltiples.
6. Informa a tu familia o terapeuta antes de que el episodio escale.
7. Acepta la medicación como parte del equilibrio, no como castigo.

5.9 El mapa de la bipolaridad

Conocer el tipo de bipolaridad que se padece es como aprender a leer el propio clima interior. El bipolar I enfrenta tormentas eléctricas; el bipolar II, lluvias persistentes; la ciclotimia, un cielo cambiante cada día.

Pero en todos los casos, el conocimiento y la estructura pueden convertir el pronóstico en esperanza. El diagnóstico no es una condena: es el mapa que te permite regresar a casa cada vez que el ánimo se extravía (figura 4).

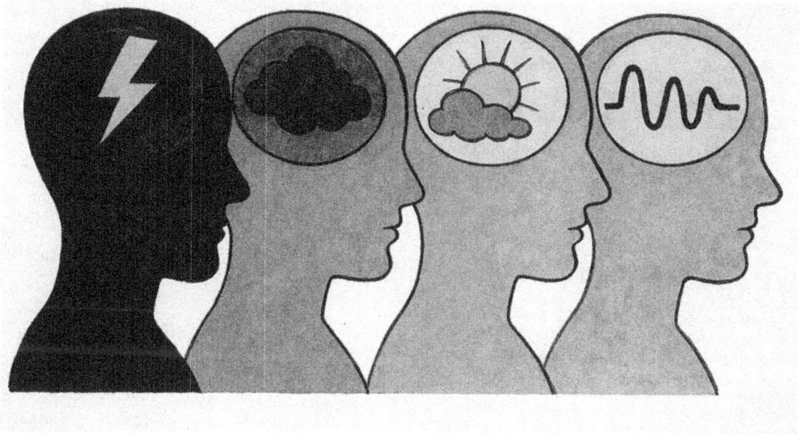

Figura 4. Representación conceptual del espectro bipolar: desde la intensidad eléctrica de la manía hasta la oscuridad de la depresión, y finalmente hacia el ritmo equilibrado de la estabilidad emocional. La imagen simboliza cómo cada fase forma parte de un solo continuo humano, más que de identidades separadas.

CAPÍTULO 6
Mitos comunes y errores diagnósticos frecuentes

Desmontando los prejuicios: entre el estigma social y la confusión clínica.

6.1 Cuando el mito se disfraza de verdad

El trastorno bipolar es una de las condiciones más malinterpretadas de la psiquiatría moderna. A pesar de los avances en neurociencia, la sociedad —y a veces incluso los profesionales de la salud— continúan atrapados en conceptos simplistas o erróneos que distorsionan su comprensión.

La palabra "bipolar" ha sido banalizada hasta convertirse en un adjetivo cotidiano. Se usa para describir a alguien cambiante, temperamental o inestable: "hoy está feliz, mañana triste, es bipolar".

Esa trivialización ha contribuido a que millones de pacientes reales sean invisibilizados o estigmatizados, y que el diagnóstico médico sea mal utilizado. Derribar los mitos es un paso esencial para humanizar el tratamiento y restituir la dignidad de quienes viven con bipolaridad.

6.2 Mito 1: "Todos somos un poco bipolares"

No, no todos lo somos. Todos experimentamos cambios de humor, pero en la bipolaridad esos cambios son extremos, patológicos y desproporcionados. Implican una alteración profunda de neurotransmisores, del sueño, de la energía vital y del juicio.

El cerebro bipolar no cambia de ánimo por capricho, sino porque su regulación interna del placer, la motivación y el estrés funciona de manera distinta. Decir que "todos somos bipolares" es como decir que "todos somos diabéticos porque a veces comemos azúcar".

El resultado de este mito es grave: minimiza el sufrimiento real del paciente y retrasa la búsqueda de ayuda profesional.

6.3 Mito 2: "Las personas bipolares son peligrosas"

El peligro no está en la persona, sino en la crisis no tratada. Durante un episodio maníaco o psicótico puede haber impulsividad, desinhibición o irritabilidad, pero en la gran mayoría de los casos el paciente no es violento, sino vulnerable, desorganizado y asustado.

En realidad, las personas con bipolaridad tienen mayor riesgo de hacerse daño a sí mismas que a los demás. El estigma del "bipolar peligroso" alimenta el miedo social y dificulta la integración laboral, académica y familiar.

Cuando reciben tratamiento, seguimiento y comprensión los pacientes bipolares suelen ser responsables, empáticos y altamente creativos.

6.4 Mito 3: "Los medicamentos apagan la personalidad"

Uno de los temores más frecuentes. El paciente teme perder su energía, su chispa, su identidad. Pero lo que los fármacos realmente hacen es reducir los extremos, no borrar la esencia.

El litio o la lamotrigina no eliminan la creatividad; eliminan la impulsividad que destruye la obra. El equilibrio químico no silencia el alma, la armoniza.

Cuando el tratamiento está bien ajustado, la persona no se siente "anulada", sino más consciente, más dueña de sí misma. El propósito de la psiquiatría no es apagar la luz, sino evitar que se queme el filamento.

6.5 Mito 4: "El trastorno bipolar se cura con fuerza de voluntad"

La voluntad es valiosa, pero insuficiente. El trastorno bipolar es una enfermedad médica crónica, con base genética, neuroquímica y ambiental. Negarlo en nombre del autocontrol es tan absurdo como pedirle a un asmático que respire sin inhalador o a un diabético que regule su glucosa con optimismo.

La fuerza de voluntad ayuda a seguir el tratamiento, mantener hábitos y pedir ayuda; pero no sustituye el tratamiento.

6.6 Mito 5: "La bipolaridad es solo una forma de depresión"

Este error es común, incluso entre profesionales. Muchas personas con bipolaridad pasan años diagnosticadas con depresión unipolar. El problema surge cuando reciben antidepresivos sin estabilizador del ánimo: la dopamina aumenta sin control y puede desencadenar una manía o un ciclo rápido.

Se estima que entre el 30 y el 50 % de los pacientes inicialmente tratados como depresivos en realidad pertenecen al espectro bipolar. La diferencia fundamental radica en el patrón cíclico y la historia longitudinal del paciente.

El psiquiatra debe preguntar siempre:

"¿Ha habido momentos en que te sentías con demasiada energía, dormías poco y lo veías todo con claridad excesiva?"

La respuesta a esa pregunta puede cambiar un diagnóstico entero.

6.7 Error clínico frecuente: confundir bipolaridad con TDAH o *borderline*

Bipolaridad vs. TDAH

Ambos comparten impulsividad, distractibilidad y energía variable, pero el TDAH es constante, mientras que la bipolaridad es episódica. El bipolar puede tener semanas de calma total entre fases; el TDAH, no.

Bipolaridad vs. trastorno límite de la personalidad

En el *borderline*, las oscilaciones emocionales son reactivas a los vínculos, duran horas o días, y surgen de heridas afectivas. En la bipolaridad, los cambios son endógenos, de origen neuroquímico, y duran semanas o meses.

Distinguir ambos cuadros es esencial porque los tratamientos son completamente distintos.

6.8 Error clínico frecuente: subestimar el rol del sueño y las hormonas

Muchos episodios bipolares comienzan con una alteración del sueño: dormir menos, soñar más vívido, despertar antes. El sueño es el termómetro más fiel del cerebro bipolar.

Asimismo, los cambios hormonales (embarazo, posparto, tiroides, menopausia) pueden alterar la estabilidad emocional. Por eso el seguimiento debe ser interdisciplinario: psiquiatría, endocrinología, medicina familiar.

6.9 El impacto del estigma

Más allá de la biología, la carga social es enorme. Ser llamado "bipolar" se usa como insulto o burla. El paciente aprende a esconder sus síntomas y a fingir normalidad, desarrollando culpa y vergüenza.

El estigma no solo duele: mata, porque aleja del tratamiento. Hablar con respeto, enseñar y mostrar ejemplos de vida estable es un acto de prevención.

6.10 Reeducar la mirada

La bipolaridad no es una debilidad ni un desorden moral. Es una condición humana que exige comprensión, ciencia y compasión. Cada mito que se desmonta abre espacio para una historia real de recuperación. El conocimiento científico cura la mente; la empatía cura el alma.

6.11 Recomendaciones finales para profesionales

- Escuchar la historia completa, no solo el episodio actual.
- Investigar antecedentes familiares y cambios de energía previos.

- No etiquetar a la ligera con "trastorno de personalidad".
- Explicar el diagnóstico con lenguaje humano, no técnico.
- Incorporar al entorno familiar desde el inicio.

6.12 Conclusión

Entender la bipolaridad no significa justificar sus crisis, sino acompañar su naturaleza oscilante con respeto y precisión médica. El estigma y los errores diagnósticos no solo lastiman; distorsionan la verdad del paciente.

La psiquiatría moderna debe recuperar su mirada más humana: aquella que ve en cada ciclo no un escándalo químico, sino un intento del cerebro por reencontrar su ritmo interior. El conocimiento no etiqueta: ilumina (figura 5).

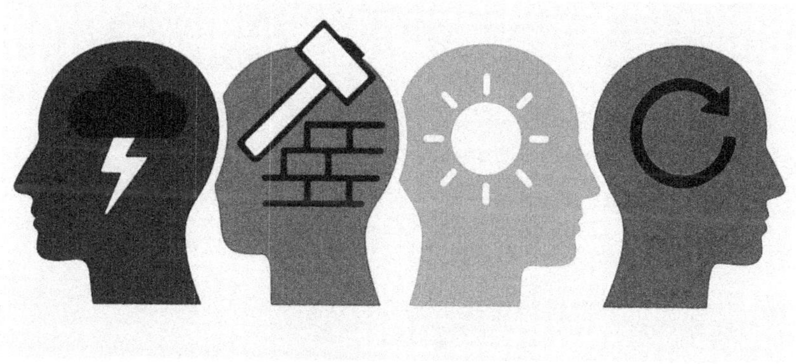

Figura 5. Representación conceptual del desmantelamiento de los mitos y la confusión diagnóstica en torno al trastorno bipolar. La imagen transita de la oscuridad hacia la claridad, simbolizando el viaje que va del estigma y la interpretación errónea hacia la comprensión, la ciencia y la compasión.

PARTE II.
Bases neurobiológicas y neuroquímicas

CAPÍTULO 7
El cerebro bipolar: regiones implicadas en manía y depresión

Desmontando los prejuicios: entre el estigma social y la confusión clínica.

7.1 El escenario interno del ánimo

Si pudiéramos observar el cerebro bipolar en pleno episodio, veríamos un espectáculo fascinante y tormentoso: zonas que se encienden como relámpagos y otras que se apagan como desiertos.

Cada cambio de ánimo corresponde a un cambio en la actividad de redes neuronales específicas. El trastorno bipolar no es solo una alteración emocional, sino una disritmia cerebral: los circuitos que regulan energía, placer, juicio y motivación pierden sincronía.

Entender qué áreas del cerebro participan en la manía y en la depresión nos permite acercarnos al misterio de por qué una misma mente puede brillar con intensidad y luego caer en la penumbra.

7.2 El cerebro emocional: la sinfonía del sistema límbico

El sistema límbico es el corazón emocional del cerebro. Incluye estructuras como la amígdala, el hipocampo, el cíngulo anterior y el hipotálamo.

En la bipolaridad, estas regiones funcionan como una orquesta sin director: cada instrumento toca con distinto ritmo.

- Amígdala: regula el miedo, la ira y la intensidad emocional. En la manía, su actividad aumenta; en la depresión, se apaga.
- Hipocampo: almacena recuerdos y experiencias. En fases depresivas puede reducir su volumen por exceso de cortisol, mientras que en manía se hiperactiva con asociaciones aceleradas.

- Cíngulo anterior: puente entre emoción y razón. Cuando se desregula, aparecen impulsividad, culpa o falta de control.
- Hipotálamo: regula sueño, apetito y ritmo circadiano; su desequilibrio explica los cambios drásticos en energía y sueño.

En conjunto, estas estructuras transforman la experiencia emocional en biología.

El sistema límbico es la voz del alma traducida en impulsos eléctricos.

7.3 La corteza prefrontal: el regulador del juicio

En condiciones normales, la corteza prefrontal dorsolateral funciona como un "freno moral" que modula los impulsos. Durante la manía, ese freno se debilita: el paciente piensa rápido, actúa sin medir consecuencias, se siente omnipotente. La neuroimagen muestra hipoactividad prefrontal y hiperactividad límbica, una combinación explosiva.

En depresión ocurre lo opuesto: la corteza prefrontal se sobrecarga con pensamientos negativos, hiperanaliza cada error y pierde la capacidad de esperanza. El equilibrio entre prefrontal (razón) y límbico (emoción) es la clave del bienestar mental.

7.4 Los ganglios basales y el circuito de recompensa

Los ganglios basales —especialmente el núcleo accumbens y el cuerpo estriado— son responsables del placer, la motivación y el impulso de acción.

En la manía, liberan exceso de dopamina, lo que genera una sensación de invencibilidad y euforia. El mundo parece brillante, los colores intensos, las ideas posibles.

En la depresión, ocurre el fenómeno inverso: déficit dopaminérgico. Todo se siente plano, lento, sin recompensa.

Esta alternancia dopaminérgica explica por qué muchos pacientes describen su estado como "encendido o apagado", sin matices intermedios.

7.5 El eje HPA y el estrés crónico

El eje hipotálamo-hipófiso-adrenal (HPA) es el sistema que coordina la respuesta al estrés. En la bipolaridad, este eje se comporta como un resorte dañado: reacciona en exceso o no reacciona en absoluto.

- En manía: aumento de cortisol y adrenalina → hiperalerta, insomnio, gasto energético.
- En depresión: agotamiento del eje → fatiga, anhedonia, lentitud mental.

Con el tiempo, las oscilaciones del eje HPA alteran la neuroplasticidad y el sistema inmunológico, lo que explica por qué los pacientes bipolares presentan mayor inflamación sistémica y vulnerabilidad física.

7.6 Redes neuronales implicadas

La neurociencia moderna ya no habla solo de estructuras, sino de redes funcionales:

- Red de modo por defecto (DMN): hiperactiva en depresión → exceso de introspección, rumiación y culpa.
- Red ejecutiva: hipoactiva en manía → pérdida de control y planeación.
- Red de saliencia: sobreactivada en ambas fases → sensibilidad extrema a los estímulos.

El cerebro bipolar alterna entre hiperconexión y desconexión, como si los cables emocionales se enchufaran y desenchufaran sin aviso.

7.7 Neuroimagen: la firma visual del trastorno bipolar

Las técnicas de fMRI (resonancia funcional) y PET (tomografía por emisión de positrones) han demostrado diferencias claras:

- En manía: aumento del flujo sanguíneo en amígdala, tálamo y corteza orbitofrontal; reducción del control prefrontal.
- En depresión: menor actividad en corteza dorsolateral, menor metabolismo del lóbulo frontal y del hipocampo.

Estos patrones son tan consistentes que algunos investigadores hablan ya de una firma cerebral del espectro bipolar, una huella eléctrica que distingue la oscilación interna del equilibrio neuroquímico normal.

7.8 Lateralidad cerebral y creatividad bipolar

El hemisferio derecho —más intuitivo y artístico— se activa con mayor intensidad durante fases maníacas, mientras el izquierdo —más lógico y analítico— predomina en depresión.

Esta alternancia hemisférica podría explicar por qué muchas personas con bipolaridad muestran talento creativo sobresaliente en períodos de estabilidad.

La creatividad no nace de la enfermedad, sino del contacto entre caos y orden que el paciente aprende a traducir en arte, escritura o invención. La genialidad bipolar no reside en la manía, sino en la lucidez que sigue a la tormenta.

7.9 Plasticidad cerebral y esperanza terapéutica

Durante mucho tiempo se creyó que el cerebro bipolar era estructuralmente defectuoso. Hoy sabemos que es plástico y adaptable. Con tratamiento, sueño adecuado y estabilidad química, el volumen del hipocampo puede recuperarse, la conectividad funcional mejorar y la inflamación disminuir.

El cerebro bipolar no está roto: está en constante ajuste. Cada episodio deja cicatrices, sí, pero también caminos nuevos para la resiliencia.

7.10 La danza interior

El trastorno bipolar es una coreografía cerebral, donde emoción, juicio y memoria se turnan para dominar la escena. En la manía, el fuego sube; en la depresión, el agua inunda. Pero en el punto medio, cuando ambos elementos se equilibran, aparece la conciencia.

Comprender el cerebro bipolar no solo permite tratarlo mejor: invita a reconciliarnos con la biología de la emoción, con la idea de que cada pensamiento tiene su ritmo, y cada ánimo, su anatomía. La mente no es un campo de batalla entre la razón y la locura: es el lenguaje vivo del cerebro buscando equilibrio entre sus luces y sombras (figura 6).

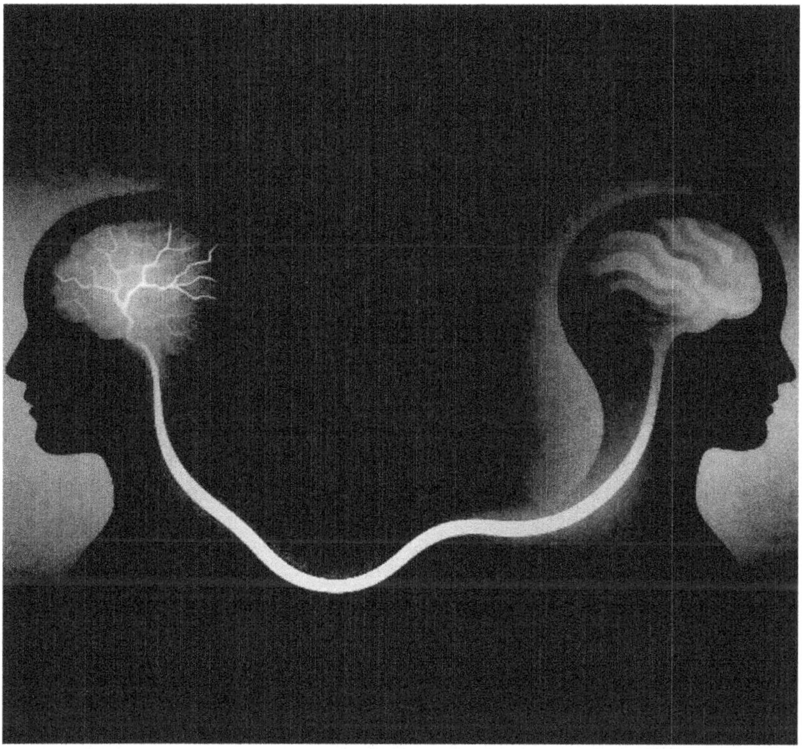

Figura 6. Representación conceptual del cerebro bipolar, donde un lado irradia la energía eléctrica de la manía y el otro se sumerge en la quietud fría de la depresión. La figura central simboliza el equilibrio: la restauración del ritmo neuronal y la armonía emocional.

CAPÍTULO 8
Neurotransmisores clave: dopamina, serotonina, glutamato, GABA, noradrenalina y más

Los mensajeros invisibles del ánimo humano.

8.1 La química que nos piensa

El cerebro bipolar puede entenderse como una sinfonía de mensajeros químicos que, en lugar de actuar en armonía, se desincronizan. Cada neurotransmisor representa un instrumento: la dopamina toca los violines de la motivación, la serotonina marca el compás del bienestar, el GABA mantiene la calma del fondo, y el glutamato aporta la intensidad de los bronces.

Cuando alguno se acelera o se silencia, la melodía emocional se distorsiona.

Comprender estos mensajeros es esencial para todo psiquiatra: la neuroquímica es el lenguaje más íntimo del ánimo.

8.2 Dopamina. El combustible de la euforia y la creatividad

La dopamina regula la motivación, el placer y la recompensa. En la manía, su liberación aumenta de manera descontrolada, especialmente en el núcleo accumbens y la corteza prefrontal. El paciente se siente brillante, poderoso, con ideas que fluyen sin descanso.

Ejemplo clínico

Durante su fase maníaca, Alejandro —un músico de 29 años— compuso diez canciones en una semana. Apenas dormía. Hablaba rápido, convencido de haber descubierto un nuevo género musical. Su cerebro, inundado de dopamina, lo impulsaba a crear sin pausa, pero también a gastar su dinero en instrumentos que no necesitaba.

La dopamina es como la gasolina de un motor deportivo: ofrece potencia, pero si se pisa el acelerador sin freno, el vehículo se sale del camino. En la depresión, ocurre lo opuesto: el sistema dopaminérgico se apaga. Las mismas actividades que antes producían placer ahora parecen huecas. El paciente dice "ya nada me emociona", reflejando así un verdadero apagón motivacional.

8.3 Serotonina. El arquitecto del equilibrio emocional

La serotonina modula el ánimo, el sueño, el apetito y la impulsividad. En el bipolar, fluctúa como un péndulo. Cuando disminuye, aparecen irritabilidad, insomnio y desesperanza; cuando aumenta junto con la dopamina, surge la euforia y la aceleración mental.

Ejemplo clínico

Laura, 36 años, presentaba depresiones recurrentes tratadas con antidepresivos ISRS. Después de un aumento de dosis, desarrolló insomnio, verborrea y una sensación de omnipotencia. Había pasado inadvertido su diagnóstico de bipolar II.

El exceso de serotonina sin estabilización dopaminérgica precipitó una hipomanía. El psiquiatra debe recordar que la serotonina no es "la hormona de la felicidad", sino un módulo de control que, al interactuar con la dopamina, puede llevar tanto a la calma como a la agitación.

8.4 Noradrenalina. La energía del alerta

La noradrenalina (o norepinefrina) proviene del locus coeruleus y regula la atención, el impulso y la respuesta al estrés. Durante la manía, se libera en exceso, generando hiperalerta, taquicardia y un pensamiento en cascada. En depresión, su déficit provoca lentitud mental, fatiga y baja concentración.

Imaginemos el sistema noradrenérgico como un acelerador biológico: la cantidad correcta mantiene la atención y el rendimiento;

el exceso genera ansiedad y el déficit, apatía. Por eso, muchos estabilizadores y antipsicóticos modernos buscan equilibrar dopamina y noradrenalina, lo que permite que el paciente recupere energía sin perder el control.

8.5 GABA. El freno del cerebro

El GABA (ácido gamma-aminobutírico) es el principal neurotransmisor inhibidor. Su función es calmar la actividad neuronal excesiva. En la manía, los niveles de GABA disminuyen: el cerebro pierde su freno natural. En depresión, puede aumentar demasiado, generando un tono emocional apagado y lentitud cognitiva.

Los fármacos que potencian el GABA —como ciertas benzodiacepinas o el valproato— ayudan a estabilizar los picos de excitación, aunque su uso debe ser prudente para evitar dependencia o sedación excesiva. El GABA es el silencio que permite que la orquesta neuronal no se convierta en ruido.

8.6 Glutamato. La chispa de la excitación

El glutamato es el neurotransmisor excitador más abundante del cerebro. Durante la manía, su liberación se dispara; las neuronas se comunican tan rápido que el pensamiento se acelera. En la depresión, su regulación deficiente reduce la plasticidad sináptica y contribuye al sentimiento de "mente lenta".

El descubrimiento de fármacos moduladores del glutamato, como la ketamina y la esketamina, ha revolucionado el tratamiento de la depresión bipolar resistente, al ofrecer efectos antidepresivos rápidos a través de la restauración de la conectividad sináptica.

8.7 Otros mensajeros implicados

Acetilcolina

Participa en la memoria, el sueño y la regulación del ánimo. Su aumento en depresión puede intensificar la introspección excesiva.

Endorfinas y oxitocina

Afectan la sensación de placer y vínculo afectivo. Muchos pacientes bipolares mejoran notablemente cuando logran reconexión emocional y contacto humano porque la oxitocina actúa como un estabilizador natural.

Cortisol y hormonas del estrés

Su elevación crónica altera la función del hipocampo y acelera los ciclos del trastorno, lo que une la biología del estrés con la oscilación del ánimo.

8.8 Interacciones y equilibrio

Los neurotransmisores no actúan de manera aislada. La dopamina estimula, el GABA frena. La serotonina modula, la noradrenalina despierta y el glutamato enciende la chispa. Su equilibrio dinámico crea el tono emocional.

El desafío terapéutico consiste en sincronizar la orquesta química, no en silenciar sus instrumentos. Cada tratamiento —sea litio, valproato, antipsicótico o terapia psicodinámica— busca restaurar esa armonía invisible (figura 7).

8.9 Ejemplo integrador

En un episodio maníaco típico:

- Dopamina y noradrenalina suben → hiperenergía.
- Glutamato se dispara → pensamiento acelerado.
- GABA y serotonina bajan → pérdida de control e insomnio.

En depresión bipolar:

- Dopamina y noradrenalina bajan → apatía.
- GABA y serotonina aumentan → inhibición emocional.
- Glutamato cae o se vuelve tóxico → lentitud cognitiva.

Estos patrones permiten diseñar tratamientos precisos para dosificar el equilibrio entre excitación y calma.

8.10 Perspectiva terapéutica moderna

El futuro del tratamiento bipolar apunta hacia la neuroquímica personalizada.

El análisis genético y la farmacogenómica permitirán identificar qué vías dopaminérgicas o serotoninérgicas predominan en cada paciente.

Ya no se tratará de "depresión bipolar tipo I o II", sino de perfiles neuroquímicos dominantes. El DNP-21, como instrumento clínico, busca justamente eso: traducir los síntomas en perfiles de neurotransmisión para guiar el tratamiento hacia la precisión biológica.

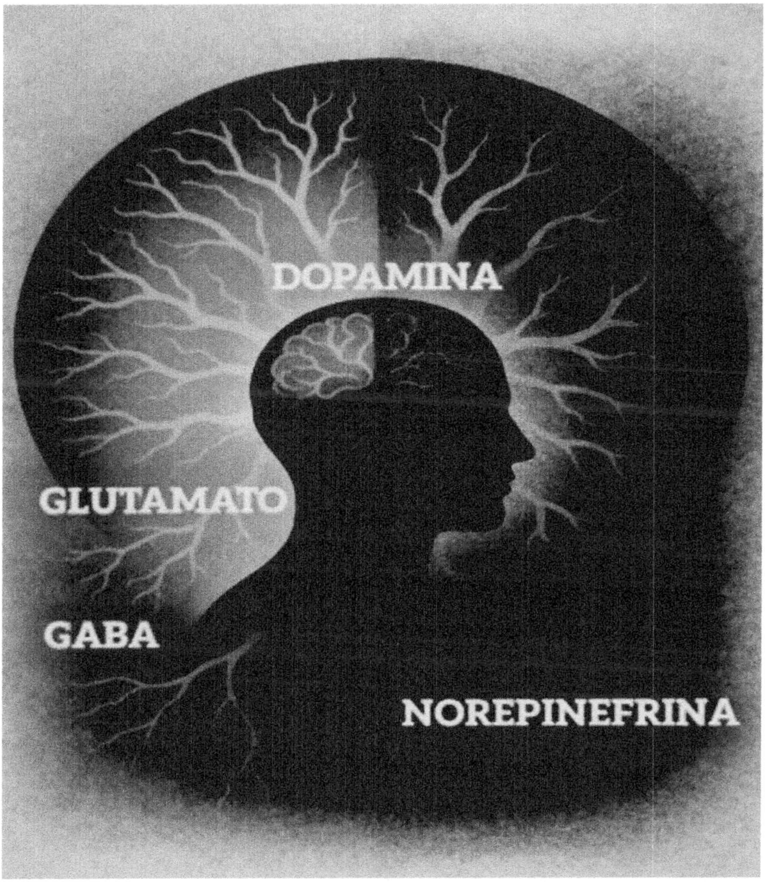

Figura 7. Representación conceptual de los principales neurotransmisores implicados en el trastorno bipolar. Los hemisferios cálido y frío simbolizan el equilibrio dinámico entre excitación e inhibición: dopamina, glutamato, GABA y noradrenalina en constante interacción para mantener el ritmo emocional.

8.11 Los mensajeros del alma

Los neurotransmisores son las palabras con las que el cerebro escribe las emociones. Su danza invisible define cómo amamos, pensamos, recordamos y soñamos.

En el trastorno bipolar, esa danza se acelera o se detiene, pero nunca se extingue.

Comprender sus movimientos es comprender la humanidad misma: la química que nos piensa, la biología que nos siente y el alma que busca equilibrio en medio de ambas.

CAPÍTULO 9
Ritmo circadiano, ciclo sueño-vigilia y desregulación estacional

Cuando el tiempo interno pierde su compás.

9.1 El reloj biológico del alma

El cuerpo humano posee un reloj invisible que marca cada una de sus funciones: temperatura, secreción hormonal, hambre, sueño, energía, atención. Ese reloj —el ritmo circadiano— late en casi todas las células y está dirigido por una estructura diminuta del cerebro llamada núcleo supraquiasmático, ubicada en el hipotálamo.

En la mayoría de las personas, este sistema se sincroniza con la luz solar y las rutinas diarias. Pero en el trastorno bipolar, ese reloj se adelanta o se retrasa, lo que provoca alteraciones profundas en el ánimo y la cognición.

El cerebro bipolar es un reloj que sigue marcando la hora correcta… en el huso horario equivocado.

9.2 El ritmo circadiano y el estado de ánimo

Los estudios muestran que los pacientes bipolares presentan anomalías en la expresión de genes circadianos como CLOCK, BMAL1 y PER3, los cuales regulan la producción de melatonina, cortisol y neurotransmisores.

Cuando estos genes se desajustan, el cerebro pierde la capacidad de distinguir con precisión entre día y noche, actividad y descanso, excitación y calma.

Por eso muchos pacientes describen su manía como "una noche que nunca termina" y su depresión como "un amanecer que nunca llega".

9.3 Sueño: el termómetro del equilibrio bipolar

El sueño es el síntoma centinela del trastorno bipolar. Antes de un episodio maníaco, suele disminuir; antes de una depresión, puede prolongarse. Un solo cambio en el patrón de sueño puede anunciar el inicio de una crisis.

Caso clínico

Samuel, 40 años, llevaba dos años estable con tratamiento de mantenimiento. Una semana, debido a trabajo nocturno, durmió apenas cuatro horas diarias. Al principio sintió una "energía increíble", pero pronto comenzó a hablar con rapidez, a gastar dinero y a sentir que "todo tenía un significado especial".

El insomnio había actuado como un detonador químico: su ritmo circadiano perdió el compás. El sueño no es un lujo biológico; es el mecanismo que repara los neurotransmisores y sincroniza la corteza con el sistema límbico.

9.4 Melatonina y luz: los guardianes del reloj interno

La melatonina, hormona secretada por la glándula pineal durante la oscuridad, actúa como señal nocturna para el cuerpo.

En los pacientes bipolares, su liberación suele estar retrasada o reducida, lo que genera insomnio, activación nocturna y dificultad para desconectarse mentalmente.

La exposición a la luz —natural o artificial— influye directamente en su producción. Por ello, la fototerapia controlada y la higiene lumínica se han convertido en herramientas terapéuticas complementarias.

Estrategias clínicas:

- Evitar pantallas brillantes al menos una hora antes de dormir.
- Exposición solar diaria de 20 a 30 minutos.
- Uso de lámparas de luz blanca por la mañana en depresiones estacionales.
- Mantener horarios regulares, incluso los fines de semana.

9.5 Ritmos hormonales y estaciones del año

El ánimo humano tiene estaciones, y en la bipolaridad esas estaciones se intensifican. El otoño y el invierno suelen asociarse a mayor riesgo depresivo, mientras la primavera y el verano favorecen episodios hipomaníacos o maníacos.

Los cambios en luz, temperatura y duración del día modifican la secreción de melatonina, cortisol y serotonina. Es como si el cerebro bipolar fuese un sensor atmosférico exagerado: siente el amanecer más brillante y el atardecer más oscuro que el resto.

El cuerpo humano fue diseñado para la luz del día y el silencio de la noche. Cuando el reloj biológico se invierte, el alma también pierde su norte.

9.6 Cronoterapia y regulación del sueño-vigilia

La cronoterapia busca restablecer el ritmo natural mediante intervenciones no farmacológicas:

- Privación parcial de sueño: utilizada en depresiones bipolares resistentes (bajo control médico).
- Fototerapia matutina: simula amanecer y regula la secreción de melatonina.
- Control de horarios: levantarse y acostarse siempre a la misma hora.
- Evitar siestas prolongadas: mantienen el eje circadiano activo y evitan recaídas.

En paralelo, los estabilizadores del ánimo (como el litio) también actúan sobre genes circadianos, lo que explica por qué su uso regular mejora tanto el sueño como la estabilidad emocional.

9.7 Interacción entre sueño, neurotransmisores y episodios

Durante el sueño profundo se reequilibran los niveles de dopamina y serotonina, mientras el GABA modula la excitación neuronal.

Cuando el sueño se interrumpe, la dopamina aumenta y la serotonina cae: el cerebro interpreta esa desincronización como un estímulo maníaco.

La manía es, en muchos sentidos, un estado de vigilia perpetua; la depresión, un estado de sueño sin descanso (figura 8).

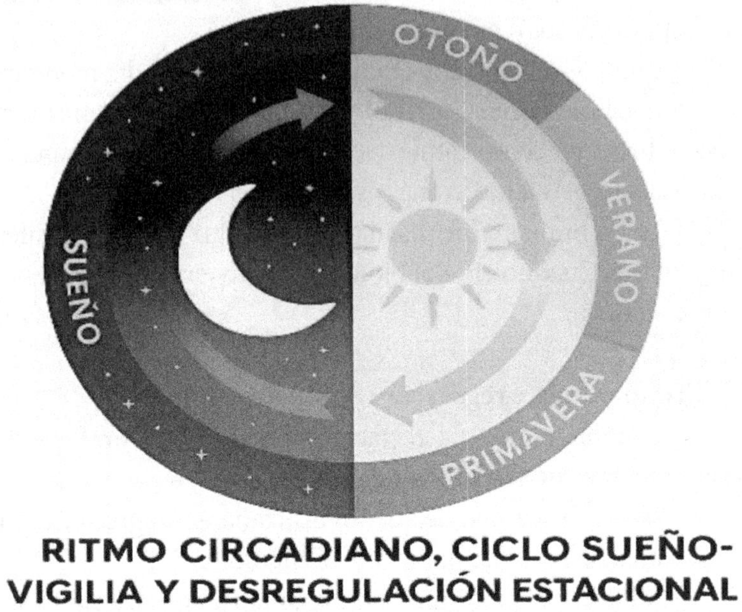

Figura 8. Representación conceptual del ritmo circadiano y del ciclo sueño-vigilia, que muestra la alternancia continua entre día y noche, luz y oscuridad, y las transiciones estacionales que influyen en el ánimo y la energía en el trastorno bipolar.

9.8 Perspectiva evolutiva y social

Nuestros antepasados vivían guiados por el sol. Dormían al anochecer y despertaban con el amanecer. Hoy, el mundo moderno —con sus pantallas, turnos nocturnos y ciudades sin noche— ha generado una epidemia de desincronización circadiana.

El cerebro bipolar, genéticamente más sensible, sufre de manera especial este cambio ambiental. Restablecer rutinas, comidas a horas fijas y momentos de silencio se convierte no solo en tratamiento médico, sino en un acto de ecología mental.

9.9 Prevención y autocuidado

1. Dormir entre 7 y 9 horas cada noche.
2. No alterar los horarios de descanso en viajes o fines de semana.

3. Evitar la cafeína y el alcohol después del mediodía.
4. Reducir el uso de pantallas antes de dormir.
5. Aumentar la exposición a la luz natural diurna.
6. Consultar con el psiquiatra ante cualquier cambio prolongado en el sueño.

El sueño es el primer estabilizador del ánimo y el más olvidado.

9.10 Sincronizar la mente con el tiempo

La bipolaridad no solo es una oscilación emocional, sino también una desincronización temporal. El cuerpo, la mente y el entorno deben bailar al mismo ritmo. Cuando uno se adelanta o se atrasa, aparece el desequilibrio.

Restaurar el ciclo sueño-vigilia es más que una medida de higiene: es una forma de reconciliar la biología con el alma. Dormir es el acto más humilde y sagrado del cerebro bipolar: la pausa que permite que el día siguiente empiece de nuevo, con luz y sentido.

CAPÍTULO 10
Inflamación, neuroplasticidad y disfunción mitocondrial en el trastorno bipolar

Cuando la energía del cerebro se vuelve fuego o ceniza.

10.1 El cerebro como campo biológico

Durante décadas se pensó que el trastorno bipolar era puramente químico. Hoy sabemos que también es celular, inmunológico y metabólico. El cerebro bipolar no solo altera su comunicación eléctrica, sino también su capacidad de producir energía y controlar la inflamación.

Cada pensamiento requiere una chispa biológica: una neurona necesita miles de mitocondrias para funcionar. Si esas fábricas de energía fallan, el ánimo se apaga o se desborda. Así, la bipolaridad puede entenderse como una danza entre energía, inflamación y regeneración neuronal.

10.2 La inflamación como raíz silenciosa

En las últimas dos décadas, numerosos estudios han demostrado que los pacientes con trastorno bipolar presentan niveles elevados de citoquinas proinflamatorias, como IL-6, TNF-α y PCR ultrasensible. Estas moléculas, liberadas por el sistema inmunitario, alteran la función neuronal y modifican los circuitos del ánimo.

En la fase maníaca, el sistema inflamatorio se acelera: el cuerpo "arde" metabólicamente. En la depresión, en cambio, se vuelve lento, pesado, oxidativo. La inflamación del cuerpo se convierte en inflamación del pensamiento.

10.3 Ejemplo clínico

Claudia, 42 años, había permanecido estable por un año. Tras una infección viral y varias noches sin dormir, comenzó a sentirse acelerada, optimista en exceso y con pensamientos grandiosos.

Los análisis revelaron elevación de marcadores inflamatorios. Tras estabilizar su sueño y tratar la infección, los síntomas maníacos desaparecieron. Su caso ilustra cómo los procesos inmunológicos pueden encender la manía o la depresión al afectar la comunicación entre el sistema inmune y el cerebro.

10.4 Microglía: los guardianes inflamatorios del cerebro

Las células microgliales son el sistema inmunitario del sistema nervioso central.

En el cerebro bipolar, estas células pueden activarse crónicamente, liberando citoquinas que dañan conexiones sinápticas y alteran la neuroplasticidad.

Cuando la microglía se sobreactiva:

- Se destruyen sinapsis saludables.
- Aumenta la rigidez emocional.
- Disminuye la flexibilidad cognitiva.

La microglía, que debería proteger, termina atacando.

10.5 Neuroplasticidad: el poder de reinventarse

La neuroplasticidad es la capacidad del cerebro para adaptarse, aprender y regenerarse. En la bipolaridad, las oscilaciones del ánimo dañan esa capacidad: las conexiones se debilitan en depresión y se desorganizan en manía.

Sin embargo, con tratamiento, sueño adecuado y estabilidad química, el cerebro recupera plasticidad. Los estudios muestran que el factor neurotrófico BDNF (*Brain-Derived Neurotrophic Factor,* en inglés) aumenta durante la estabilidad y disminuye en las fases agudas. El BDNF es como el fertilizante del cerebro: sin él, las neuronas no brotan.

Factores que aumentan la neuroplasticidad

- Ejercicio físico regular.
- Terapias cognitivas y creativas.
- Dieta rica en omega-3, magnesio y zinc.
- Sueño reparador.
- Tratamiento farmacológico estabilizador.

La neuroplasticidad demuestra que el cerebro bipolar no está condenado: puede volver a florecer.

10.6 Mitocondrias: las fábricas de energía del ánimo

Cada neurona contiene miles de mitocondrias, encargadas de producir ATP, la energía cerebral. En los pacientes bipolares, las mitocondrias presentan alteraciones en su ADN y enzimática: generan menos energía y más radicales libres.

Durante la manía, las mitocondrias trabajan en exceso; durante la depresión, se enlentecen. Ese ciclo de "hiperenergía y agotamiento" explica por qué el cerebro bipolar alterna entre euforia y fatiga.

Fármacos con efecto mitocondrial beneficioso

- Litio: mejora la función mitocondrial y reduce el estrés oxidativo.
- Ácido valproico: aumenta la producción de GABA y estabiliza el metabolismo energético.
- Coenzima Q10 y omega-3: suplementos que favorecen la respiración celular.

El tratamiento del futuro no solo buscará equilibrar neurotransmisores, sino reparar las fábricas energéticas del cerebro.

10.7 Oxidación, estrés y envejecimiento neuronal

El exceso de radicales libres —moléculas inestables generadas por estrés, alcohol, tabaco o privación de sueño— acelera el daño neuronal. Por eso, las personas con bipolaridad no tratada pueden presentar envejecimiento cerebral prematuro, menor volumen hipocampal y deterioro cognitivo sutil.

Sin embargo, la buena noticia es que la reparación es posible. Al estabilizar el sueño, controlar el estrés y favorecer la oxigenación cerebral, se reduce la oxidación y se restaura la vitalidad neuronal.

10.8 La conexión mente-cuerpo: inflamación emocional

Las emociones también influyen en la inflamación. La culpa, el enojo reprimido y la frustración sostenida elevan niveles de cortisol y citoquinas, y perpetúan así un círculo vicioso entre dolor emocional y respuesta inmunológica.

Por eso, el abordaje integral del trastorno bipolar debe incluir cuerpo y mente: nutrición, ejercicio, terapia emocional y tratamiento médico. El bienestar no es solo mental: es inmunológico, metabólico y espiritual.

10.9 Perspectiva terapéutica y científica

La psiquiatría moderna avanza hacia un enfoque neuroinmuno-metabólico del trastorno bipolar.

En los próximos años veremos tratamientos que actúen directamente sobre:

- Genes inflamatorios y antioxidantes.
- Estimulación mitocondrial.
- Regulación del microbioma intestinal.
- Terapias neurotróficas personalizadas.

El cerebro bipolar es un organismo vivo que puede regenerarse si se le da el ambiente adecuado (figura 9).

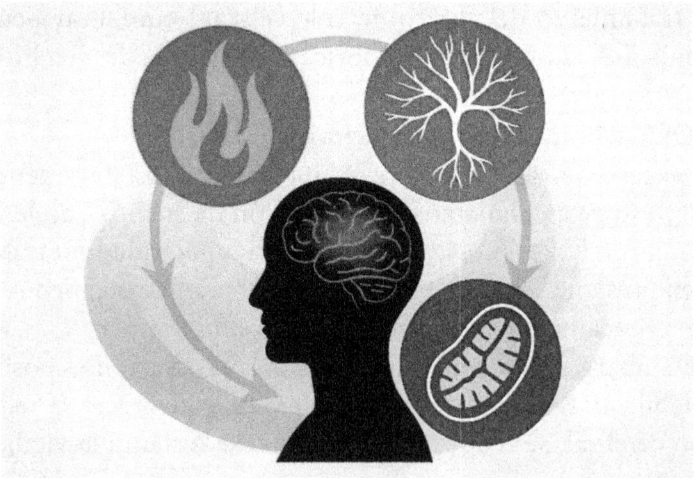

Figura 9. Representación conceptual de la inflamación, la neuroplasticidad y la función mitocondrial en el trastorno bipolar. El fuego simboliza la inflamación, el árbol ramificado representa la regeneración neuronal y la mitocondria encarna la energía celular. En conjunto, reflejan el equilibrio entre destrucción y reparación dentro del cerebro bipolar.

10.10 El fuego que cura

La inflamación no siempre es enemiga: en pequeñas dosis, es señal de reparación. Lo peligroso es cuando se vuelve crónica, silenciosa, invisible. El cerebro bipolar necesita aprender —como un fuego controlado— a usar su energía sin quemarse.

Cuando la mitocondria se repara, el pensamiento se aclara; cuando la inflamación se calma, el alma vuelve a sentir sin arder. El equilibrio químico no es un artificio médico: es la forma biológica de reencontrar la paz interior.

CAPÍTULO 11
Perfil DNP-21-B: evaluación neuroquímica de la bipolaridad

Del síntoma al circuito: el mapa químico del ánimo.

11.1 La firma neuroquímica del trastorno bipolar

El DNP-21 (en inglés, *Dominant Neurochemical Profile–21 Questions*) fue diseñado para identificar patrones dominantes de neurotransmisión en distintos trastornos psiquiátricos.

En el caso del trastorno bipolar, su versión específica DNP-21-B busca traducir los síntomas clínicos en perfiles neuroquímicos medibles, ofreciendo una herramienta complementaria al diagnóstico tradicional.

El objetivo no es reemplazar la entrevista psiquiátrica, sino agregar una dimensión biológica y terapéutica: comprender qué neurotransmisores predominan en cada fase (manía, depresión o estado mixto) y cómo reequilibrarlos mediante intervenciones farmacológicas, nutricionales y conductuales.

11.2 El principio del modelo DNP-21

Cada respuesta del instrumento se asocia con la actividad funcional de 12 neurotransmisores:

1. Dopamina.
2. Serotonina.
3. Noradrenalina.
4. GABA.
5. Glutamato.
6. Acetilcolina.
7. Histamina.
8. Endorfinas.
9. Oxitocina.
10. Melatonina.

11. Cortisol.
12. Anandamida (sistema endocannabinoide).

El cuestionario identifica patrones dominantes de exceso o deficiencia, que se traducen en un mapa neuroquímico individual. En bipolaridad, este mapa suele mostrar *picos dopaminérgicos y glutamatérgicos* durante la manía, y *déficits serotoninérgicos y dopaminérgicos* en la depresión.

11.3 Los tres rostros neuroquímicos del bipolar

a. Perfil maníaco

- Dopamina ↑↑
- Noradrenalina ↑
- Glutamato ↑
- GABA ↓
- Serotonina variable

Clínica: euforia, impulsividad, disminución del sueño, fuga de ideas, hipersexualidad.

b. Perfil depresivo

- Dopamina ↓
- Serotonina ↓
- Noradrenalina ↓
- Cortisol ↑
- Melatonina ↓

Clínica: anhedonia, lentitud, insomnio o hipersomnia, fatiga, desesperanza.

c. Perfil mixto

- Dopamina ↑ / Serotonina ↓
- Glutamato ↑
- GABA ↓

Clínica: agitación con tristeza, irritabilidad, pensamientos acelerados con ánimo bajo.

El DNP-21-B permite ubicar al paciente en este continuo dinámico y ajustar el tratamiento de manera flexible según la fase predominante.

11.4 Interpretación clínica

El análisis del cuestionario genera un índice neuroquímico de predominancia (INP) que señala qué sistemas requieren modulación.

Por ejemplo:

- INP dopaminérgico alto → estabilizador del ánimo con acción dopaminérgica (litio, valproato, lurasidona).
- INP serotoninérgico bajo → potenciación con lamotrigina o terapia lumínica.
- INP GABA bajo → fortalecimiento con valproato, *mindfulness* y sueño regular.

De este modo, el DNP-21-B traduce la sintomatología en un lenguaje químico orientado a la intervención personalizada.

11.5 Ejemplo clínico integrador

Paciente: Mariana, 35 años, bipolar II.

Síntomas: hipomanía breve seguida de fatiga intensa y desmotivación.

Resultado DNP-21-B:

- Dopamina ↑ en fase hipomaníaca.
- Serotonina ↓ persistente.
- GABA ↓.
- Cortisol ↑ nocturno.

Plan terapéutico:

- Lamotrigina + quetiapina nocturna.
- Higiene del sueño y meditación GABAérgica.
- Ejercicio matutino y exposición solar.

A las ocho semanas, Mariana reportó estabilidad anímica, mayor concentración y sueño restaurador.

11.6 Aplicaciones clínicas y de investigación

El DNP-21-B puede emplearse en:

- Evaluación inicial: como mapa orientador antes del tratamiento.
- Monitoreo de fases: para detectar virajes incipientes.
- Investigación clínica: correlacionando perfiles neuroquímicos con neuroimagen, genética o marcadores inflamatorios.

Su valor principal es ofrecer una visión cuantificable, dinámica y educativa de la bipolaridad, ayudando al paciente a entender su propio cerebro (figura 10).

11.7 Limitaciones y proyección futura

El DNP-21-B no sustituye el juicio clínico ni la entrevista diagnóstica. Debe integrarse a la evaluación médica, la historia vital y la observación longitudinal. Su desarrollo futuro contempla la validación estadística, correlación con biomarcadores y aplicaciones digitales interactivas (plataforma www.dnp21.com).

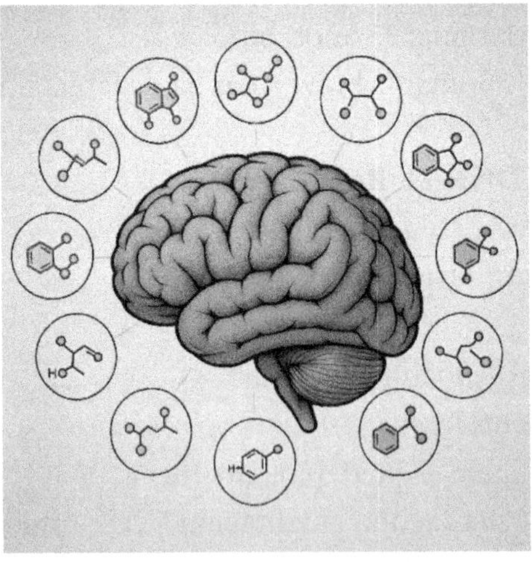

Figura 10. Representación conceptual del mapa neuroquímico DNP-21-B, que muestra la integración de doce neurotransmisores alrededor del cerebro bipolar y simboliza la armonía entre la química y la emoción.

11.8 La cartografía del ánimo

El DNP-21-B representa un puente entre neurociencia y clínica cotidiana. Permite mirar el trastorno bipolar no como un misterio, sino como un mapa químico susceptible de equilibrio.

El diagnóstico deja de ser una etiqueta para convertirse en una guía: el camino de regreso al centro biológico y emocional del ser humano. El diagnóstico no es una condena: es el mapa que te permite regresar a casa cada vez que el ánimo se extravía.

PARTE III.
Fases y síntomas clínicos

CAPÍTULO 12
Fase maníaca: euforia, impulsividad, hipersexualidad y delirios

Cuando el alma arde más rápido que el cuerpo.

12.1 El ascenso de la tormenta

La manía es una de las experiencias más intensas que puede atravesar la mente humana. No es solo un estado de ánimo elevado: es una revolución eléctrica dentro del cerebro.

El paciente siente que todo es posible, que cada pensamiento tiene significado, que el mundo le pertenece. Su energía parece inagotable, su creatividad ilimitada, su necesidad de dormir casi nula.

Sin embargo, lo que comienza como inspiración puede transformarse en caos. La manía es, en esencia, una aceleración del alma: un fuego que ilumina y consume al mismo tiempo.

12.2 Los signos tempranos

Antes del estallido total, el cuerpo y la mente emiten señales:

- Disminución del sueño sin fatiga.
- Incremento de la productividad o el entusiasmo.
- Pensamientos rápidos, habla acelerada.
- Optimismo extremo o irritabilidad súbita.
- Mayor sociabilidad, gasto impulsivo, aumento del deseo sexual.

Estos signos suelen confundirse con una "mejoría" o una etapa de alto rendimiento. Pero el psiquiatra experimentado reconoce que es el preludio de una tormenta.

12.3 La euforia maníaca

La euforia no es felicidad. Es una expansión descontrolada del yo. El paciente se siente capaz de cualquier cosa; sus ideas fluyen con una velocidad deslumbrante. En el cerebro, la dopamina y el glutamato se disparan, mientras el GABA y la serotonina descienden.

Ejemplo clínico

Daniel, 34 años, consultó después de gastar sus ahorros en una supuesta "inversión millonaria". Había dormido dos horas por noche, escribía proyectos inacabables y sentía "la misión de cambiar el país". Creía firmemente en su genialidad, sin percibir los riesgos. La manía convierte la confianza en omnipotencia y la energía en insomnio.

12.4 Impulsividad y pérdida del juicio

El sistema de freno prefrontal, que regula la conducta, se debilita durante la manía.

Las decisiones se vuelven inmediatas, sin reflexión. El paciente actúa según lo que siente, no según lo que conviene.

Comportamientos comunes:

- Gastos excesivos o endeudamiento.
- Conductas sexuales de riesgo.
- Proyectos grandiosos sin planificación.
- Agresividad verbal o física ante frustraciones.

No se trata de irresponsabilidad moral, sino de una desconexión neuroquímica entre impulso y conciencia.

12.5 Hipersexualidad y deseo desbordado

La hipersexualidad es un síntoma frecuente y muchas veces vergonzante. El paciente se siente intensamente deseado y deseante; su libido se multiplica. Esto obedece al aumento de dopamina, testosterona y noradrenalina.

Caso clínico

Marta, 29 años, relató: "Sentía que podía conquistar a cualquiera. Era una necesidad física, como si mi cuerpo me exigiera contacto".

Después, en la fase depresiva, el sentimiento predominante era la culpa. La hipersexualidad maníaca no es un vicio: es una alteración bioquímica de la percepción y del deseo.

12.6 Verborrea y pensamiento acelerado

El lenguaje del paciente maníaco fluye sin pausa. Habla rápido, cambia de tema, inventa neologismos o rimas. A menudo el psiquiatra debe interrumpirlo para redirigir la conversación.

Esta aceleración mental se conoce como fuga de ideas. El cerebro procesa asociaciones tan rápidas que pierde coherencia externa. A nivel neuronal, se observa una hiperconexión temporal: muchas redes activadas simultáneamente.

12.7 Irritabilidad y agresividad

No todas las manías son alegres. Algunos pacientes presentan una manía disfórica, con predominio de irritabilidad, enojo y tensión. La euforia se mezcla con intolerancia, especialmente hacia quienes intentan poner límites.

El entorno familiar suele agotarse: discusiones, ruptura de relaciones, pérdida de trabajo. Por eso, la detección temprana de este subtipo es esencial para evitar crisis agudas o internamientos.

12.8 Delirios y síntomas psicóticos

En fases extremas, la mente cruza la frontera de la realidad. Pueden surgir delirios de grandeza, de poder o de inspiración divina. El paciente puede creer que tiene una misión cósmica o que recibe mensajes del universo.

Ejemplo

Ana, 37 años, llegó al hospital afirmando que podía "hablar con las estrellas". No dormía hacía seis días, escribía mensajes a figuras públicas y hablaba sin parar. Tras estabilización con litio y antipsicótico, recuperó el juicio y reconoció la naturaleza de su episodio.

La manía es, en cierto modo, un sueño lúcido donde la imaginación se emancipa del control racional.

12.9 Neurobiología de la manía

- Dopamina ↑↑ → hiperactividad, placer, creatividad.
- Glutamato ↑ → pensamiento acelerado.
- Noradrenalina ↑ → energía y alerta constante.
- GABA ↓ → pérdida de freno cortical.
- Serotonina variable → oscilaciones entre euforia e irritabilidad.

Esta tormenta química explica tanto la genialidad momentánea como el colapso posterior.

12.10 Consecuencias y daño acumulativo

Cada episodio maníaco no tratado deja huellas neuronales. Las conexiones se debilitan, el sueño se altera y los umbrales emocionales se reducen.

Además, tras la euforia suele llegar un descenso abrupto hacia la depresión o el agotamiento total.

Por eso, el objetivo del tratamiento no es solo "controlar la crisis", sino proteger el cerebro de la recaída futura.

12.11 Estrategia terapéutica

- Litio: estabilizador clásico, eficaz en prevención.
- Valproato y carbamazepina: reducen impulsividad y excitación.
- Antipsicóticos atípicos: quetiapina, olanzapina, risperidona, lurasidona.
- Control del sueño: melatonina, higiene circadiana, hospitalización si es necesario.
- Psicoeducación familiar: detectar señales de recaída.
- El tratamiento no apaga la creatividad, sino que protege la mente para que esa creatividad no se convierta en destrucción.

12.12 La luz que enceguece

La manía es el fuego que revela el potencial humano y al mismo tiempo su fragilidad. Es el intento del cerebro por vivir más allá de sus límites biológicos.

El psiquiatra debe acompañar ese fuego con respeto, sin apagarlo ni dejarlo consumir al paciente. El objetivo no es silenciar la mente, sino enseñarle a sostener su propia intensidad sin perder el equilibrio (figura 11).

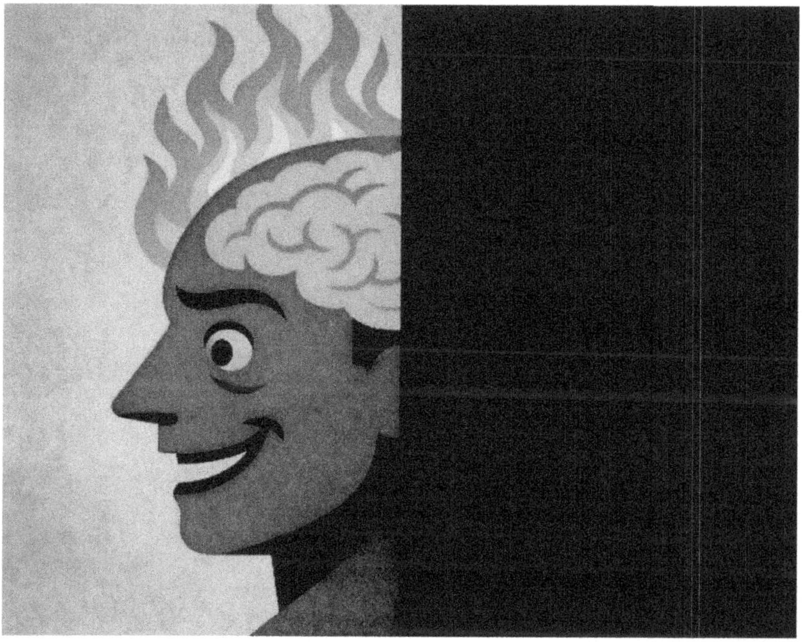

Figura 11. Representación conceptual de la fase maníaca en el trastorno bipolar. La imagen contrasta el brillo y la energía de la manía con el riesgo latente de caos y colapso, simbolizando la lucha del cerebro entre la iluminación y el control.

CAPÍTULO 13
Fase depresiva: desesperanza, lentitud mental y riesgo suicida

Cuando la mente se apaga y el alma pierde color.

13.1 El descenso silencioso

Después del vértigo de la manía, llega el vacío. La depresión bipolar no es simple tristeza; es una desactivación total del sistema nervioso. El cerebro que antes ardía de ideas ahora se vuelve pesado, lento, sin energía.

El paciente siente que cada pensamiento cuesta, que el cuerpo pesa más de lo que puede sostener. A diferencia de la depresión unipolar, la bipolar suele ser más profunda, más abrupta y frecuentemente acompañada de culpa, fatiga extrema e ideas suicidas.

No es debilidad ni falta de voluntad: es una caída bioquímica que roba la capacidad de sentir placer y esperanza.

13.2 La lentitud del pensamiento

En la depresión, el procesamiento mental se enlentece. Las tareas simples parecen montañas, las conversaciones se vuelven esfuerzo. El paciente describe su mente como "nublada", "lenta" o "vacía".

En neuroimagen, se observa hipoactividad en la corteza prefrontal dorsolateral y en los ganglios basales, así como disminución del flujo sanguíneo en el hipocampo. En términos clínicos, eso se traduce en indecisión, baja concentración y dificultad para planificar. La depresión es el cerebro intentando ahorrar energía porque siente que la vida no la merece.

13.3 Anhedonia: el placer desconectado

Uno de los síntomas más característicos es la anhedonia, la incapacidad para disfrutar de lo que antes generaba placer. No se trata de tristeza, sino de desconexión.

El sistema dopaminérgico —especialmente el núcleo accumbens— se apaga, dejando al paciente emocionalmente anestesiado. El café no sabe igual, la música no emociona, los abrazos no consuelan. El mundo se vuelve plano, sin textura afectiva. En la depresión, la mente no quiere morir: solo quiere dejar de sentir.

13.4 Fatiga, sueño y ritmo circadiano alterado

El paciente bipolar deprimido puede dormir demasiado o no dormir en absoluto. Ambas alteraciones son expresión del mismo eje disfuncional entre hipotálamo, melatonina y cortisol.

El cuerpo entra en una especie de hibernación frustrada: necesita descansar, pero el descanso no repara. Muchos refieren una fatiga existencial: un cansancio del alma más que del cuerpo.

13.5 Culpa, autocrítica y desesperanza

La depresión bipolar tiene un tono moral: el paciente se siente culpable sin razón. Cree que ha fallado a su familia, a su propósito, a Dios. Este tipo de pensamiento rumiativo se asocia a hiperactividad del corte prefrontal medial y baja serotonina.

El discurso interno se vuelve cruel: "No sirvo para nada", "arruiné mi vida", "estaría mejor muerto". Estas frases no son pensamientos racionales: son el eco químico de un cerebro inflamado y sin energía.

13.6 El riesgo suicida

Entre todos los trastornos psiquiátricos, el bipolar es el que presenta mayor riesgo de suicidio: hasta el 20 % de los pacientes lo intentan en algún momento. El riesgo aumenta en los períodos mixtos, donde la energía regresa antes que la esperanza. El psiquiatra debe explorar directamente la ideación suicida, sin rodeos:

- "¿Ha pensado en morir?"
- "¿Ha imaginado cómo lo haría?"
- "¿Ha hecho algún plan?"

Preguntar no induce la idea: salva vidas.

13.7 El cuerpo depresivo

El cuerpo también sufre:

- Dolor muscular o cefaleas.
- Problemas digestivos o inmunológicos.
- Cambios en el apetito y el peso.
- Sensación de frío interno.

La depresión no solo afecta al cerebro; es un trastorno sistémico, con alteraciones endocrinas, inmunes y mitocondriales.

13.8 Diferencias con la depresión unipolar

En la tabla 2 se resume las principales diferencias clínicas entre la depresión bipolar y la depresión unipolar, destacando patrones de inicio, variaciones en energía y sueño, antecedentes familiares y la respuesta diferencial a los antidepresivos, aspectos fundamentales para un diagnóstico correcto y la prevención de errores terapéuticos.

Tabla 2. Diferencias clínicas clave entre depresión bipolar y depresión unipolar

Aspecto	Bipolar	Unipolar
Inicio	Más abrupto	Progresivo
Energía	Alterna entre fatiga y agitación	Fatiga constante
Sueño	Más variable	Más predecible
Historia familiar	Alta presencia de bipolaridad	Menor incidencia
Respuesta a antidepresivos	Riesgo de viraje maníaco	Generalmente favorable

Por eso es fundamental no diagnosticar como "depresión mayor" lo que en realidad es bipolaridad encubierta.

13.9 Estrategias terapéuticas

a. Farmacológicas

- Lamotrigina: estabilizador ideal para depresión bipolar.
- Quetiapina y lurasidona: antipsicóticos con efecto antidepresivo.
- Evitar ISRS en monoterapia: pueden inducir manía.
- Litio: reduce riesgo suicida y mejora neuroprotección.

b. No farmacológicas

- Terapia cognitivo-conductual bipolar.
- Terapia interpersonal y del ritmo social.
- Fototerapia matutina.
- Ejercicio físico regular.
- Rutina diaria estable y sueño reparador.

Ejemplo clínico

Carlos, 46 años, había superado una fase maníaca seis meses antes. Ahora apenas salía de la cama, decía sentirse "vacío". Al aplicar el DNP-21-B se observó perfil depresivo severo (dopamina ↓, serotonina ↓, GABA ↑). Se ajustó el tratamiento con lamotrigina, psicoterapia y exposición a la luz matinal.

Tres meses después, Carlos retomó su trabajo, sus lecturas y volvió a sonreír al hablar de sus hijos. La depresión no había desaparecido por completo, pero él había aprendido a no identificarse con ella.

13.10 El invierno de la mente

La depresión bipolar es un invierno cerebral: necesario, doloroso y, a veces, reparador. El tratamiento no consiste solo en "levantar el ánimo", sino en reconstruir la energía, la identidad y la esperanza.

El alma deprimida no está rota: está hibernando, esperando el regreso de la luz. Y cada vez que esa luz regresa, lo hace con una profundidad nueva: la comprensión de que incluso el silencio del ánimo forma parte del ciclo de la vida mental (figura 12).

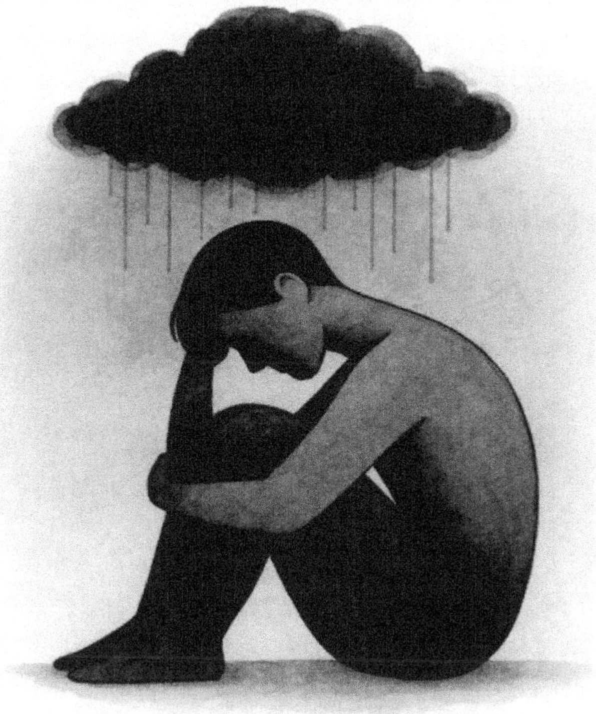

Figura 12. Representación conceptual de la fase depresiva en el trastorno bipolar. La imagen retrata la profunda tristeza y aislamiento bajo una nube oscura, simbolizando el pesado lastre de la desesperanza.

CAPÍTULO 14
Episodios mixtos: cuando el cuerpo corre pero el alma llora

La tormenta interior del cerebro bipolar.

14.1 Dos tormentas en un mismo cielo

Los episodios mixtos son la paradoja más dolorosa del trastorno bipolar. El paciente siente una energía maníaca en el cuerpo, pero una desesperanza depresiva en el alma.

Su mente está acelerada, pero su motivación destruida. Puede reír y llorar en el mismo minuto, planear proyectos grandiosos mientras contempla la idea del suicidio. La mezcla de síntomas opuestos —maníacos y depresivos simultáneos— crea un estado de sufrimiento extremo y confusión para el paciente y su entorno.

14.2 ¿Qué ocurre en el cerebro durante un episodio mixto?

En neuroimagen se observan picos simultáneos de dopamina y glutamato, combinados con una caída de serotonina y GABA. En otras palabras, el cerebro está excitado y deprimido al mismo tiempo.

Esta combinación produce:

- Pensamientos acelerados pero negativos.
- Energía alta con desesperanza.
- Impulsividad con culpa.
- Irritabilidad con fatiga.

El sistema límbico se encuentra hiperactivado, mientras la corteza prefrontal (que regula emociones) está agotada. El resultado es una mente desbordada y sin dirección.

Ejemplo clínico

Andrea, 32 años, acudió a urgencias diciendo: "No puedo parar de pensar, pero todo lo que pienso es horrible". Hablaba rápido, no dormía, había perdido peso y lloraba con facilidad. Alternaba entre euforia y llanto, entre proyectos de vida y pensamientos suicidas.

El DNP-21-B reveló hiperactividad dopaminérgica y glutamatérgica con deficiencia serotoninérgica. Tras iniciar tratamiento con valproato, quetiapina y psicoterapia intensiva, su mente comenzó a desacelerarse. "Siento que el ruido bajó", dijo a las tres semanas.

14.3 Sintomatología típica del episodio mixto

En la tabla 3 se ilustra la relación que existe entre los síntomas clínicos frecuentes en los trastornos del estado de ánimo, sus manifestaciones subjetivas y conductuales, y los principales sistemas neuroquímicos involucrados. El propósito de esta tabla es facilitar una comprensión integradora entre fenomenología clínica y neurobiología.

Tabla 3. Correlación entre síntomas afectivos, manifestaciones clínicas y sistemas neuroquímicos implicados

Tipo de síntoma	Ejemplo clínico	Neurotransmisor implicado
Euforia irritada	"Todo me molesta, pero no puedo parar".	Dopamina ↑ + GABA ↓
Pensamiento acelerado y negativo	"Pienso mil cosas malas por minuto".	Glutamato ↑ + Serotonina ↓
Agitación física con fatiga emocional	Inquietud, insomnio, llanto	Noradrenalina ↑ + Cortisol ↑
Conductas impulsivas con culpa posterior	Gasto o sexualidad riesgosa	Dopamina ↑ + Serotonina ↓
Riesgo suicida alto	Energía suficiente para actuar	Dopamina ↑ + Serotonina ↓ + GABA ↓

14.5 El riesgo más alto: la energía sin esperanza

En la depresión pura, la persona no tiene fuerzas para actuar. En la manía pura, la energía suele ser positiva. Pero en el episodio mixto, el paciente tiene energía suficiente para llevar a cabo impulsos suicidas sin que el dolor lo detenga. Por eso, estos episodios son considerados emergencias psiquiátricas. El control del sueño y la contención farmacológica inmediata pueden salvar la vida.

14.6 Diagnóstico diferencial

Los episodios mixtos pueden confundirse con:

- Trastorno límite de la personalidad (por la inestabilidad emocional).
- TDAH (por la impulsividad y agitación).
- Ansiedad generalizada (por la hiperactividad mental).

Sin embargo, el patrón cíclico y la historia familiar de bipolaridad son claves para el diagnóstico preciso.

14.7 Manejo terapéutico

a. Farmacológico

- Valproato de sodio: de elección en episodios mixtos.
- Carbamazepina: útil en irritabilidad y agresividad.
- Antipsicóticos atípicos: quetiapina, olanzapina o lurasidona.
- Evitar antidepresivos: pueden empeorar la excitación o el riesgo suicida.

b. No farmacológico

- Control del sueño y reducción de estímulos sensoriales.
- Psicoterapia de contención emocional.
- Educación familiar para reconocer signos tempranos.
- Ejercicio suave y rutina estructurada.

El tratamiento busca ralentizar el cerebro sin apagarlo.

14.8 La vivencia subjetiva

Muchos pacientes describen el episodio mixto como "tener un motor encendido en una habitación oscura". No pueden detener sus pensamientos, pero tampoco encuentran sentido en ellos. El dolor es físico, psíquico y existencial al mismo tiempo. El cuerpo quiere correr, pero el alma quiere desaparecer. El acompañamiento empático y la contención psiquiátrica son fundamentales (figura 13).

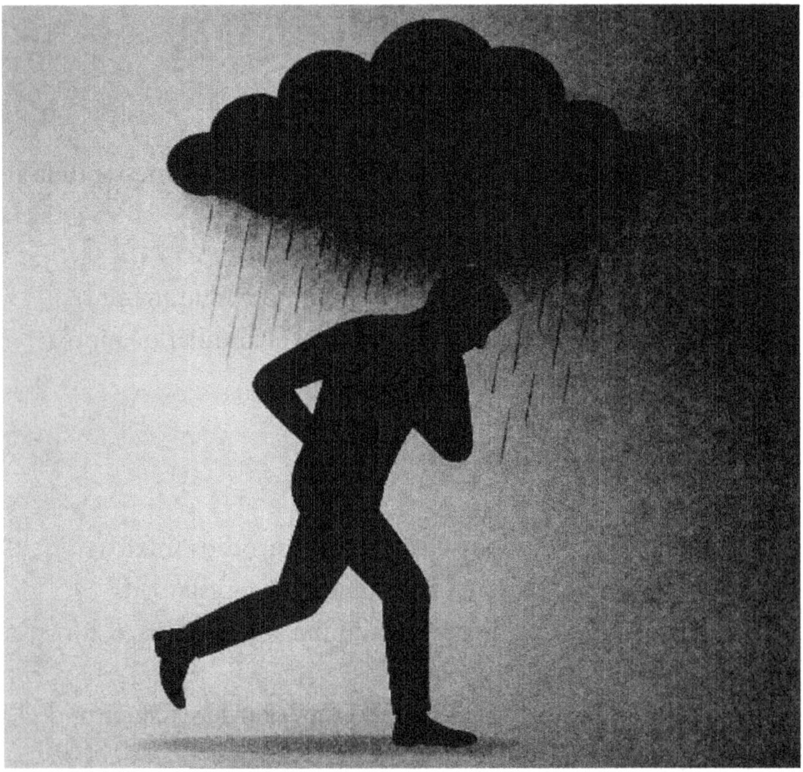

Figura 13. Representación conceptual de los episodios mixtos en el trastorno bipolar. La figura corriendo bajo una nube de tormenta simboliza la paradoja de la agitación y la desesperanza simultáneas: cuando el cuerpo se mueve con velocidad maníaca, pero el corazón está oprimido por la depresión.

14.9 Recuperación y seguimiento

La salida de un episodio mixto requiere paciencia. Los ritmos circadianos y neurotransmisores necesitan semanas para estabilizarse.

Una vez lograda la estabilidad es clave reforzar la prevención: sueño regular, monitoreo DNP-21-B, psicoterapia y control farmacológico constante.

Cada recuperación fortalece la conciencia del paciente sobre su mente: aprende a reconocer los pequeños desequilibrios antes de que se conviertan en tormentas.

14.10 El relámpago y la sombra

Los episodios mixtos son el corazón de la bipolaridad: la coexistencia de la vida y la muerte, la luz y la oscuridad, la energía y la desesperanza. El psiquiatra no solo trata una enfermedad, sino una mente que intenta sobrevivir a sus propias contradicciones. Cuando el cuerpo corre y el alma llora, el arte de la psiquiatría consiste en acompañar esa carrera hasta que ambos vuelvan a caminar juntos.

CAPÍTULO 15
Hipomanía: energía disfrazada de éxito

El brillo que precede a la tormenta.

15.1 La fase más engañosa del trastorno bipolar

La hipomanía es la forma más sutil y tentadora del trastorno bipolar. No hay delirios ni descontrol total, y por eso pasa inadvertida para muchos pacientes, familias e incluso profesionales.

El individuo se siente mejor que nunca: más productivo, más sociable, más creativo, más seguro de sí mismo. Pero bajo esa aparente perfección se esconde una aceleración neuroquímica que, sin tratamiento, puede convertirse en una tormenta maníaca o en una caída depresiva. La hipomanía no es equilibrio: es el borde brillante del desequilibrio.

15.2 El rostro funcional de la hipomanía

Muchos pacientes dicen: "Ojalá pudiera quedarme siempre así". Y es comprensible. Durante la hipomanía:

- El pensamiento fluye rápido, pero con lógica.
- El sueño disminuye, pero el cuerpo no se fatiga.
- La creatividad se intensifica.
- La conversación es fluida y carismática.
- El deseo sexual aumenta.
- El estado de ánimo es optimista y expansivo.

Este rendimiento superior genera refuerzos positivos del entorno: elogios, ascensos, reconocimiento. El paciente se convence de que está "curado" o "en su mejor versión".

15.3 Neurobiología de la hipomanía

Durante la hipomanía, hay un aumento moderado de dopamina y glutamato, con una leve disminución de GABA. El sistema límbico se activa, pero la corteza prefrontal aún logra mantener control relativo.

Esta combinación crea un estado de hiperclaridad mental sin distorsión perceptiva.

El cerebro se siente "en foco", pero en realidad está al borde de la sobrecarga. Es el equivalente neuroquímico a conducir un auto a 160 km/h en una autopista recta: el viaje parece perfecto... hasta que aparece una curva.

Ejemplo clínico

Lucía, 28 años, periodista, describía su hipomanía así: "Era como si todo tuviera sentido. Me despertaba con energía, escribía artículos en horas, hablaba con todos. Pero después, cuando no podía dormir, empecé a sentir que mi cabeza no se detenía".

En su caso, el DNP-21-B mostraba un perfil dopaminérgico alto y GABA bajo. La intervención temprana con estabilizador del ánimo evitó que el episodio progresara hacia una manía completa.

15.4 Diferencias entre hipomanía y manía

En la tabla 4 se comparan las características clínicas fundamentales de la hipomanía y la manía. Se destacan, asimismo, las diferencias en nivel de energía, sueño, juicio, conducta social, necesidad de hospitalización y duración de los episodios, elementos clave para una adecuada evaluación diagnóstica y toma de decisiones terapéuticas.

Tabla 4. Diferencias clínicas entre hipomanía y manía

Característica	Hipomanía	Manía
Nivel de energía	Aumentado	Extremadamente alto
Sueño	Disminuido sin fatiga	Insomnio total
Juicio	Parcialmente conservado	Gravemente afectado
Conducta social	Carismática y productiva	Impulsiva, disruptiva
Necesidad de hospitalización	No habitual	Frecuente
Duración	≥4 días	≥7 días

Por eso, muchos pacientes con bipolar II pasan años sin diagnóstico, creyendo que simplemente son personas "de mucha energía".

15.5 El riesgo del falso bienestar

El problema de la hipomanía es su invisibilidad clínica. El paciente no busca ayuda porque se siente bien, y el entorno refuerza su conducta. Pero ese exceso de actividad, si no se regula, fatiga los circuitos dopaminérgicos y circadianos, preparando el terreno para una caída depresiva. En bipolaridad, todo ascenso no estabilizado termina en caída.

15.6 Hipomanía creativa vs. hipomanía destructiva

No toda hipomanía es negativa. En su fase leve puede potenciar la productividad artística, intelectual o profesional. Sin embargo, cuando se prolonga, aparecen conductas riesgosas: gastos innecesarios, conflictos interpersonales, hiperactividad laboral. El desafío terapéutico no es eliminar la energía, sino canalizarla sin que se desborde.

15.7 Abordaje clínico

a. Farmacológico

- Litio o lamotrigina: regulan la excitabilidad sin sedar.
- Quetiapina o lurasidona: estabilizan el ánimo y el sueño.
- Evitar estimulantes o antidepresivos: pueden precipitar manía.

b. Psicológico

- Psicoeducación: enseñar a reconocer signos tempranos.
- Terapia de ritmo social: reforzar horarios y descanso.
- *Mindfulness* o técnicas de respiración: para desacelerar la mente.

c. Conductual

- Establecer límites realistas a la actividad.
- Reducir multitareas.
- Evitar decisiones financieras o emocionales impulsivas.

15.8 La hipomanía en el arte y la ciencia

Muchos genios creativos han vivido en este umbral: Van Gogh, Newton, Virginia Woolf, Beethoven. Durante sus fases hipomaníacas, producían obras inmortales; durante las depresivas, se aislaban o colapsaban.

La historia de la humanidad está llena de mentes bipolares que brillaron en exceso y se apagaron prematuramente. La meta moderna de la psiquiatría no es eliminar esa luz, sino ayudar al paciente a sostenerla sin quemarse.

15.9 El espejismo del equilibrio

La hipomanía es la fase más peligrosa porque se confunde con éxito. Es el momento en que el paciente se siente invencible justo antes de perder el control.

El psiquiatra debe ayudarlo a reconocer que no toda euforia es salud, y que el verdadero bienestar no depende de la intensidad, sino del equilibrio. La hipomanía es el espejismo donde el cerebro cree haber encontrado la perfección (figura 14).

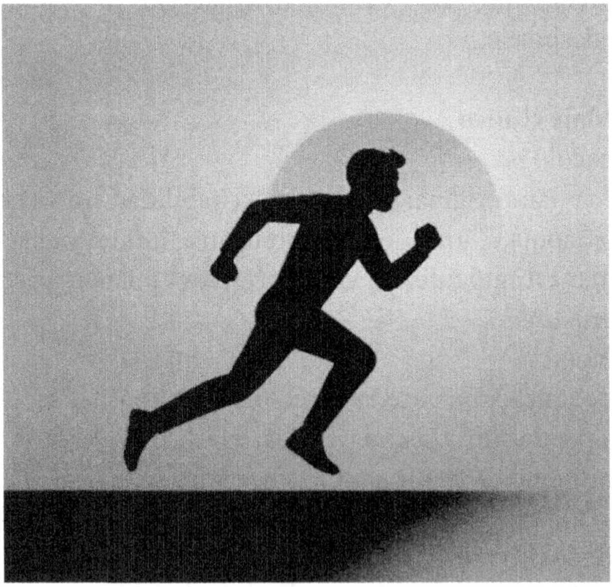

Figura 14. Representación conceptual de la hipomanía en el trastorno bipolar. La imagen simboliza el impulso de energía y confianza que impulsa al individuo hacia adelante, iluminado por el entusiasmo pero con la sombra latente del desequilibrio.

CAPÍTULO 16
Síntomas psicóticos en fases extremas

Cuando la emoción se convierte en percepción.

16.1 La mente que desborda la realidad

En los episodios más intensos de bipolaridad —ya sean maníacos o depresivos— el cerebro puede sobrepasar los límites de la percepción normal y generar síntomas psicóticos.

No se trata de "locura" en el sentido popular, sino de una amplificación emocional tan poderosa que el pensamiento se distorsiona.

El paciente no imagina cosas al azar: sus delirios y alucinaciones suelen ser extensiones simbólicas de su estado afectivo. Por eso, la psicopatología bipolar es distinta de la esquizofrenia: en la bipolaridad, el delirio tiene raíz emocional.

16.2 La frontera entre emoción y percepción

El cerebro humano traduce los sentimientos en interpretaciones del entorno. Cuando el sistema límbico (amígdala, hipocampo, corteza orbitofrontal) se hiperactiva, las emociones intensas pueden alterar la percepción.

En la manía, el mundo se percibe como expansivo y lleno de señales divinas.

En la depresión, todo parece hostil o vacío. La psicosis bipolar es, en esencia, una metáfora del estado interno proyectada hacia afuera. No se ve lo que es, sino lo que el ánimo permite ver.

16.3 Tipos de síntomas psicóticos en el trastorno bipolar

En la tabla 5 se describen los principales síntomas psicóticos asociados al trastorno bipolar, diferenciándolos según su contenido fenomenológico y la fase del estado de ánimo en la que predominan, lo cual resulta esencial para el diagnóstico diferencial, la evaluación de gravedad y la planificación terapéutica.

Tabla 5. Síntomas psicóticos en el trastorno bipolar según fase del estado de ánimo

Tipo	Descripción	Fase predominante
Delirios de grandeza	Creencias de poder, misión o destino especial.	Manía
Alucinaciones auditivas congruentes	Voces que alientan o confirman ideas expansivas.	Manía
Delirios de culpa o ruina	Creencia de haber causado una catástrofe o ser culpable de todo.	Depresión
Alucinaciones auditivas acusatorias	Voces que insultan o critican.	Depresión
Delirios religiosos	Experiencias místicas intensas, "conversaciones con Dios".	Ambas fases
Delirios somáticos	Sensación de que el cuerpo se pudre, se quema o desaparece.	Depresión severa

Estos síntomas son congruentes con el estado de ánimo: el contenido del delirio refleja la emoción dominante.

Ejemplo clínico de manía mística

Rafael, 41 años, profesor de arte. Fue llevado al hospital tras tres noches sin dormir. Decía que el universo le hablaba a través de los colores y que debía "salvar al mundo con un mural de luz".

Hablaba con fervor, convencido de su misión divina. Tras estabilización con litio y antipsicótico atípico, recuperó la lucidez. A las semanas dijo: "Era como si todo tuviera sentido… pero era demasiado". Su delirio era una expresión artística de su euforia, no una ruptura psicótica primaria.

16.4 Ejemplo clínico de depresión delirante

Elena, 56 años, madre de tres hijos. Fue internada por negarse a comer. Decía: "No merezco alimentarme. Dios me castiga por haber fallado". Mostraba culpa extrema y delirios religiosos congruentes con su tristeza profunda.

Su tratamiento combinó antipsicótico (quetiapina), estabilizador (lamotrigina) y psicoterapia compasiva. A los dos meses, su fe se transformó: "Sigo creyendo en Dios, pero ya no creo que me odie".

16.5 Neurobiología de la psicosis bipolar

Durante los episodios psicóticos, se observa:

- Hiperactividad dopaminérgica en la vía mesolímbica (delirios y alucinaciones).
- Hipofrontalidad (menor control racional).
- Desincronización circadiana (pérdida de ritmo sueño-vigilia).
- Inflamación neuroinmune y disfunción glutamatérgica.

La combinación crea un estado donde la imaginación se vuelve sensorialmente real. El paciente no "inventa": su cerebro experimenta la emoción como percepción concreta.

16.6 Tratamiento

a. Farmacológico

- Antipsicóticos atípicos: quetiapina, olanzapina, risperidona, lurasidona.
- Estabilizadores del ánimo: litio, valproato, lamotrigina.
- Evitar antidepresivos solos: pueden agravar la psicosis.
- Regular sueño y ritmo circadiano.

b. Psicológico y espiritual

- Psicoterapia de apoyo: reconstrucción de realidad.
- Integración simbólica: reinterpretar la experiencia mística o delirante de forma saludable.

- Acompañamiento familiar: evitar juicios o confrontaciones directas.

El objetivo no es negar la experiencia, sino devolverle un sentido humano y terapéutico.

16.7 Diferencias con la esquizofrenia

En la tabla 6 se ofrece una comparación de las características clínicas fundamentales de la psicosis bipolar y la esquizofrenia, destacando las diferencias en el patrón de inicio, contenido delirante, evolución temporal, afectividad y respuesta al tratamiento, elementos clave para el diagnóstico diferencial y la selección terapéutica adecuada.

Tabla 6. Diferencias clínicas entre psicosis bipolar y esquizofrenia

Característica	Psicosis bipolar	Esquizofrenia
Inicio	Episódico y asociado al ánimo	Crónico y progresivo
Contenido del delirio	Congruente con la emoción	Incongruente o bizarro
Recuperación entre episodios	Completa	Parcial
Afectividad	Intensa y variable	Aplanada
Respuesta al litio	Buena	Limitada

El paciente bipolar con psicosis recupera su identidad original una vez que la tormenta química se disipa.

16.8 Perspectiva humanista

Las fases psicóticas del bipolar no son solo pérdida de razón, sino un lenguaje extremo del alma. Son el intento del cerebro por traducir emociones insoportables en imágenes y símbolos.

Por eso, el tratamiento compasivo es esencial: no se trata solo de medicar, sino de ayudar al paciente a integrar lo vivido. La psicosis no siempre destruye; a veces, revela.

16.9 La mente que vio demasiado

Los síntomas psicóticos en el trastorno bipolar son la frontera final entre emoción y percepción, entre lo humano y lo trascendente. El desafío del psiquiatra es acompañar ese viaje sin juzgarlo, ayudando a transformar el delirio en comprensión.

El cerebro bipolar, cuando se desborda, no busca locura: busca sentido. Y cuando la calma llega, la mente recuerda que incluso el exceso de realidad puede sanar si se le da un nombre y un lugar dentro de la historia personal (figura 15).

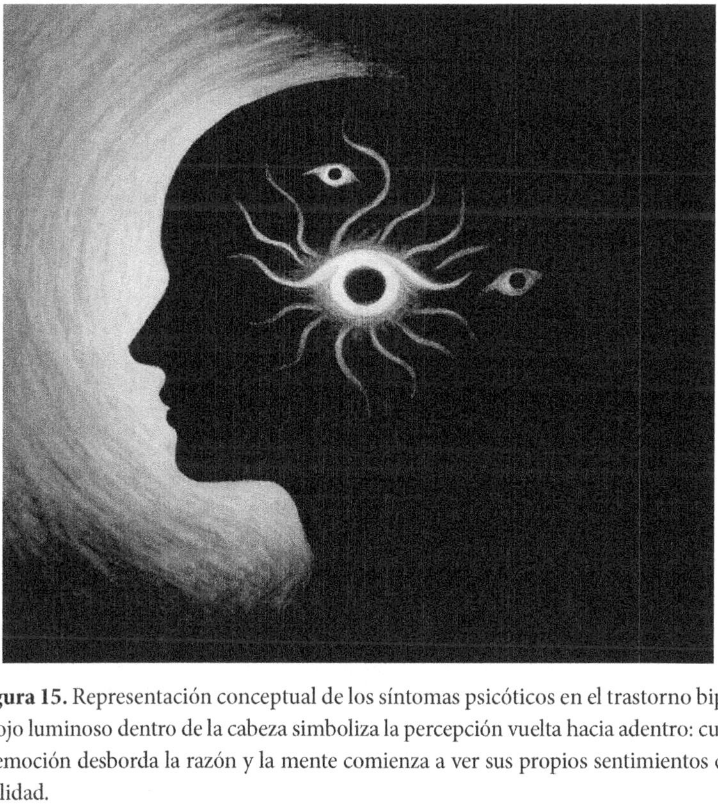

Figura 15. Representación conceptual de los síntomas psicóticos en el trastorno bipolar. El ojo luminoso dentro de la cabeza simboliza la percepción vuelta hacia adentro: cuando la emoción desborda la razón y la mente comienza a ver sus propios sentimientos como realidad.

PARTE IV. Diagnóstico y evaluación

CAPÍTULO 17
Entrevista psiquiátrica centrada en el espectro bipolar

El arte de escuchar los ritmos del ánimo.

17.1 Diagnosticar el movimiento, no el momento

El trastorno bipolar no se diagnostica con una foto: se diagnostica con una película. No basta con observar cómo se siente una persona hoy; hay que entender cómo ha oscilado su ánimo a lo largo del tiempo.

La entrevista psiquiátrica centrada en el espectro bipolar busca captar esos cambios sutiles: los períodos de aceleración, las pausas, los silencios y las caídas. Diagnosticar bipolaridad es escuchar la música interior del ánimo —sus crescendos, sus pausas y sus disonancias—.

17.2 La importancia del contexto vital

Antes de hablar de síntomas, el psiquiatra debe conocer la historia biográfica del paciente:

- Etapas de la vida con mayor energía o tristeza.
- Cambios bruscos en relaciones, trabajos o hábitos.
- Consumo de sustancias o estimulantes.
- Antecedentes familiares de bipolaridad, depresión o suicidio.
- Factores culturales y religiosos que moldean la percepción del ánimo.

La bipolaridad no surge en el vacío; es una danza entre genética, ambiente y significado.

17.3 El diálogo clínico

Una buena entrevista no es un interrogatorio; es una conversación dirigida hacia la comprensión del patrón.

Algunas preguntas clave son:

- "¿Ha tenido épocas en que dormía poco, pero se sentía lleno de energía?"
- "¿Ha sentido que su mente no se detiene y que todo parece posible?"
- "¿Ha pasado de sentirse eufórico a profundamente triste en pocos días?"
- "¿Alguien de su familia ha tenido cambios de ánimo intensos o tratamientos con litio?"

Estas preguntas permiten detectar la ciclicidad y distinguirla de trastornos unipolares o de personalidad.

17.4 Las fases como lenguaje emocional

El ánimo bipolar no es solo una alteración biológica, sino también un lenguaje emocional. Cada fase expresa algo distinto. En la tabla 7 se presenta la relación entre el lenguaje emocional expresado por el paciente y las necesidades psicológicas subyacentes en cada fase del trastorno bipolar, lo cual ofrece una herramienta clínica para mejorar la empatía terapéutica y orientar intervenciones más ajustadas al estado emocional predominante.

Tabla 7. Lenguaje emocional y necesidades psicológicas según la fase del trastorno bipolar

Fase	Lenguaje emocional	Necesidad subyacente
Manía	"Puedo con todo".	Control, poder, reconocimiento
Hipomanía	"Soy mi mejor versión".	Validación, creatividad
Depresión	"Nada tiene sentido".	Afecto, consuelo
Episodio mixto	"No puedo detenerme, pero quiero desaparecer".	Contención, calma

Cuando el clínico entiende este lenguaje, deja de ver síntomas y empieza a escuchar significados.

17.5 Observación conductual y no verbal

El diagnóstico bipolar se percibe también en el cuerpo y el tono:

- Cambios en la velocidad del habla.
- Postura corporal (erguida y expansiva vs. encorvada y lenta).
- Vestimenta brillante o descuidada.
- Contacto visual variable.
- Gesticulación amplia en manía; inmovilidad en depresión.

El psiquiatra observa con respeto, sin etiquetar, buscando el ritmo detrás del gesto.

17.6 Uso del DNP-21-B como herramienta integradora

El perfil neuroquímico dominante (DNP-21-B) complementa la entrevista clínica al identificar patrones de neurotransmisores dominantes o deficitarios. Permite distinguir, por ejemplo, si un paciente depresivo tiene un componente dopaminérgico bajo o un exceso de glutamato, lo que orienta el tratamiento.

Ejemplo:

- Dopamina alta + GABA bajo → riesgo de hipomanía.
- Serotonina baja + noradrenalina baja → depresión pura.
- Glutamato alto + dopamina alta → episodios mixtos.

La entrevista psiquiátrica moderna une la palabra con la biología.

17.7 Evaluación del riesgo suicida y funcional

Todo diagnóstico debe incluir una evaluación del riesgo vital y funcional:

- Pensamientos de muerte o desesperanza.
- Impulsos autodestructivos.
- Daños laborales, académicos o familiares.
- Abuso de sustancias.

El objetivo no es solo clasificar, sino proteger. La entrevista no busca un diagnóstico, busca una oportunidad de prevención.

17.8 Dificultades diagnósticas comunes

El trastorno bipolar se confunde con frecuencia con:

- Depresión unipolar (cuando solo se ve una fase).
- Trastorno límite de la personalidad (por impulsividad emocional).
- TDAH (por inquietud y distracción).
- Ansiedad generalizada (por hiperactividad mental).

Por eso, la entrevista debe incluir la línea del tiempo del ánimo: una cronología emocional completa (figura 16).

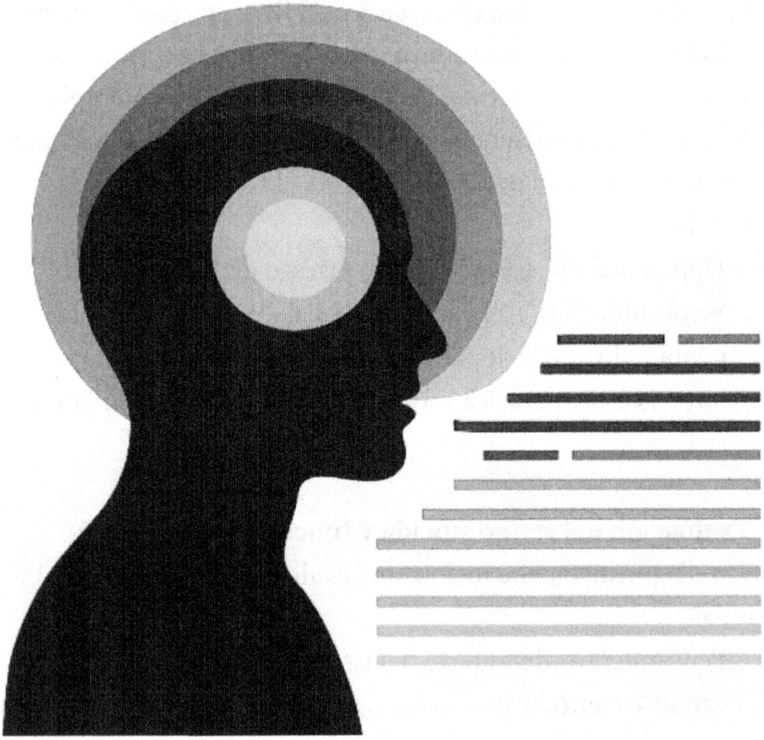

Figura 16. Representación conceptual de la entrevista psiquiátrica centrada en el espectro bipolar. La imagen simboliza la empatía, la escucha y el flujo de comprensión entre clínico y paciente, donde el diálogo se convierte en el puente entre biología y significado.

17.9 El arte del *rapport*

El paciente bipolar es sensible, perceptivo y, a menudo, ha sido juzgado o mal diagnosticado. El psiquiatra debe crear un espacio seguro donde el paciente pueda hablar sin miedo a perder su dignidad.

El auténtico *rapport* (comunicacación fluida) se logra cuando el paciente siente que el clínico entiende su ritmo sin intentar dominarlo. Escuchar al bipolar es escuchar a un alma que ha viajado del sol a la noche y aún busca su amanecer.

17.10 Diagnosticar con empatía y ciencia

La entrevista centrada en el espectro bipolar no es un cuestionario; es un encuentro humano. Implica ciencia, intuición y respeto por la complejidad emocional del paciente. Un buen diagnóstico no etiqueta: revela un mapa.

Y todo mapa, bien leído, conduce de nuevo a casa. El diagnóstico no es una condena: es el mapa que te permite regresar a casa cada vez que el ánimo se extravía.

CAPÍTULO 18
Escalas diagnósticas y perfil neuroquímico DNP-21-B

Cuantificar lo que se siente, comprender lo que se mide.

18.1 Cuando la emoción se traduce en números

En psiquiatría, medir no significa reducir la complejidad humana a cifras, sino traducir el sufrimiento en un lenguaje que la ciencia puede escuchar. Las escalas diagnósticas y el modelo DNP-21-B (perfil neuroquímico dominante; *Dominant Neurochemical Profile*, en inglés) son dos caras del mismo mapa: una cuantifica la conducta; la otra revela su raíz neuroquímica.

La escala mide el fenómeno; el DNP-21-B explica su biología. El uso conjunto de ambas permite un diagnóstico más preciso, más humano y más personalizado.

18.2 Medir la euforia

La escala de manía de Young (YMRS, por sus siglas en inglés) evalúa la intensidad de la fase maníaca. Incluye 11 ítems que califican desde el humor expansivo hasta la alteración del juicio.

Puntuación:

- 0-12 = normal o hipomanía leve.
- 13-19 = hipomanía moderada.
- 20-40 = manía clínica significativa.

Interpretación clínica:

- Aumento de energía, velocidad del pensamiento, insomnio, grandiosidad.

Correspondencia neuroquímica DNP-21-B:

- Dopamina ↑↑
- Glutamato ↑
- GABA ↓
- Serotonina ↓ o normal

Ejemplo:

Un paciente con YMRS = 28 muestra hiperactividad, habla rápida y planes múltiples.

El DNP-21-B revela predominio dopaminérgico-glutamatérgico: diagnóstico confirmado de fase maníaca aguda. Cada punto en la YMRS es un eco de sinapsis aceleradas.

18.3 Detectar el espectro oculto

El MDQ (*Mood Disorder Questionnaire*, en inglés) ayuda a identificar bipolaridad no diagnosticada en pacientes que se presentan con depresión. Consta de 13 ítems sobre euforia, irritabilidad, actividad y reducción del sueño.

Resultado positivo:

- 7 o más respuestas afirmativas + ocurrencia simultánea.

Interpretación clínica:

- Detecta historia de episodios hipomaníacos inadvertidos.

Correspondencia DNP-21-B:

- Oscilaciones de dopamina, noradrenalina y serotonina en patrones cíclicos.
- Puede anticipar riesgo de respuesta paradójica a antidepresivos.

Ejemplo:

Paciente con depresión recurrente y MDQ positivo → perfil DNP-21-B. Muestra dopamina inestable. Diagnóstico ajustado a bipolaridad tipo II y se evitó un tratamiento antidepresivo inapropiado.

18.4 El brillo funcional

La Lista de Verificación de Síntomas de Hipomanía HCL-32 explora episodios hipomaníacos leves, característicos de bipolar II y espectros intermedios. Evalúa 32 afirmaciones sobre conducta, energía, sueño, creatividad y sociabilidad.

Puntuación:

- ≥ 14 = hipomanía probable.
- 10-13 = rasgo de alta energía sin patologías.
- < 10 = rango normal.

Interpretación neuroquímica DNP-21-B:

- Dopamina ↑ moderada.
- GABA ↓ leve.
- Serotonina estable o levemente baja.

Ejemplo:

Una diseñadora con 16 puntos refiere productividad, carisma y poco sueño. El DNP-21-B confirma patrón hipomaníaco dopaminérgico: equilibrio logrado con lamotrigina y regulación del sueño.

18.5 La mirada del clínico

La Escala de Impresión Clínica Global para Trastorno Bipolar CGI-BP integra la experiencia del psiquiatra.

Evalúa:

1. Severidad del episodio actual.
2. Mejoría global tras el tratamiento.
3. Eficacia terapéutica.

Escala: 1 = normal → 7 = extremadamente enfermo.

Ejemplo:

Paciente con manía grave (CGI-BP = 6) mejora a CGI-BP = 2 tras ocho semanas con litio.

Relación con DNP-21-B:

- Monitorear el perfil neuroquímico en paralelo muestra reducción de dopamina y glutamato, aumento compensatorio de GABA → confirmación biológica de mejoría.

La CGI-BP mide la música; el DNP-21-B muestra qué instrumentos volvieron a afinarse.

18.6 El mapa neuroquímico del espectro bipolar

El cuestionario de 21 preguntas DNP-21-B es una herramienta creada para identificar el perfil dominante de neurotransmisores en cada paciente con trastorno bipolar. A diferencia de las escalas tradicionales, no evalúa solo síntomas, sino la firma bioquímica que los origina.

Ejes principales:

1. Dopamina: motivación, energía, impulsividad.
2. Serotonina: calma, sueño, regulación emocional.

3. Noradrenalina: alerta, atención, estrés.
4. GABA: freno cortical, estabilidad.
5. Glutamato: excitación, plasticidad.
6. Acetilcolina, oxitocina, endorfinas, histamina, melatonina, anandamida y cortisol completan el mapa de 12 neurotransmisores (tabla 8).

Tabla 8. Perfil DNP-21-B bipolar típico

Fase	Neurotransmisores dominantes	Patrón característico
Manía	Dopamina ↑↑ / Glutamato ↑ / GABA ↓	Energía explosiva, impulsividad
Hipomanía	Dopamina ↑ / GABA ↓ leve	Creatividad, productividad
Depresión	Serotonina ↓ / Noradrenalina ↓ / GABA ↑	Lentitud, desesperanza
Mixto	Dopamina ↑ + Serotonina ↓ + Glutamato ↑	Energía caótica, riesgo suicida

Ventaja clínica:

El DNP-21-B no sustituye a las escalas, las explica. Permite adaptar el tratamiento farmacológico al patrón neuroquímico individual.

18.7 Integración práctica

En la tabla 9 se presentan las principales herramientas clínicas utilizadas en la evaluación y seguimiento del trastorno bipolar, integrando medidas cuantitativas tradicionales con una interpretación cualitativa basada en el perfil neuroquímico propuesto por el modelo DNP-21-B, lo que permite una aproximación más precisa y personalizada al diagnóstico y tratamiento.

Tabla 9. Instrumentos clínicos para la evaluación del trastorno bipolar y su correlato neuroquímico (modelo DNP-21-B)

Herramienta	Evalúa	Valor cuantitativo	Valor cualitativo (DNP-21-B)
YMRS	Manía	Intensidad de síntomas	Hiperdopaminergia / hipogaba
MDQ	Espectro bipolar	Historia de episodios	Oscilación dopamina-serotonina
HCL-32	Hipomanía	Nivel funcional	Potenciación dopaminérgica leve
CGI-BP	Progreso terapéutico	Percepción del clínico	Equilibrio neuroquímico global
DNP-21-B	Base biológica	Mapa neurotransmisor	Personalización farmacológica

La entrevista escucha la historia. Las escalas miden el presente. El DNP-21-B revela la raíz invisible (figura 17).

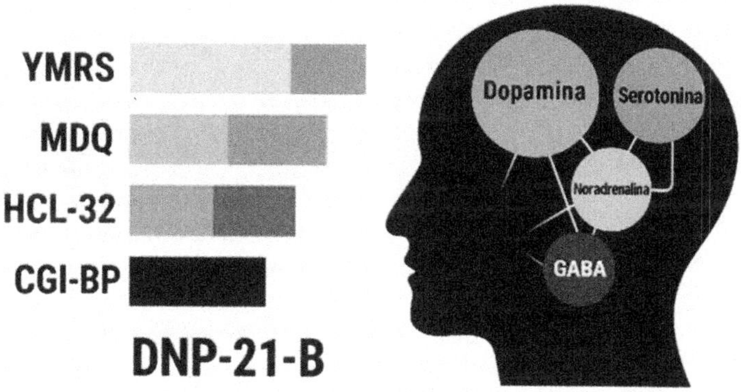

Figura 17. Representación conceptual de las escalas diagnósticas y del perfil neuroquímico DNP-21-B en el trastorno bipolar. La imagen simboliza la integración entre la evaluación clínica y la comprensión neuroquímico: la armonía entre medición y significado.

18.8 Ciencia que escucha

Las escalas son los instrumentos; el DNP-21-B es la partitura. Solo cuando ambos se interpretan juntos surge la verdadera melodía diagnóstica. La ciencia mide, la psiquiatría comprende, y el DNP-21-B traduce el alma química del ánimo.

CAPÍTULO 19
Diagnóstico diferencial: TDAH, *borderline*, esquizofrenia y depresión unipolar

Aprender a distinguir el fuego del brillo, y la tristeza de la caída.

19.1 La bipolaridad disfrazada

El trastorno bipolar no siempre se presenta como un ciclón evidente de manía y depresión. A veces se esconde detrás de síntomas que parecen otra cosa: irritabilidad, impulsividad, distracción o fatiga. Por eso, su diagnóstico diferencial es una de las tareas más delicadas de la psiquiatría contemporánea.

Muchos pacientes viven años con un diagnóstico incorrecto, tratados por "ansiedad" o "depresión", hasta que alguien pregunta no solo cómo se sienten hoy, sino cómo han cambiado a lo largo del tiempo.

19.2 Trastorno bipolar vs. depresión unipolar

Ambas condiciones comparten tristeza, desesperanza y lentitud mental, pero la diferencia clave está en la historia del ánimo. En la tabla 10 se compara la depresión bipolar y la depresión unipolar integrando características clínicas clásicas con el perfil neuroquímico propuesto por el modelo DNP-21-B, resaltando diferencias en inicio, patrón energético, sueño, antecedentes familiares y respuesta a ISRS, aspectos fundamentales para evitar errores diagnósticos y terapéuticos.

Tabla 10. Diferencias clínicas y neuroquímicas entre depresión bipolar y depresión unipolar (modelo DNP-21-B)

Característica	Bipolar	Unipolar
Inicio	Temprano, episódico	Tardío, continuo
Energía	Fluctúa: exceso y déficit	Siempre baja

Característica	Bipolar	Unipolar
Sueño	Variable	Hipersomnia o insomnio estables
Historia familiar	Alta carga bipolar	Más antecedentes depresivos
Respuesta a ISRS	Riesgo de viraje maníaco	Generalmente favorable
Perfil DNP-21-B	Dopamina oscilante, GABA inestable	Serotonina baja sostenida

Clínicamente:

El bipolar relata épocas donde "todo era fácil" o "sentía que no podía parar". El unipolar, en cambio, solo conoce un tono emocional: gris y constante. En la depresión bipolar, el alma recuerda haber volado; en la unipolar, nunca despegó.

19.3 Trastorno bipolar vs. TDAH

El TDAH y la bipolaridad comparten síntomas como impulsividad, distracción y energía variable. Sin embargo, sus ritmos son distintos: el TDAH es constante, la bipolaridad es cíclica.

A continuación se muestra una comparación entre el TDAH y el trastorno bipolar, dos entidades que pueden compartir síntomas de impulsividad y desregulación emocional.

En la tabla 11 se destacan diferencias clave en el inicio, curso clínico, patrón del sueño, expresión emocional, respuesta a estimulantes y perfil neuroquímico según el modelo DNP-21-B, lo que facilita el diagnóstico diferencial y la selección terapéutica segura.

Tabla 11. Diferencias clínicas y neuroquímicas entre TDAH y trastorno bipolar (modelo DNP-21-B)

Aspecto	TDAH	Bipolar
Inicio	Infancia	Adolescencia o adultez temprana

Aspecto	TDAH	Bipolar
Curso	Estable, diario	Episódico, con fases
Sueño	Dificultad crónica para dormir	Insomnio intermitente o hipersomnia
Emoción	Reactiva, breve	Prolongada, intensa
Respuesta a estimulantes	Mejora concentración	Puede inducir manía
DNP-21-B	Dopamina baja + Noradrenalina baja	Dopamina fluctuante + Glutamato variable

Ejemplo:

Un joven de 25 años diagnosticado con TDAH refiere semanas de euforia alternadas con tristeza profunda. El DNP-21-B muestra oscilaciones dopaminérgicas, lo que confirma bipolaridad tipo II con síntomas de inatención secundaria.

19.4 Trastorno bipolar vs. trastorno límite de la personalidad (*borderline*)

El *borderline* y la bipolaridad se confunden por su inestabilidad emocional, pero su origen es distinto. En el bipolar, la oscilación nace de circuitos neuroquímicos. En el *borderline*, de heridas afectivas tempranas.

En la tabla 12 se compara el trastorno bipolar y el trastorno límite de la personalidad, dos condiciones frecuentemente confundidas en la práctica clínica. Se destacan las diferencias en:

- la duración de los cambios de ánimo.
- la estabilidad de la identidad.
- el patrón relacional.
- la impulsividad.
- el perfil neuroquímico según el modelo DNP-21-B.

Estos elementos resultan esenciales para un diagnóstico diferencial preciso y un abordaje terapéutico adecuado.

Tabla 12. Diferencias clínicas y neuroquímicas entre trastorno bipolar y trastorno límite de la personalidad (modelo DNP-21-B)

Característica	Bipolar	*Borderline*
Impulsividad	Episódica	Reactiva
Identidad	Estable entre episodios	Fragmentada, cambiante
Relaciones	Intensas pero estables	Caóticas, temerosas del abandono
Duración de cambios de ánimo	Días o semanas	Horas o minutos
DNP-21-B	Fluctuaciones dopamina-GABA	Serotonina baja crónica + cortisol alto

Ejemplo:

Una paciente diagnosticada como *borderline* muestra fases prolongadas de euforia seguidas de depresión y sueño alterado. El DNP-21-B confirma alteraciones dopaminérgicas cíclicas → diagnóstico ajustado a bipolaridad con rasgos afectivos intensos. El *borderline* reacciona al vínculo; el bipolar reacciona al ritmo interior del cerebro.

19.5 Trastorno bipolar vs. esquizofrenia

Ambos pueden incluir síntomas psicóticos, pero la bipolaridad psicótica mantiene conexión emocional con la realidad. El contenido del delirio es congruente con el estado de ánimo.

A continuación se ofrece una comparación entre el trastorno bipolar con síntomas psicóticos y la esquizofrenia, dos entidades que pueden presentar manifestaciones psicóticas similares. En la tabla 13 se destacan las diferencias en el patrón de inicio, contenido delirante, afectividad, recuperación funcional y perfil neuroquímico según el modelo DNP-21-B, lo cual permite hacer una diferenciación diagnóstica precisa y un manejo terapéutico adecuado.

Tabla 13. Diferencias clínicas y neuroquímicas entre trastorno bipolar con psicosis y esquizofrenia (modelo DNP-21-B)

Característica	Bipolar con psicosis	Esquizofrenia
Inicio	Episódico, con fases afectivas	Progresivo, continuo
Delirios	Emocionalmente congruentes	Incongruentes o absurdos
Afectividad	Presente, intensa	Aplanada o ausente
Recuperación	Completa entre episodios	Parcial o deteriorante
DNP-21-B	Dopamina alta episódica	Dopamina alta crónica + glutamato disfuncional

Ejemplo:

Un paciente que, durante la manía, siente "hablar con Dios", y tras estabilizarse recupera la crítica, padece bipolaridad con psicosis congruente. El esquizofrénico, en cambio, mantiene las ideas delirantes más allá del ánimo.

19.6 Otras confusiones frecuentes

- Trastorno de ansiedad generalizada: la aceleración mental del bipolar puede parecer ansiedad, pero en él la preocupación se mezcla con euforia o fatiga extrema.
- Trastorno por abuso de sustancias: muchas veces la droga no causa el trastorno, sino que el paciente bipolar busca regular su ánimo.
- Ciclotimia vs. temperamento: la ciclotimia es un subtipo leve del espectro bipolar, con altibajos crónicos sin pérdida funcional grave.

19.7 El DNP-21-B como herramienta de diferenciación

El DNP-21-B ofrece un mapa objetivo de los neurotransmisores dominantes, lo que permite distinguir cuadros similares en su presentación, pero distintos en su raíz.

En la tabla 14 se integran distintos trastornos psiquiátricos desde una perspectiva neuroquímica funcional, identificando el neurotransmisor dominante, el patrón DNP-21-B subyacente y la orientación terapéutica principal, lo cual ofrece un marco clínico para la personalización del tratamiento más allá del diagnóstico categorial.

Tabla 14. Trastornos psiquiátricos, dominancia neuroquímica y orientación terapéutica según el modelo DNP-21-B

Trastorno	Neurotransmisor dominante	Patrón DNP-21-B	Orientación terapéutica
Bipolaridad	Dopamina oscilante	Fluctuación dopamina-GABA	Estabilización dopaminérgica
TDAH	Noradrenalina baja	Déficit dopamina-noradrenalina	Estimulación controlada
Borderline	Serotonina baja + cortisol alto	Estrés neuroendocrino	Psicoterapia emocional + ISRS
Esquizofrenia	Glutamato alto + dopamina crónica	Disconexión límbica-cortical	Antipsicótico + neuroprotección
Depresión unipolar	Serotonina baja estable	Déficit serotoninérgico puro	ISRS + psicoterapia integrativa

De este modo, el DNP-21-B permite personalizar la farmacoterapia y reducir errores diagnósticos.

19.8 Diagnosticar con precisión y compasión

El diagnóstico diferencial del trastorno bipolar no es una guerra de etiquetas, sino una búsqueda de verdad biográfica y neuroquímica. Cada paciente es una sinfonía distinta: algunos suenan más rápido, otros más lento, pero todos buscan afinación.

Distinguir no es dividir: es comprender. Y comprender al paciente bipolar es reconocer que detrás del fuego o la sombra, siempre hay un intento del cerebro por reencontrar su ritmo natural (figura 18).

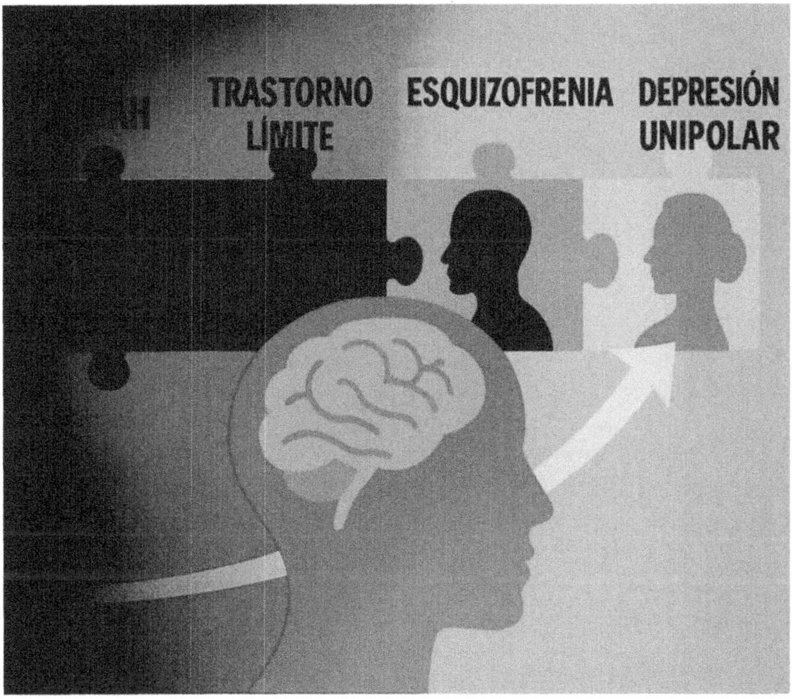

Figura 18. Representación conceptual del diagnóstico diferencial del trastorno bipolar. La imagen simboliza la complejidad de distinguir entre TDAH, borderline, esquizofrenia y depresión unipolar. Se muestra cómo las fronteras clínicas y neuroquímicas pueden superponerse y confundirse.

CAPÍTULO 20
Trastorno bipolar en niños, adolescentes y adultos mayores

La bipolaridad a través del desarrollo humano:
del fuego juvenil al crepúsculo cerebral.

20.1 Una misma tormenta, distintas edades

El trastorno bipolar no tiene una sola forma ni un solo tiempo. Puede encenderse en la infancia como un rayo de energía desbordada, manifestarse en la adolescencia con pasiones extremas o reactivarse en la vejez con matices de irritabilidad, confusión o apatía.

La bipolaridad no es un diagnóstico, sino un ritmo vital que se expresa de forma distinta según la etapa del desarrollo cerebral. La investigación neurobiológica moderna ha demostrado que la maduración de la corteza prefrontal, la plasticidad sináptica, la regulación dopaminérgica y la neuroinflamación varían con la edad, lo que modifica la presentación clínica y la respuesta terapéutica.

20.2 Trastorno bipolar en la infancia. La energía que el cerebro aún no puede domar

Durante la infancia, el cerebro se encuentra en plena expansión sináptica. Los sistemas de dopamina y glutamato aún no están equilibrados, mientras que el circuito límbico (emocional) madura antes que la corteza prefrontal (racional). Por eso, la regulación emocional depende más de la intensidad que de la reflexión.

Características clínicas frecuentes:

- Irritabilidad crónica o explosiones de ira sin causa aparente.
- Episodios de euforia breve: risa excesiva, verborrea, necesidad mínima de sueño.
- Cambios de humor múltiples en un mismo día.
- Conductas riesgosas o agresivas para su edad.
- Alta creatividad, sensibilidad emocional y pensamiento mágico.

Diferencial esencial:

Debe distinguirse del TDAH, trastorno oposicionista desafiante y trastornos del espectro autista.

DNP-21-B infantil:

- Dopamina ↑, GABA ↓, serotonina inestable.
- Predominio excitatorio con pobre inhibición cortical.

Intervención:

- Psicoterapia familiar y psicoeducación.
- Estabilizadores del ánimo en casos moderados-graves (valproato, lamotrigina).
- Evitar estimulantes sin evaluación neuroquímica previa.

El niño bipolar no es un niño malcriado: es un cerebro hiperconectado tratando de aprender a autorregular su fuego interior.

20.3 Trastorno bipolar en la adolescencia. El cerebro en metamorfosis

En la adolescencia, la dopamina alcanza su pico fisiológico, lo que aumenta la búsqueda de novedad, el riesgo y la impulsividad. La maduración del lóbulo frontal aún no ha completado su función inhibitoria, lo que genera un desequilibrio entre emoción y control.

Síntomas característicos:

- Alternancia entre euforia expansiva y desesperación.
- Conductas autodestructivas, abuso de alcohol o cannabis.
- Sensación de "ser invencible" o "no necesitar dormir".
- Crisis existenciales y creativas de gran intensidad.

Neurobiología:

- Elevado tono dopaminérgico y glutamatérgico.
- Disminución transitoria de GABA y serotonina.
- Alta vulnerabilidad al estrés psicosocial (corteza orbitofrontal hiperreactiva).

Ejemplo clínico:

Un joven de 16 años, antes excelente estudiante, comienza a escribir de noche, no duerme, habla con velocidad y proyecta múltiples empresas. El DNP-21-B confirma dopamina ↑↑, GABA ↓: fase hipomaníaca clásica.

Tratamiento:

- Educación emocional, terapia familiar y rutina de sueño.
- Litio como estabilizador de referencia.
- Supervisión académica y digital (evitar sobreexposición a pantallas y redes).

En la adolescencia bipolar, el arte puede ser refugio o catarsis; la tarea del clínico es transformar el caos en creatividad.

20.4 Trastorno bipolar en la adultez. El equilibrio posible

En la adultez, el cerebro alcanza su mayor integración entre emoción y cognición.

Sin embargo, los episodios bipolares pueden afectar la estructura y función de la sustancia blanca, especialmente en el cuerpo calloso y el cíngulo anterior, interfiriendo con la conexión entre hemisferios.

Manifestaciones clínicas:

- Fases delimitadas de manía, hipomanía o depresión.
- Impacto funcional laboral y familiar.
- Mayor conciencia del trastorno y deseo de estabilidad.

DNP-21-B en adultez:

- Ciclos dopamina–GABA más definidos.
- Predominio serotoninérgico en la recuperación.
- Respuesta óptima a estabilizadores del ánimo + terapias cuerpo-mente.

Intervención:

- Psicoterapia cognitivo-conductual adaptada al espectro bipolar.
- Monitoreo regular de EKG, niveles plasmáticos y sueño.
- Actividad física aeróbica y *mindfulness* como moduladores dopaminérgicos naturales.

20.5 Trastorno bipolar en la tercera edad. La tormenta bajo la calma

El cerebro envejecido experimenta pérdida de plasticidad sináptica, descenso de dopamina y serotonina, y aumento del estrés oxidativo y la neuroinflamación. Esto modifica la expresión del trastorno bipolar, volviéndolo más atenuado, pero más resistente al tratamiento.

Síntomas frecuentes:

- Episodios depresivos prolongados y de baja respuesta a antidepresivos.
- Manías "silenciosas" (habla rápida, irritabilidad, compras compulsivas).
- Alteraciones cognitivas o pseudodemencia afectiva.
- Mayor riesgo cardiovascular y farmacointeracciones.

DNP-21-B geriátrico:

- Dopamina ↓↓, serotonina ↓, GABA ↑, glutamato ↑.
- Perfil neuroquímico de inflamación y reducción energética mitocondrial.

Tratamiento:

- Dosis bajas de estabilizadores y antipsicóticos atípicos.
- Ejercicio físico adaptado y estimulación cognitiva.
- Dieta antiinflamatoria (omega-3, cúrcuma, frutas rojas).

En la vejez bipolar, la energía ya no arde: parpadea, pero aún puede iluminar si se cuida con ternura científica.

20.6 Enfoque neuroevolutivo: el ciclo de la dopamina y la sabiduría emocional

A lo largo de la vida, la bipolaridad sigue una curva neuroevolutiva:

- Infancia: dopamina desbordada sin freno cortical.
- Adolescencia: dopamina y glutamato en expansión creativa.
- Adultez: dopamina y GABA en equilibrio dinámico.
- Vejez: dopamina en descenso, GABA en exceso, serotonina frágil.

El desafío clínico consiste en adaptar el tratamiento al momento neurobiológico del paciente. El DNP-21-B permite observar cómo la química cerebral cambia con la edad y ajustar la medicación con precisión milimétrica.

20.7 Una misma melodía en distintas tonalidades

El trastorno bipolar no pertenece a una edad; pertenece al ser humano. Su expresión varía como una melodía que se repite a lo largo de la vida, pero en diferentes tonos y velocidades.

En la infancia, el cerebro aprende a sentir. En la adolescencia, a explorar.

En la adultez, a sostener. En la vejez, a comprender. Cada etapa tiene su propio desafío, y la psiquiatría moderna —armada con ciencia, empatía y neuroquímica— tiene el deber de acompañar ese viaje con respeto, precisión y esperanza (figura 19).

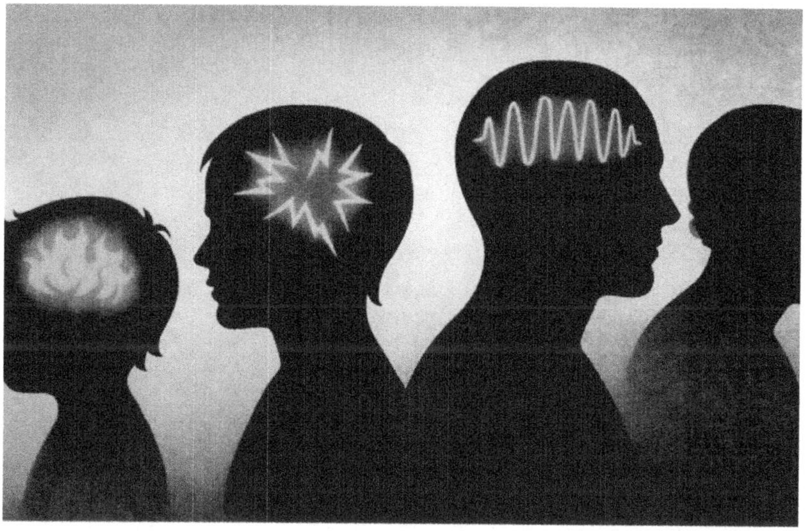

Figura 19. Representación conceptual del trastorno bipolar a lo largo del ciclo vital. La imagen muestra cómo su expresión cambia desde la energía desbordada de la infancia, pasando por la tormenta emocional de la adolescencia hasta el equilibrio de la adultez y la serenidad de la vejez.

CAPÍTULO 21
Errores más comunes en el diagnóstico del trastorno bipolar

Cuando la prisa apaga la verdad clínica.

21.1 El costo del diagnóstico tardío

Estudios recientes estiman que un paciente con trastorno bipolar tarda entre 7 y 10 años en recibir un diagnóstico correcto. Durante ese tiempo, la mayoría es tratada como "depresiva", "ansiosa" o "inestable emocional".

El costo de esa demora no es solo clínico: es existencial. Cada diagnóstico equivocado roba años de estabilidad y siembra desconfianza en la medicina. Comprender los errores más frecuentes no busca señalar culpables, sino recuperar la precisión empática, donde ciencia y escucha se reconcilian.

21.2 Error 1: Confundir bipolaridad con depresión unipolar

El error más común es diagnosticar depresión sin explorar el pasado maníaco o hipomaníaco. El clínico pregunta "¿Está triste?" pero olvida preguntar "¿Ha tenido épocas en que se sintió demasiado bien?".

Consecuencias:

- Tratamiento con antidepresivos que pueden inducir manía.
- Oscilaciones más rápidas (ciclos rápidos).
- Sensación del paciente de "mejorar y luego empeorar sin razón".

Ejemplo:

Una mujer de 32 años tratada 5 años por depresión mayor entra en fase maníaca tras ISRS. Reevaluación DNP-21-B → dopamina ↑↑, GABA ↓ → diagnóstico ajustado a bipolaridad tipo II. La depresión bipolar se reconoce cuando se busca no solo la tristeza, sino la historia del fuego que la precedió.

21.3 Error 2: Etiquetar como TDAH lo que es bipolaridad juvenil

El TDAH es un diagnóstico de moda, pero la bipolaridad juvenil muchas veces imita su hiperactividad, impulsividad y distracción. La diferencia está en la ciclicidad y la emocionalidad profunda.

Claves diferenciadoras:

- El TDAH es constante; el bipolar, fluctuante.
- El bipolar puede pasar de hiperactividad a llanto sin causa aparente.
- Los estimulantes agravan los síntomas bipolares.

DNP-21-B:

- TDAH → dopamina baja y noradrenalina baja.
- Bipolaridad → dopamina oscilante y glutamato alto.

Consecuencia del error:

Medicar con estimulantes a un niño bipolar puede precipitar manía o irritabilidad extrema.

21.4 Error 3: Confundir con trastorno de personalidad *borderline*

El *borderline* tiene reactividad emocional ante vínculos; el bipolar, ritmos internos neuroquímicos. Ambos pueden coexistir, pero la confusión surge cuando se interpreta la oscilación como drama psicológico en lugar de fenómeno biológico.

Ejemplo:

Un paciente con cambios emocionales intensos, diagnóstico de borderline, pero con episodios de tres semanas sin dormir y habla acelerada. DNP-21-B confirma hiperdopaminergia → bipolaridad. El límite no está en la personalidad, sino en la sinapsis.

21.5 Error 4: Ignorar el componente biológico y neuroquímico

Muchos diagnósticos se hacen solo a partir de la entrevista verbal, sin integrar pruebas de laboratorio, EKG o perfil DNP-21-B. La psiquiatría moderna exige mirar la biología de la emoción.

Errores frecuentes:

- Atribuir todo a "traumas de la infancia".
- No evaluar sueño, tiroides, inflamación o ritmo circadiano.
- Descartar el rol del litio o los estabilizadores por prejuicio.

Ejemplo:

Paciente con ánimo inestable, vitamina D muy baja y dopamina alta → tras corrección metabólica, disminuyen los episodios.

No toda inestabilidad emocional es psicológica; muchas veces es bioeléctrica.

21.6 Error 5: Diagnosticar ansiedad generalizada en lugar de hipomanía

La hipomanía suele confundirse con ansiedad porque ambos estados comparten aceleración mental y falta de sueño. Pero la diferencia radica en la valencia emocional:

- En la ansiedad hay miedo.
- En la hipomanía hay placer, urgencia y creatividad.

Ejemplo clínico:

Una abogada duerme cuatro horas, trabaja sin pausa y siente "la mente iluminada". El diagnóstico inicial fue ansiedad, pero el DNP-21-B muestra dopamina y glutamato elevados → hipomanía.

21.7 Error 6: Creer que el paciente exagera o manipula

Nada daña más la alianza terapéutica que el prejuicio. El paciente bipolar puede parecer inconsistente, pero en realidad es coherente con su estado neuroquímico del momento.

Minimizar su relato equivale a perder una oportunidad de prevención. Lo que el clínico llama "drama" puede ser, en realidad, una tormenta sináptica.

21.8 Error 7: No educar al paciente ni a la familia

El diagnóstico no termina cuando se escribe en el expediente. El verdadero trabajo empieza cuando el paciente entiende su enfermedad y participa en su tratamiento. Sin educación, la adherencia cae, y el ciclo vuelve a comenzar.

Claves:

- Explicar que la bipolaridad es biológica y tratable.
- Enseñar a identificar signos tempranos de recaída.
- Involucrar a la familia sin culpa ni estigma.

21.9 El DNP-21-B como antídoto contra el error diagnóstico

El perfil neuroquímico dominante (DNP-21-B) ayuda a:

1. Diferenciar bipolaridad de otras patologías afectivas.
2. Predecir la respuesta a fármacos estabilizadores.
3. Evitar tratamientos contraproducentes.
4. Identificar subtipos neuroquímicos (dopaminérgico, serotoninérgico, glutamatérgico).

Ejemplo:

Un paciente con diagnóstico dudoso entre TDAH y bipolaridad tipo II. El DNP-21-B muestra dopamina alta, GABA bajo → confirma patrón bipolar dopaminérgico. El DNP-21-B no solo ayuda a diagnosticar, sino a restaurar la confianza entre médico y paciente (figura 20).

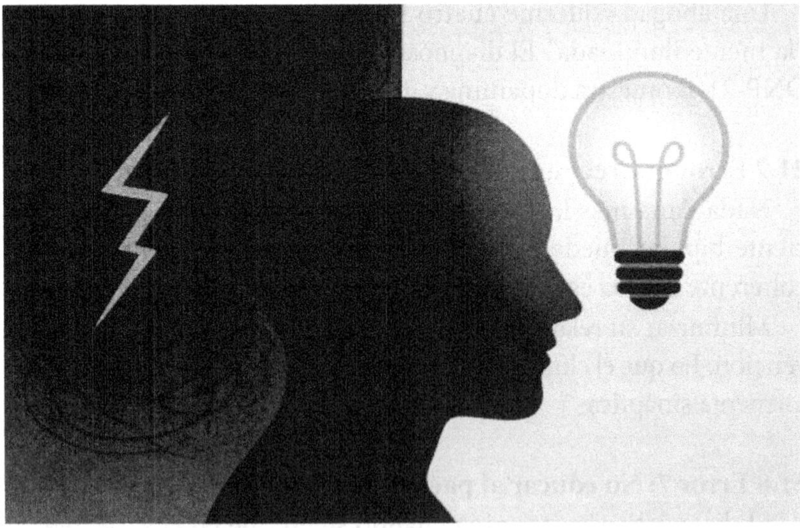

Figura 20. Representación conceptual de los errores diagnósticos en el trastorno bipolar. La imagen simboliza el paso de la confusión y el estigma hacia la claridad clínica, lo que muestra cómo la comprensión científica y la empatía iluminan lo que antes era malinterpretado.

21.10 Diagnosticar con humildad y profundidad

Diagnosticar bien es un acto de humildad. Significa admitir que el ánimo humano no cabe en categorías fijas, sino en ritmos biológicos complejos. El error diagnóstico es inevitable a veces, pero puede corregirse cuando el clínico decide escuchar no solo al paciente, sino también a la biología que lo habita. El diagnóstico correcto no es solo un acto clínico: es un acto de justicia hacia la mente que sufre (figura 20).

PARTE V. Tratamiento farmacológico

CAPÍTULO 22
Estabilizadores del ánimo: litio, valproato, lamotrigina y carbamazepina

Los pilares del equilibrio neuroquímico.

22.1 La química de la estabilidad

Si los antidepresivos son los fármacos de la emoción, los estabilizadores del ánimo son los fármacos del ritmo. No buscan elevar ni apagar, sino restaurar la frecuencia natural del ánimo. Su propósito no es aplanar la emoción, sino volverla habitable. Un buen estabilizador no es una prisión química, sino un ancla que permite al alma navegar sin naufragar.

Entre todos los tratamientos disponibles, el litio, el valproato, la lamotrigina y la carbamazepina siguen siendo los cuatro pilares clásicos de la terapia bipolar. Cada uno representa un mecanismo distinto dentro de la orquesta de la neurotransmisión actuando no solo sobre los síntomas, sino sobre la arquitectura biológica de la regulación emocional.

22.2 Litio, el elemento del equilibrio

Descubierto a mediados del siglo XX, el litio sigue siendo uno de los tratamientos más antiguos y eficaces en psiquiatría. Un simple ion mineral que modula la excitabilidad neuronal estabilizando los canales de sodio y calcio.

Mecanismos de acción:

- Regula la señalización intracelular mediante la inhibición de GSK-3β.
- Aumenta el BDNF (factor neurotrófico cerebral).
- Restaura la expresión de genes circadianos.
- Reduce la hiperactividad dopaminérgica y la toxicidad del glutamato.

Indicaciones clínicas:

- Trastorno bipolar tipo I (manía, mixto, mantenimiento).
- Prevención del suicidio (único fármaco con este efecto probado).
- Potenciador en depresiones resistentes.

Correlación DNP-21-B:

- Disminuye los picos dopaminérgicos.
- Aumenta el tono GABAérgico.
- Favorece la homeostasis neuroplástica.

Monitoreo:

- Niveles plasmáticos: 0,6–1,2 mEq/L (mantenimiento).
- Control periódico de función renal, tiroides y EKG.
- Hidratación y balance de sodio esenciales para seguridad.

Efectos secundarios:

Temblor fino, leve sed, hipotiroidismo, sensibilidad renal. El litio no es solo un fármaco: es el latido mineral de la psiquiatría, el puente entre la emoción y la química.

22.3 Valproato. El escudo de la inhibición

El ácido valproico actúa principalmente potenciando la inhibición GABAérgica y reduciendo la hiperexcitabilidad neuronal. Es especialmente útil en pacientes con ciclos rápidos o episodios mixtos, donde dopamina y glutamato están sobreactivos.

Mecanismos:

- Inhibe la degradación del GABA.
- Bloquea canales de sodio dependientes de voltaje.
- Modula epigenéticamente la expresión génica (inhibición de histona deacetilasa).

Usos clínicos:

- Manía aguda y mantenimiento.
- Estados mixtos e irritabilidad severa.
- Comorbilidad con adicciones o impulsividad.

Correlación DNP-21-B:

- Refuerza GABA.
- Disminuye glutamato y dopamina.
- Regula la hiperreactividad límbica.

Efectos secundarios:

Aumento de peso, caída de cabello, temblor leve, alteración hepática (requiere control de enzimas).

El valproato representa la calma después de la tormenta: el freno neuroquímico que impide que la emoción queme su propio circuito.

22.4 Lamotrigina. El estabilizador de luz y sombra

La lamotrigina no seda ni acelera: regula las transiciones. Su mayor eficacia radica en prevenir fases depresivas, por lo que se recomienda en bipolaridad tipo II y ciclos predominantemente depresivos.

Mecanismos:

- Inhibe canales de sodio dependientes de voltaje.
- Reduce liberación de glutamato.
- Promueve la sincronía cortical.

Perfil clínico:

- Prevención de fases depresivas.
- Excelente tolerancia, sin aumento de peso.
- Limitada eficacia para manía.

Correlación DNP-21-B:

- Disminuye la sobreexcitación glutamatérgica.
- Equilibra serotonina y glutamato.
- Refuerza la estabilidad cortical.

Precauciones:

Titulación lenta para evitar rash cutáneo (síndrome de Stevens-Johnson poco frecuente). La lamotrigina actúa como un director entre extremos emocionales: restaura el ritmo sin apagar la melodía.

22.5 Carbamazepina. El guardián del fuego neuronal

Desarrollada inicialmente como anticonvulsivante, la carbamazepina estabiliza la descarga neuronal modulando los canales de sodio y reduciendo el glutamato. Es útil en episodios mixtos o disfóricos, especialmente en pacientes que no toleran litio o valproato.

Mecanismos:

- Reduce la despolarización dependiente de sodio.
- Aumenta la liberación de serotonina.
- Inhibe la hiperexcitabilidad límbica.

Correlación DNP-21-B:

- Disminuye glutamato.
- Estabiliza tono noradrenérgico.
- Restaura equilibrio en oscilaciones caóticas.

Efectos secundarios:

Somnolencia, mareo, ataxia leve, agranulocitosis rara (revisión periódica de biometría hemática). La carbamazepina es el guardián silencioso: menos célebre que el litio, pero muchas veces quien devuelve la paz a las neuronas inquietas.

22.6 Elegir el estabilizador adecuado

Cada cerebro baila con su propio ritmo neuroquímico. Elegir un estabilizador requiere entender no solo el diagnóstico, sino el perfil dominante de neurotransmisores revelado por el DNP-21-B.

En la tabla 15 se relacionan los perfiles neuroquímicos predominantes con el estabilizador del ánimo más adecuado y su acción terapéutica principal, lo cual ofrece una guía clínica orientada a la personalización del tratamiento farmacológico en el trastorno bipolar según el modelo DNP-21-B.

Tabla 15. Selección de estabilizadores del ánimo según perfil neuroquímico (modelo DNP-21-B)

Perfil neuroquímico	Estabilizador ideal	Acción principal
Dominancia dopaminérgica	Litio	Antimaníaco, reduce impulso

Perfil neuroquímico	Estabilizador ideal	Acción principal
Dominancia glutamatérgica	Lamotrigina o Carbamazepina	Antidepresivo, neuroprotector
Déficit GABAérgico	Valproato	Antimpulsivo, calmante
Déficit serotoninérgico	Lamotrigina	Regulador del ánimo
Mixto (dopamina + glutamato altos)	Combinación (Litio + Valproato)	Modulación dual

El DNP-21-B permite una psiquiatría de precisión, donde el tratamiento se alinea con la sinfonía interna del cerebro en lugar de luchar contra ella.

22.7 Perspectivas integradoras y futuras

Las investigaciones muestran que los estabilizadores no solo controlan síntomas, sino que protegen el cerebro estructuralmente. Estudios de neuroimagen (MRI, PET) revelan aumento de volumen de sustancia gris y mayor resiliencia sináptica en pacientes tratados a largo plazo con litio y lamotrigina.

Direcciones emergentes:

- Dosificación guiada por biomarcadores (BDNF, citoquinas).
- Modulación neuroinflamatoria (microglía y citoquinas).
- Terapias combinadas con nutracéuticos (omega-3, N-acetilcisteína, cúrcuma).

El objetivo de la psiquiatría moderna no es solo evitar recaídas, sino cultivar la neuroresiliencia: un cerebro capaz de aprender a repararse.

22.8 La ciencia del equilibrio

Los estabilizadores del ánimo nos recuerdan que la emoción no es enemiga de la razón, sino su compañera. Estas moléculas —nacidas de la química y perfeccionadas por la experiencia clínica—

constituyen el andamiaje sobre el cual millones de personas reconstruyen su estabilidad. Tratar la bipolaridad no es suprimir la emoción, sino enseñarle a respirar con armonía (figura 21).

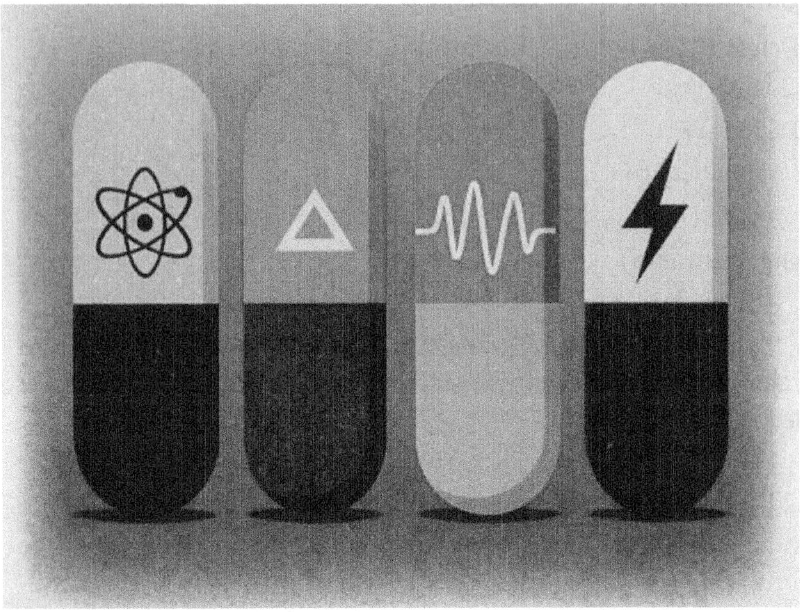

Figura 21. Representación conceptual de los estabilizadores del ánimo: litio, valproato, lamotrigina y carbamazepina. La imagen simboliza la armonía neuroquímica alcanzada cuando el cerebro logra regular sus propios ciclos de energía y calma.

CAPÍTULO 23
Antipsicóticos atípicos: quetiapina, olanzapina, lurasidona y aripiprazole

Entre la dopamina y la serenidad: los moduladores del alma bipolar.

23.1 Cuando el exceso de dopamina se convierte en ruido

La bipolaridad es una danza química entre excitación y contención. En las fases maníacas, la dopamina sube como un río desbordado; los pensamientos se aceleran, el juicio se dispersa y el sueño se evapora. Allí nacen los antipsicóticos atípicos, fármacos que no "apagan" la mente, sino que restablecen el filtro entre el pensamiento y la realidad.

El antipsicótico moderno no busca silenciar la mente, sino devolverle la capacidad de escuchar con claridad. Estos medicamentos actúan principalmente modulando los receptores de dopamina (D_2) y serotonina (5-HT_2A), creando una sinfonía farmacológica que reduce la sobreestimulación sin destruir la creatividad.

23.2 Quetiapina: el calmante de la tormenta interior

La quetiapina es quizá el antipsicótico más versátil del espectro bipolar. Su acción se extiende desde la manía aguda hasta la depresión bipolar, gracias a su equilibrio entre antagonismo dopaminérgico y acción serotoninérgica.

Mecanismos principales:

- Bloquea receptores D_2 y 5-HT_2A → reduce dopamina y alivia manía.
- Activa receptores 5-HT_1A → efecto antidepresivo y ansiolítico.
- Metabolito activo (norquetiapina) inhibe recaptación de noradrenalina.

Usos clínicos:

- Manía, depresión bipolar y mantenimiento.
- Insomnio resistente y ansiedad asociada.

Efectos secundarios:

- Somnolencia, aumento de peso, hipotensión leve.

Correlación DNP-21-B:

- Dopamina ↓ moderada.
- Serotonina ↑
- GABA ↑ → perfil equilibrante en fases mixtas.

La quetiapina es como una noche de descanso después de días de euforia: devuelve el silencio sin apagar la vida.

23.3 Olanzapina: el estabilizador de energía

La olanzapina es un potente antipsicótico atípico con acción sobre dopamina, serotonina, histamina y acetilcolina. Es ideal para fases maníacas intensas o pacientes con irritabilidad y descontrol conductual.

Mecanismos:

- Bloqueo D_2 y 5-HT_2A → potente efecto antimaníaco.
- Aumenta dopamina en corteza prefrontal → mejora cognición.
- Reduce cortisol y ansiedad fisiológica.

Usos:

- Manía aguda, mantenimiento.
- Asociada a fluoxetina en depresión bipolar.

Efectos adversos:

- Aumento de peso, resistencia a la insulina, somnolencia.

Correlación DNP-21-B:

- Disminuye dopamina subcortical.
- Aumenta dopamina frontal.
- Equilibra serotonina y noradrenalina.

La olanzapina representa el poder del descanso cerebral: su efecto es profundo, pero exige disciplina metabólica.

23.4 Lurasidona: la claridad sin sedación

La lurasidona pertenece a la nueva generación de antipsicóticos con perfil más limpio. Es uno de los pocos aprobados para depresión bipolar, y su acción no bloquea la creatividad ni causa somnolencia excesiva.

Mecanismos:

- Antagonismo 5-HT_2A y D_2.
- Agonismo parcial 5-HT_1A (efecto antidepresivo y ansiolítico).
- Modulación glutamatérgica cortical.

Ventajas:

- No aumenta peso.
- Mejora funciones cognitivas.
- Perfil metabólico seguro.

DNP-21-B:

- Dopamina ↓ selective.
- Serotonina ↑ regulada.
- Glutamato estabilizado.

La lurasidona es el equilibrio lúcido: calma sin apagar, regula sin adormecer.

23.5 Aripiprazol: el modulador del sistema dopaminérgico

El aripiprazol no es un antagonista puro, sino un agonista parcial: actúa como "termostato químico", reduciendo la dopamina cuando sobra y estimulándola cuando falta.

Mecanismos:

- Agonista parcial D_2 y 5-HT_1A.
- Antagonista 5-HT_2A.
- Normaliza dopamina en todas las vías.

Indicaciones:

- Manía, mantenimiento, prevención de recaídas.
- Excelente opción en adolescentes y pacientes con sobrepeso.

Efectos secundarios:

- Inquietud, insomnio leve, impulsividad ocasional.

Correlación DNP-21-B:

- Regula dopamina de forma bidireccional.
- Mantiene serotonina estable.
- Reduce hiperreactividad frontal.

El aripiprazol no apaga la dopamina: la educa.

23.6 Selección según el DNP-21-B

La tabla 16 vincula los perfiles neuroquímicos definidos por el modelo DNP-21-B con la elección racional del antipsicótico y su objetivo clínico principal, lo que facilita un abordaje terapéutico más preciso en las distintas fases del trastorno bipolar y sus comorbilidades.

Tabla 16. Selección de antipsicóticos según perfil neuroquímico DNP-21-B y objetivo clínico

Perfil DNP-21-B	Antipsicótico ideal	Objetivo clínico
Dopamina muy alta	Olanzapina o quetiapina	Control de manía
Dopamina alta + glutamato alto	Lurasidona	Depresión bipolar
Dopamina inestable	Aripiprazol	Estabilización cognitiva
GABA bajo + serotonina baja	Quetiapina	Ansiedad + insomnio

El uso de los antipsicóticos debe entenderse no como "bloqueo químico", sino como afinación del sistema dopaminérgico. El DNP-21-B guía la elección con precisión neurofisiológica y evita tanto el exceso de sedación como la recaída.

23.7 Más allá del estigma

Durante décadas, la palabra "antipsicótico" generó miedo. Pero la ciencia moderna demuestra que estos fármacos preservan la estructura cerebral, reducen la inflamación y mejoran la neuroplasticidad cuando se usan con criterio.

El verdadero antipsicótico no es el que borra la mente, sino el que la devuelve a su eje.

23.8 El arte de modular la dopamina

El tratamiento con antipsicóticos atípicos exige equilibrio, observación y empatía. Cada molécula tiene su carácter: la calma de la quetiapina, la fuerza de la olanzapina, la claridad de la lurasidona y la inteligencia del aripiprazol (figura 22).

Todas, en conjunto, permiten al cerebro bipolar volver a sentir sin perder el control. Regular la dopamina es como dirigir una orquesta: demasiada intensidad confunde, demasiada quietud entristece. El psiquiatra moderno no calla la sinfonía, la afina.

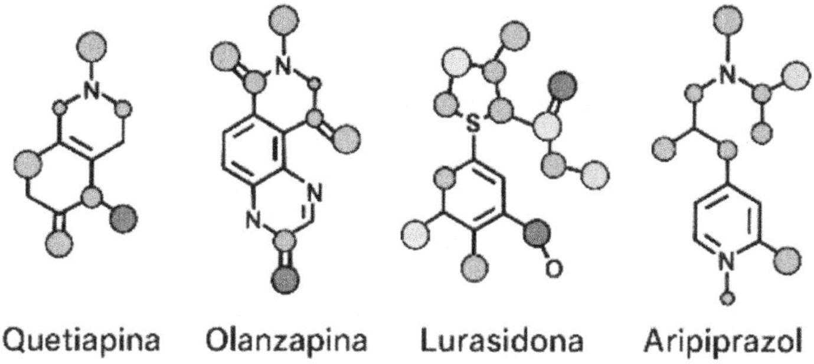

Figura 22. Representación conceptual de los principales antipsicóticos atípicos utilizados en el trastorno bipolar: quetiapina, olanzapina, lurasidona y aripiprazol. La imagen simboliza el equilibrio entre dopamina y serotonina que estos fármacos ayudan a restaurar.

CAPÍTULO 24
Uso cauteloso de antidepresivos en el trastorno bipolar

Entre la esperanza y el riesgo:
cuando levantar el ánimo puede despertar la tormenta

24.1 El doble filo de la serotonina

Pocas decisiones clínicas son tan delicadas como prescribir un antidepresivo a un paciente bipolar. En el intento de aliviar la desesperanza, el médico corre el riesgo de encender una fase maníaca.

El equilibrio entre alivio y recaída se convierte así en una forma de arte clínico, sustentado tanto por la ciencia como por la prudencia. En el trastorno bipolar, un antidepresivo puede ser un faro o una chispa. La diferencia está en el momento, la dosis y el acompañamiento.

24.2 Fundamento neuroquímico: serotonina, dopamina y el eje de oscilación

El cerebro bipolar oscila entre exceso y déficit. En la depresión, domina la hipoactividad dopaminérgica y serotoninérgica, pero el intento de corregirla con un antidepresivo puede romper el equilibrio dopamina–GABA, disparando la manía.

Efecto paradójico:

- Aumento súbito de serotonina → inhibe GABA → desinhibe dopamina → hipomanía o manía.
- Especialmente frecuente con ISRS (fluoxetina, sertralina) o IRSN (venlafaxina, duloxetina).

Correlación DNP-21-B:

- Paciente con dopamina inestable o GABA bajo = alto riesgo de viraje maníaco.
- Paciente con perfil serotoninérgico puro = más seguro uso de antidepresivos.

El antidepresivo no debe darse por protocolo, sino tras leer el mapa neuroquímico del paciente.

24.3 Tipos de antidepresivos y riesgo de viraje

En la tabla 17 se resumen las principales clases de antidepresivos, ejemplos representativos y su riesgo relativo de inducir manía en pacientes con trastorno bipolar. Además, se incorporan comentarios clínicos prácticos para orientar un uso seguro y racional dentro de un esquema terapéutico estabilizador.

Tabla 17. Antidepresivos y riesgo de viraje maníaco en el trastorno bipolar

Clase farmacológica	Ejemplos	Riesgo de manía	Comentarios clínicos
ISRS	Fluoxetina, sertralina, escitalopram	Alto	Evitar en fase mixta o tipo I
IRSN	Venlafaxina, duloxetina	Muy alto	Potencian dopamina indirectamente
Tricíclicos	Amitriptilina, imipramina	Muy alto	No recomendados en bipolaridad
IMAOs	Selegilina, tranilcipromina	Alto	Riesgo hipertensivo y viraje
Bupropión	Bupropión	Moderado-bajo	Mejor tolerancia, puede usarse en tipo II
Mirtazapina	Mirtazapina	Bajo	Segura con estabilizador concomitante

Ningún antidepresivo es inocente: su seguridad depende del contexto neuroquímico y la protección del estabilizador.

24.4 La regla de oro: nunca en monoterapia

El error más frecuente y peligroso es prescribir un antidepresivo sin estabilizador del ánimo. La evidencia clínica demuestra que esta práctica duplica el riesgo de ciclación rápida y manía.

Principio clínico:

- Todo antidepresivo debe acompañarse de litio, valproato o lamotrigina.
- En depresiones bipolares leves, se recomienda priorizar psicoterapia y melatonina antes de recurrir a medicación.

Ejemplo clínico:

Una paciente con depresión bipolar tipo II tratada con sertralina sin estabilizador presenta insomnio, irritabilidad y verborrea. Se suspende ISRS, se inicia lamotrigina → estabilidad en 6 semanas. Ninguna molécula, por sí sola, puede controlar un cerebro que vive en oscilación.

24.5 Señales tempranas de viraje maníaco

- Menor necesidad de sueño.
- Incremento de energía o libido.
- Aceleración del pensamiento.
- Habla rápida, euforia o irritabilidad.
- Impulsividad o compras excesivas.

El reconocimiento precoz permite detener el viraje antes de que se consolide.

El médico debe educar al paciente y a la familia para reportar cambios súbitos en energía o sueño.

DNP-21-B predictivo:

Una dopamina que sube más de 25 % respecto al basal tras 10 días de antidepresivo predice viraje inminente.

24.6 Estrategias para el uso prudente de antidepresivos

1. Confirmar diagnóstico bipolar (evitar falsas depresiones unipolares).
2. Evaluar DNP-21-B previo al inicio: si dopamina o glutamato están altos, postergar tratamiento.
3. Comenzar con dosis bajas y titulación lenta.
4. Combinar siempre con estabilizador.
5. Evitar durante fases mixtas o hipomanía reciente.
6. Monitorear sueño, energía, impulsividad y presión social.

Duración recomendada:

- 8 a 12 semanas máximo, con retirada progresiva.
- Revaluar perfil neuroquímico antes de reiniciar.

La depresión bipolar no se cura con rapidez; se acompasa con paciencia.

24.7 Alternativas no antidepresivas para la fase depresiva bipolar

- Lamotrigina: mejor opción estabilizadora con efecto antidepresivo.
- Quetiapina o lurasidona: eficacia comprobada sin riesgo de viraje.
- Terapias biológicas: TMS, ECT, ketamina (bajo protocolo).
- Terapia interpersonal y ritmo social (IPSRT): estabiliza sueño y energía.
- Omega-3 y N-acetilcisteína: modulan inflamación y glutamato.

El tratamiento ideal del bipolar deprimido no es el que sube el ánimo, sino el que le devuelve el ritmo.

24.8 Consideraciones especiales

En embarazo:

- Evitar ISRS de alto riesgo (paroxetina). Preferir psicoterapia y lamotrigina.

En ancianos:

- Metabolismo lento, mayor riesgo de confusión y efectos secundarios.

En adolescentes:

- Evitar monoterapia, el viraje es más abrupto y emocionalmente peligroso.

Con historia de adicción:

- Evitar antidepresivos estimulantes (bupropión, venlafaxina).

24.9 La humildad farmacológica

El antidepresivo en bipolaridad es una herramienta útil, pero solo cuando se usa con humildad. No se trata de combatir la tristeza a toda costa, sino de proteger la integridad del ritmo emocional.

Cada cerebro bipolar tiene un punto de equilibrio distinto, y el deber del psiquiatra es escucharlo antes de medicarlo. En el arte de tratar la depresión bipolar, la prudencia es la forma más alta de inteligencia clínica (figura 23).

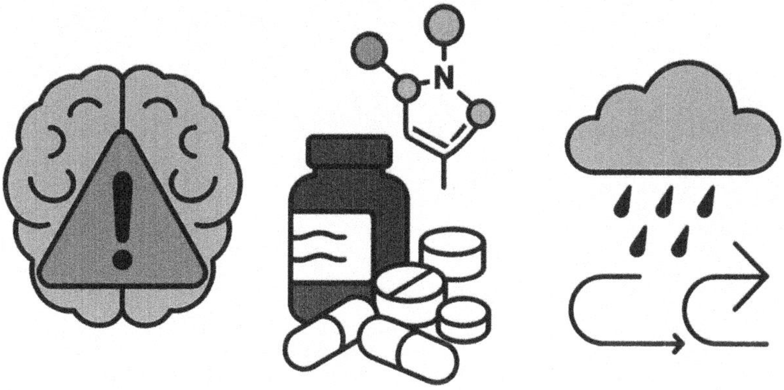

Figura 23. Representación conceptual del uso cauteloso de antidepresivos en el trastorno bipolar. La imagen simboliza el delicado equilibrio entre aliviar la depresión y evitar el viraje maníaco, lo que refleja la línea fina que existe entre la estabilidad y la desregulación neuroquímica.

CAPÍTULO 25
Benzodiacepinas, melatonina y manejo del insomnio asociado al trastorno bipolar

El arte de dormir sin apagar la mente.

25.1 El sueño como estabilizador natural del ánimo

En el cerebro bipolar, el sueño no es un lujo: es una medicina. Cada noche representa una oportunidad para restablecer la sincronía entre dopamina, serotonina, GABA y melatonina.

Cuando el sueño se altera, el equilibrio emocional se rompe, y la mente, privada de descanso, puede entrar en euforia o depresión. Dormir bien no es escapar del mundo, sino regresar al orden biológico que sostiene la mente.

El insomnio bipolar no siempre proviene de ansiedad o depresión: muchas veces es un marcador precoz de viraje. Por eso, manejarlo adecuadamente es una intervención terapéutica tan importante como el litio o la psicoterapia.

25.2 Neurobiología del sueño y la bipolaridad

El sueño es un ritmo neuroquímico coordinado. Durante el sueño profundo (fase N3), el GABA inhibe la corteza prefrontal, mientras que la melatonina regula la temperatura corporal y la dopamina desciende a su nivel basal. En la fase REM, la dopamina vuelve a elevarse, facilitando la consolidación emocional de los recuerdos.

En el cerebro bipolar:

- El eje GABA–glutamato es inestable.
- El reloj circadiano pierde sincronía.
- La secreción de melatonina se retrasa o se interrumpe.

Resultado: insomnio, despertares precoces o ciclos invertidos (actividad nocturna y somnolencia diurna). Cuando la melatonina se apaga, el alma pierde su brújula circadiana.

25.3 Benzodiacepinas. El respiro breve del sistema nervioso

Las benzodiacepinas actúan sobre los receptores GABA-A, lo que aumenta la inhibición neuronal. Son útiles en fases de insomnio agudo, ansiedad intensa o manía inicial.

Ejemplos clínicos:

- Lorazepam: acción intermedia, ideal para crisis de ansiedad y sueño reparador.
- Clonazepam: acción prolongada, útil para estabilizar el ritmo nocturno.
- Alprazolam: de uso restringido, riesgo de dependencia si se mantiene más de 4 semanas.

Ventajas:

- Inducen sueño rápido.
- Calman la hiperactivación dopaminérgica.

Riesgos:

- Tolerancia, dependencia y somnolencia residual.
- Interferencia con memoria y coordinación.

Correlación DNP-21-B:

Aumentan GABA y reducen dopamina, lo que ayuda a detener fases de activación temprana, pero pueden disminuir la motivación si se abusan. La benzodiacepina no cura el insomnio, lo presta. Su poder está en el uso puntual, no en la costumbre.

25.4 Melatonina. El reloj molecular del ánimo

La melatonina no solo regula el sueño; regula la estabilidad emocional. Su secreción depende de la oscuridad, la temperatura corporal y la señal del núcleo supraquiasmático del hipotálamo.

Funciones clave:

- Sincroniza el ritmo circadiano.
- Regula dopamina, serotonina y cortisol.
- Disminuye inflamación neuroglial.

Uso clínico en bipolaridad:

- Dosis de 1–3 mg por la noche.
- Complemento en fases depresivas con insomnio.
- Útil en turnos nocturnos o viajes con desfase horario.

DNP-21-B correlación:

Aumenta GABA, equilibra dopamina y reduce cortisol, lo que crea una sinfonía nocturna que favorece la reparación neuronal. La melatonina no induce el sueño: recuerda al cerebro que es hora de descansar.

25.5 Estrategias no farmacológicas para el insomnio bipolar

- Higiene del sueño: horario regular, evitar pantallas y cafeína nocturna.
- Terapia de luz: exposición matinal a luz natural para reforzar ritmos circadianos.
- *Mindfulness* y respiración diafragmática: reducen la adrenalina y facilitan el sueño.
- Baños tibios y música lenta: activan el sistema parasimpático.
- Evitar dormir de día: mantener sincronía con la luz solar.

Cabe destacar que no hay pastilla que compense la pérdida de los rituales del descanso.

25.6 Alternativas naturales y terapias emergentes

- Magnesio y glicina: relajan sistema nervioso y mejoran sueño profundo.
- Valeriana y pasiflora: aumentan GABA, útiles en ansiedad nocturna leve.
- CBD (cannabidiol): efecto ansiolítico y estabilizador del sueño en dosis bajas.
- Estimulación magnética transcraneal (TMS): mejora ritmo cortical en insomnio refractario.

La medicina del futuro no será solo química: será rítmica.

25.7 El insomnio como síntoma centinela

En el paciente bipolar, el insomnio precede a la recaída. Puede anticipar tanto una fase maníaca como depresiva. Registrar el sueño con aplicaciones o relojes inteligentes permite al clínico detectar patrones y ajustar el tratamiento antes del colapso.

Indicadores de alarma:

- Menos de 5 horas de sueño por más de 3 noches.
- Euforia matutina o actividad nocturna repentina.
- Disminución del apetito y aumento de ideas creativas o grandiosas.

Dormir mal no siempre es cansancio: a veces es el prólogo de una tormenta neuroquímica.

25.8 Dormir como forma de tratamiento

El sueño es la primera terapia y la última frontera de la estabilidad bipolar. Cuidarlo es tan importante como ajustar el litio o la dosis de quetiapina. La tarea del médico no es solo inducir el sueño, sino restaurar la coreografía neuroquímica que lo hace posible. Enseñar a dormir bien es enseñar al cerebro bipolar a reconciliarse con su propia noche (figura 24).

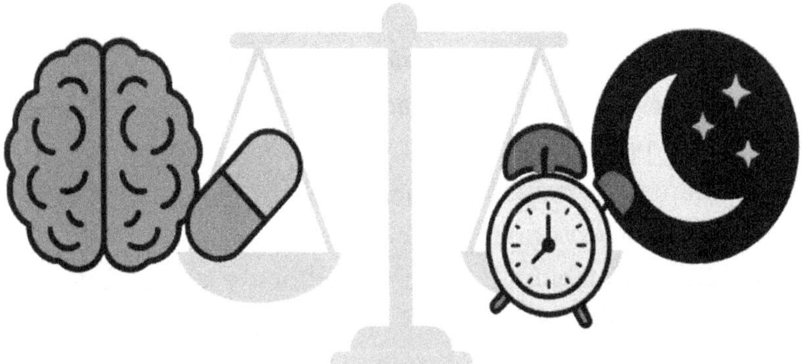

Figura 24. Representación conceptual del manejo del insomnio en el trastorno bipolar. Las benzodiacepinas y la melatonina se muestran como elementos en un delicado equilibrio, lo que promueve tanto el descanso como la precaución.

CAPÍTULO 26
Nuevas terapias biológicas: ketamina, esketamina, psilocibina, ECT y TMS

La neuroplasticidad como nuevo horizonte terapéutico.

26.1 De la farmacología clásica a la revolución sináptica

Durante décadas, el tratamiento del trastorno bipolar se centró en estabilizar el ánimo mediante litio, anticonvulsivos o antipsicóticos. Sin embargo, la ciencia contemporánea ha abierto una nueva frontera: la estimulación directa de la neuroplasticidad, es decir, la capacidad del cerebro para regenerar conexiones sinápticas y reorganizar circuitos emocionales.

El futuro del tratamiento bipolar no busca solo calmar los síntomas, sino reprogramar las redes neuronales que los generan. Estas terapias biológicas —ketamina, esketamina, psilocibina, terapia electroconvulsiva (ECT) y estimulación magnética transcraneal (TMS)— no son simples alternativas: representan una evolución neurocientífica que redefine la relación entre mente, sinapsis y recuperación.

.

26.2 Ketamina, el interruptor de la desesperanza

La ketamina, un antagonista del receptor NMDA de glutamato, actúa en minutos donde otros antidepresivos tardan semanas. Su mecanismo no es "sedante", sino sináptico: estimula la liberación de BDNF (factor neurotrófico derivado del cerebro), lo que promueve la regeneración de conexiones neuronales.

Indicaciones en bipolaridad:

- Depresión resistente y fases mixtas con inhibición grave.
- Riesgo suicida inminente.

Efectos terapéuticos:

- Mejora del ánimo en 1–2 horas.
- Reducción rápida de la ideación suicida.
- Aumento de motivación y energía.

Riesgos:

- Disociación transitoria, aumento de presión arterial y potencial de abuso.

Correlación DNP-21-B:

- Normaliza glutamato.
- Aumenta dopamina y BDNF de forma controlada.

La ketamina no borra la tristeza: le recuerda al cerebro cómo volver a sentir esperanza.

26.3 Esketamina, la evolución controlada de la ketamina

La esketamina (isómero S de la ketamina) se administra por vía intranasal bajo supervisión médica. Ofrece los mismos beneficios antidepresivos, pero con menor disociación y mejor perfil de seguridad.

Ventajas:

- Inicio rápido (30-60 minutos).
- Reducción del riesgo suicida.
- Aplicación controlada en clínica ambulatoria.

Protocolo:

- 2 sesiones semanales por 4 semanas, luego mantenimiento cada 1-2 semanas.
- Combinada siempre con un estabilizador del ánimo.

DNP-21-B:

- Regula glutamato y dopamina.
- Estimula neuroplasticidad frontal.

La esketamina es el puente entre la neurociencia molecular y la psicoterapia profunda.

26.4 Psilocibina, el viaje interior con base científica

La psilocibina, derivada de hongos psicodélicos, actúa sobre receptores 5-HT_2A serotoninérgicos, lo que produce un estado de conciencia expandida y alta conectividad entre redes neuronales.

A diferencia de la euforia maníaca, este estado permite una reorganización emocional profunda cuando se administra en contexto terapéutico guiado.

Efectos observados:

- Disminución de rumiación y culpa.
- Incremento de empatía y autoaceptación.
- Reactivación de la motivación vital.

Precauciones:

- Riesgo de activar hipomanía si se usa sin estabilizador.
- Solo bajo protocolos clínicos aprobados y acompañamiento psicoterapéutico.

DNP-21-B:

- Aumenta serotonina y neuroplasticidad.
- Modula red por defecto (*Default Mode Network*).

La psilocibina no crea alucinaciones: revela metáforas neuronales de la sanación.

26.5 ECT, la terapia eléctrica que salvó miles de mentes

La terapia electroconvulsiva (ECT) ha sido injustamente estigmatizada, pero sigue siendo una de las intervenciones más efectivas para la depresión bipolar severa o con síntomas psicóticos.

No destruye neuronas: restablece la conectividad entre hemisferios y normaliza el flujo dopaminérgico y serotoninérgico.

Indicaciones:

- Depresión resistente, catatonía, alto riesgo suicida.

Beneficios:

- Respuesta clínica en 80–90 % de los casos severos.
- Mejora del sueño, apetito y motivación.

Efectos secundarios:

- Confusión transitoria, pérdida leve de memoria reciente.

La ECT es un reinicio del cerebro, no un castigo del pasado.

26.6 TMS, estimulación magnética transcraneal

La TMS aplica campos magnéticos sobre la corteza prefrontal, lo que modula la excitabilidad neuronal sin necesidad de anestesia ni convulsiones.

Ventajas:

- No invasiva, ambulatoria y bien tolerada.
- Restaura la sincronía entre hemisferios.
- Favorece la neuroplasticidad y la regulación dopaminérgica.

Protocolos comunes:

- 20 a 30 sesiones, 5 veces por semana.
- Indicada en depresión bipolar y fases mixtas leves.

DNP-21-B:

- Equilibra dopamina y GABA.
- Aumenta flujo frontal y reduce hiperactividad límbica.

La TMS no apaga el cerebro: le recuerda cómo pensar con calma.

26.7 Neuroplasticidad y psicoterapia integrativa

Todas estas terapias comparten un objetivo común: reabrir la ventana neurobiológica del aprendizaje emocional. La neuroplasticidad, una vez estimulada, permite que la psicoterapia, la meditación o el arte tengan un efecto más profundo. Cuando las sinapsis se regeneran, el alma también encuentra nuevos caminos para sanar.

26.8 Ciencia, mística y esperanza

El futuro del tratamiento bipolar combina precisión biológica con profundidad humana. No se trata solo de “activar” el cerebro, sino de integrar mente, emoción y neuroquímica en una misma sinfonía terapéutica. Estas terapias biológicas potencian el vínculo humano. La psiquiatría del futuro no se basará en apagar síntomas, sino en encender consciencias (figura 25).

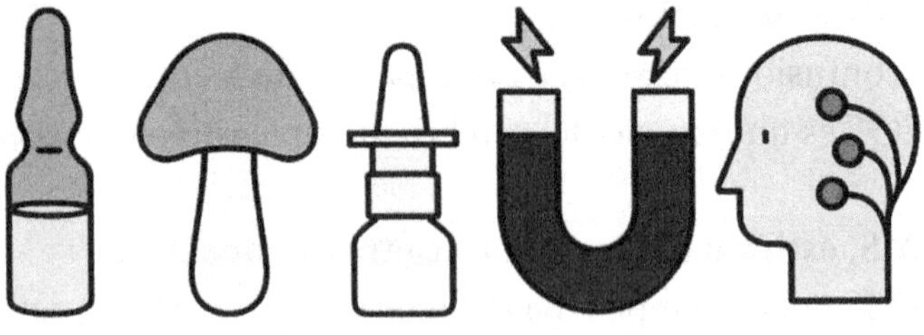

Figura 25. Nuevas terapias biológicas para el trastorno bipolar: convergencia entre ciencia, neuroplasticidad y esperanza.

CAPÍTULO 27
Monitoreo con EKG, niveles plasmáticos y seguridad a largo plazo

La ciencia de la vigilancia: proteger el equilibrio mientras se sana.

27.1 Tratar es también cuidar

El tratamiento del trastorno bipolar no termina con la prescripción. Empieza con el seguimiento sistemático, la evaluación de efectos secundarios y la prevención de complicaciones metabólicas o cardíacas.

La psiquiatría moderna entiende que la estabilidad emocional depende también de la salud física, y que el monitoreo adecuado convierte un tratamiento eficaz en uno verdaderamente seguro. Curar no es solo aliviar síntomas, sino vigilar los sistemas que sostienen la vida.

27.2 El corazón como espejo del equilibrio neuroquímico

Los psicofármacos —en especial litio, antipsicóticos y estabilizadores del ánimo— pueden modificar el ritmo cardíaco. Por ello, el electrocardiograma (EKG) se ha vuelto parte esencial de la práctica psiquiátrica moderna.

Alteraciones más comunes:

- Prolongación del intervalo QT: asociada a quetiapina, ziprasidona o haloperidol.
- Bradicardia o bloqueo sinusal: posible con litio.
- Taquicardia sinusal: inducida por ansiolíticos o hipomanía.

Recomendaciones clínicas:

- EKG basal antes de iniciar tratamiento.
- Repetir al ajustar dosis o combinar fármacos.
- En mayores de 50 años o con comorbilidades, realizar cada 6 meses.

Interpretación práctica:

- QT corregido (QTc) > 470 ms en mujeres o > 450 ms en hombres = riesgo elevado.
- En caso de QTc prolongado, reducir dosis o cambiar a otro fármaco con menor efecto eléctrico.

El EKG no solo mide impulsos del corazón: mide la armonía entre mente, medicamento y metabolismo.

27.3 Monitoreo de niveles plasmáticos

El litio, el valproato y la carbamazepina son medicamentos de ventana terapéutica estrecha: muy poco es ineficaz, demasiado puede ser tóxico.

En la tabla 18 se presentan los rangos terapéuticos, la frecuencia recomendada de control plasmático y los principales signos de toxicidad de los estabilizadores del ánimo más utilizados. Se proporciona así una guía práctica para el seguimiento seguro y la prevención de complicaciones asociadas al tratamiento farmacológico.

Tabla 18. Rangos terapéuticos, monitoreo y signos de toxicidad de estabilizadores del ánimo

Medicamento	Rango terapéutico	Frecuencia de control	Signos de toxicidad
Litio	0,6–1,2 mEq/L	Cada 3 meses	Temblor grueso, diarrea, confusión, ataxia
Valproato	50–125 μg/mL	Cada 6 meses	Náusea, aumento de peso, hepatotoxicidad
Carbamazepina	4–12 μg/mL	Cada 6 meses	Diplopía, ataxia, hiponatremia

Análisis complementarios:

- Función renal y tiroidea (litio).
- Enzimas hepáticas (valproato, carbamazepina).
- Hemograma (carbamazepina).

Correlación DNP-21-B:

El monitoreo permite identificar desviaciones neuroquímicas sutiles: dopamina o GABA alterados pueden reflejar toxicidad o dosis inadecuada. La dosis ideal no es la más alta ni la más baja: es la que respeta la fisiología del paciente.

27.4 Metabolismo y control de peso. El enemigo silencioso

Los antipsicóticos atípicos (olanzapina, quetiapina, risperidona) pueden alterar la regulación del apetito y la insulina. Esto conduce a síndrome metabólico, caracterizado por:

- Aumento de peso.
- Triglicéridos elevados.
- Hipertensión.
- Resistencia a la insulina.

Monitoreo recomendado:

- Peso, cintura, presión arterial: cada 3 meses.
- Glucosa y lípidos: cada 6 meses.

Intervenciones protectoras:

- Ejercicio aeróbico regular.
- Dieta rica en fibra, omega-3 y bajo índice glucémico.
- Considerar metformina en pacientes con aumento de peso significativo.

El cuerpo también necesita estabilizadores del ánimo: descanso, movimiento y nutrición.

27.5 Evaluación renal, hepática y tiroidea

Los órganos filtrantes del cuerpo reflejan el efecto acumulativo del tratamiento.

Riñón (litio):

- Vigilar creatinina y TFG (tasa de filtración glomerular).
- Evitar deshidratación.

Hígado (valproato, carbamazepina):

- Control de TGO/TGP cada 6 meses.
- Suspender ante elevación persistente.

Tiroides (litio):

- Hipotiroidismo subclínico en 10–15 % de pacientes.
- Requiere suplementación con levotiroxina.

El seguimiento biológico protege al paciente de las consecuencias invisibles del tratamiento prolongado.

27.6 Seguridad a largo plazo. Más allá de la química

El tratamiento prolongado del trastorno bipolar no solo se mide en niveles plasmáticos o EKGs, sino también en calidad de vida.

El médico debe evaluar:

- Estado cognitivo y atención.
- Función sexual y motivación.
- Impacto social y laboral.
- Adherencia al tratamiento.

Nuevos biomarcadores:

- Cortisol salival (estrés crónico).
- BDNF plasmático (resiliencia neuronal).
- Variabilidad de la frecuencia cardíaca (balance simpático-parasimpático).

La verdadera seguridad no es solo ausencia de toxicidad, sino presencia de bienestar integral.

27.7 Integración del monitoreo en el modelo DNP-21-B

El DNP-21-B amplía la vigilancia clásica incorporando biomarcadores neuroquímicos junto con parámetros fisiológicos.

Ejemplo de interpretación integrada:

- EKG + dopamina elevada → riesgo de activación maníaca.
- Valproato alto + GABA bajo → ajustar dosis o combinar con lamotrigina.
- Melatonina baja + cortisol alto → estrés circadiano.

De este modo, el monitoreo se convierte en una herramienta de medicina de precisión que personaliza el tratamiento. Vigilar es comprender la dinámica del alma a través de la biología (figura 26).

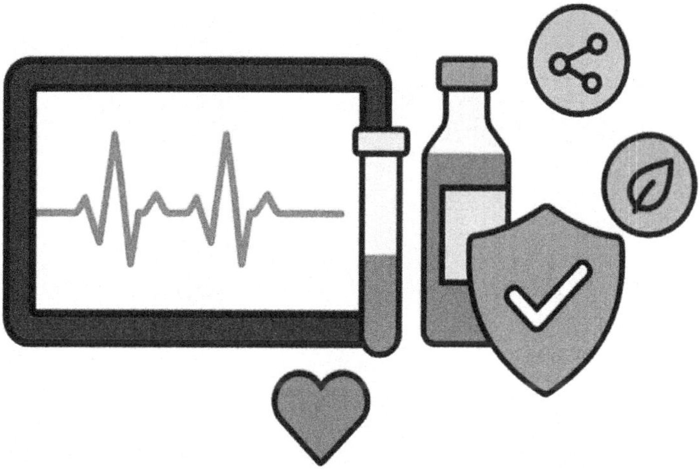

Figura 26. Representación conceptual del monitoreo médico en el tratamiento del trastorno bipolar. La ilustración refleja la relación entre corazón, laboratorio y estabilidad.

27.8 La medicina de la observación

Cada EKG, cada nivel plasmático, cada análisis es una conversación entre el cuerpo y el psiquiatra. El médico que monitorea escucha los susurros del organismo antes de que grite.

El equilibrio emocional se sostiene gracias a la vigilancia constante, la empatía clínica y el respeto por la fisiología del paciente. En el arte de tratar el trastorno bipolar, el seguimiento no es burocracia: es compasión en forma de ciencia.

CAPÍTULO 28
Algoritmos clínicos por fase: manía aguda, mantenimiento y depresión bipolar

El mapa terapéutico para navegar la mente que oscila.

28.1 La psiquiatría como cartografía dinámica

El tratamiento del trastorno bipolar no puede ser rígido ni uniforme. Cada fase —maníaca, depresiva, mixta o de estabilidad— requiere un cambio de estrategia. Los algoritmos clínicos no son recetas automáticas: son mapas vivos que guían al médico desde la urgencia hasta la prevención, adaptándose al ritmo bioquímico y existencial del paciente.

La psiquiatría moderna no impone estabilidad: enseña a encontrarla en medio del movimiento. El DNP-21-B proporciona la base neuroquímica de estos algoritmos, permitiendo un abordaje personalizado según el perfil dominante de neurotransmisores.

28.2 Fase maníaca aguda. Controlar sin apagar

Objetivos terapéuticos

1. Reducir dopamina y glutamato.
2. Restablecer sueño y autocontrol.
3. Evitar recaídas y hospitalización.

Algoritmo clínico:

Este algoritmo describe un abordaje clínico escalonado para el manejo del episodio maníaco o mixto, priorizando la suspensión de agentes desestabilizadores, la instauración de estabilizadores del ánimo, el control rápido de síntomas agudos y la consideración de intervenciones neuromoduladoras en casos refractarios, con énfasis en la seguridad y la monitorización clínica (tabla 19).

Tabla 19. Manejo clínico escalonado del episodio maníaco o mixto

Paso	Intervención	Ejemplo o fármaco	Consideraciones
1	Suspender antidepresivos	—	Previene sobreestimulación dopaminérgica

Paso	Intervención	Ejemplo o fármaco	Consideraciones
2	Iniciar estabilizador del ánimo	Litio o valproato	Monitorizar niveles plasmáticos
3	Añadir antipsicótico atípico	Quetiapina, olanzapina o aripiprazol	Control rápido de euforia e impulsividad
4	Tratar insomnio	Lorazepam o melatonina	No mantener más de 2–4 semanas
5	Considerar TMS o ECT	En casos refractarios	Restablece conectividad cortical

DNP-21-B correlación:

- Dopamina alta → antipsicótico.
- Glutamato elevado → valproato o lamotrigina.
- GABA bajo → benzodiacepina temporal.

Psicoterapia durante manía:

- Breves, centradas en límites y contención.
- Evitar interpretaciones profundas durante euforia.

El objetivo no es "apagar" la manía, sino devolverle al cerebro su capacidad de freno.

28.3 Fase depresiva bipolar. Reactivar sin provocar viraje

Objetivos terapéuticos

1. Elevar serotonina y dopamina sin desbordar el sistema.
2. Restablecer motivación y sueño.
3. Evitar antidepresivos en monoterapia.

Algoritmo clínico:

Este algoritmo describe las intervenciones fundamentales para el mantenimiento a largo plazo del trastorno bipolar, integrando tratamiento farmacológico continuo, psicoeducación, regulación del ritmo circadiano, hábitos de vida saludables y reevaluación periódica del perfil neuroquímico mediante el modelo DNP-21-B, con el objetivo de reducir recaídas y optimizar la estabilidad funcional (tabla 20).

Tabla 20. Estrategia de mantenimiento y prevención de recaídas en el trastorno bipolar

Paso	Intervención	Ejemplo	Consideraciones
1	Confirmar que no sea depresión unipolar	DNP-21-B, historia clínica	Evita errores diagnósticos
2	Iniciar estabilizador	Lamotrigina o litio	Mejora tono afectivo
3	Añadir antipsicótico con efecto antidepresivo	Quetiapina o lurasidona	Primeras 2–4 semanas críticas
4	Si no hay respuesta, añadir antidepresivo controlado	Bupropión o mirtazapina	Siempre junto a estabilizador
5	Alternativas biológicas	Ketamina, TMS o ECT	En depresión grave o resistente

Psicoterapia durante depresión:

- Terapia de aceptación y compromiso (ACT).
- Intervenciones basadas en ritmo social.
- Apoyo familiar y reconstrucción de rutina.

En la depresión bipolar, levantar el ánimo sin elevar la dopamina es un arte clínico.

28.4 Fase mixta. Cuando el alma acelera y se apaga a la vez

La fase mixta es una de las más peligrosas: el paciente puede sentir tristeza profunda y energía excesiva, lo que aumenta el riesgo suicida.

Objetivos:

- Equilibrar dopamina y serotonina simultáneamente.
- Controlar impulsividad y disociación emocional.

Tratamiento base:

- Valproato o carbamazepina (primeras opciones).
- Quetiapina o olanzapina para estabilización rápida.
- Evitar antidepresivos; pueden agravar la agitación.
- Psicoterapia de contención emocional.

DNP-21-B correlación:

- Dopamina y glutamato altos con GABA bajo → patrón mixto típico.

La mente mixta necesita contención más que velocidad.

28.5 Fase de mantenimiento. La verdadera victoria terapéutica

Objetivos

1. Prevenir recaídas maníacas o depresivas.
2. Reducir dosis sin perder estabilidad.
3. Rehabilitar funciones cognitivas y sociales.

Algoritmo clínico:

Este algoritmo describe las intervenciones fundamentales para el mantenimiento a largo plazo del trastorno bipolar, integrando tratamiento farmacológico continuo, psicoeducación, regulación del ritmo circadiano, hábitos de vida saludables y reevaluación periódica del perfil neuroquímico mediante el modelo DNP-21-B, con el objetivo de reducir recaídas y optimizar la estabilidad funcional (tabla 21).

Tabla 21. Estrategia de mantenimiento y prevención de recaídas en el trastorno bipolar

Paso	Intervención	Tratamiento	Propósito
1	Mantener estabilizador del ánimo	Litio, lamotrigina o valproato	Base terapéutica

Paso	Intervención	Tratamiento	Propósito
2	Psicoeducación continua	Individual o familiar	Prevención de recaídas
3	Control de sueño y rutina circadiana	Melatonina, luz matinal	Reforzar ritmo interno
4	Ejercicio físico y dieta equilibrada	—	Mejorar metabolismo y ánimo
5	Revisar DNP-21-B cada 6 meses	Perfil neuroquímico	Ajuste personalizado

La estabilidad no es un estado inmóvil: es una danza regulada entre neuroquímica, mente y vida cotidiana.

28.6 Algoritmo integrador DNP-21-B

En la tabla 22 se presentan ejemplos de perfiles neuroquímicos frecuentes identificados mediante el DNP-21-B, relacionándolos con la fase clínica más probable del trastorno bipolar y con intervenciones terapéuticas sugeridas, lo que facilita la traducción de la biología del ánimo en decisiones clínicas concretas.

Tabla 22. Interpretación clínica de perfiles DNP-21-B y orientación terapéutica

Perfil DNP-21-B	Fase más probable	Intervención sugerida
Dopamina ↑↑ / Glutamato ↑	Manía o Mixta	Antipsicótico + Valproato
Dopamina ↓ / GABA ↓	Depresión bipolar	Lamotrigina + Quetiapina
Serotonina ↓ / Cortisol ↑	Depresión ansiosa	Mirtazapina + Psicoterapia ACT
GABA ↓ / Melatonina ↓	Insomnio bipolar	Melatonina + Higiene del sueño

El DNP-21-B traduce la biología del ánimo en decisiones clínicas concretas.

28.7 Del caos al algoritmo

El tratamiento del trastorno bipolar no se improvisa: se navega. Cada decisión médica, cada dosis y cada ajuste son parte de un sistema dinámico donde la ciencia y la empatía trabajan juntas. Los algoritmos no sustituyen al médico; amplifican su sensibilidad. Tratar la bipolaridad es enseñar al cerebro su propio mapa de regreso a casa (figura 27).

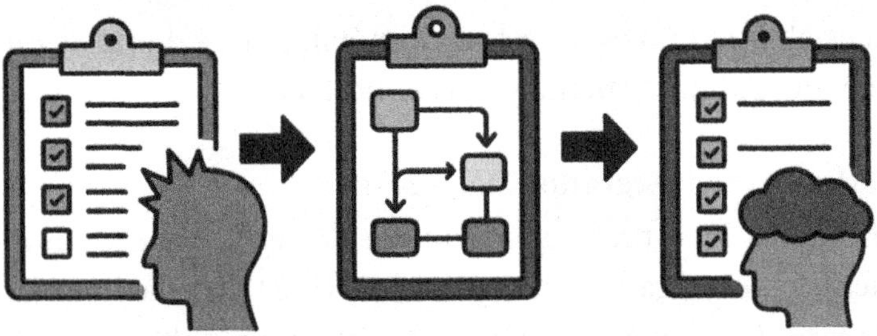

Figura 27. Representación conceptual de los algoritmos clínicos en el tratamiento del trastorno bipolar. Las trayectorias circulares simbolizan la transición entre manía, depresión y mantenimiento, lo que refleja el ritmo neuroquímico que guía la estabilidad emocional.

PARTE VI.
Intervenciones no farmacológicas

CAPÍTULO 29
Terapia cognitivo-conductual adaptada a la bipolaridad

Reentrenar la mente para reeducar la emoción.

29.1 La mente como laboratorio de cambio

La terapia cognitivo-conductual (TCC) ha sido una de las herramientas más efectivas para tratar la depresión y la ansiedad. Sin embargo, en el trastorno bipolar requiere una adaptación especial: la mente bipolar no solo siente de forma intensa, sino que piensa de forma extrema. El reto no es eliminar pensamientos negativos o eufóricos, sino reconocer sus patrones cíclicos y aprender a responder en lugar de reaccionar.

La TCC no busca controlar la emoción, sino enseñar al paciente a conversar con ella sin miedo. El objetivo es transformar las distorsiones cognitivas típicas del trastorno bipolar en pensamientos más estables, flexibles y realistas, fortaleciendo el sentido de identidad y autocontrol.

29.2 Bases neurocognitivas del pensamiento bipolar

En la bipolaridad, los circuitos prefrontales encargados del razonamiento lógico y la planificación se ven temporalmente dominados por los sistemas límbicos del impulso y la emoción.

Durante la manía, el pensamiento se acelera, se distorsiona la autopercepción y aparece una sensación de omnipotencia. En la depresión, esos mismos circuitos se inhiben, surgiendo pensamientos de inutilidad, culpa o desesperanza.

El terapeuta ayuda al paciente a reconocer los sesgos cognitivos que cambian con la fase del ánimo:

- Manía: sobrevaloración de capacidades, negación del riesgo, pensamiento mágico.
- Depresión: autocrítica excesiva, pensamiento catastrófico, culpa irracional.
- Fase mixta: alternancia entre grandiosidad y desesperanza.

Comprender el pensamiento bipolar es como observar el clima emocional del cerebro: hay tormentas, pero también amaneceres.

29.3 Herramientas centrales de la TCC adaptada

1. **Registro de pensamientos automáticos:**

El paciente aprende a escribir los pensamientos que surgen en momentos críticos y analizarlos según evidencia y emoción.

2. **Desafío cognitivo:**

Se enseña a cuestionar pensamientos extremos mediante preguntas socráticas:

- "¿Qué evidencia tengo de que esto es completamente cierto?"
- "¿Podría haber otra explicación más equilibrada?"

3. **Reestructuración conductual:**

Se establecen microacciones diarias que fomenten hábitos de estabilidad (horarios, sueño, ejercicio, alimentación, contacto social).

4. **Prevención de recaídas:**

El paciente identifica señales tempranas de cambios de ánimo (disminución de sueño, aumento de energía, ideas de grandeza) y desarrolla un plan de acción para intervenir a tiempo.

5. **Uso del DNP-21-B en psicoterapia:**

El perfil neuroquímico ayuda a personalizar estrategias cognitivas:

- Alta dopamina → trabajar impulsividad y control del placer inmediato.
- Baja serotonina → reforzar gratitud, compasión y paciencia.
- Bajo GABA → enseñar relajación y respiración consciente.

El cerebro aprende no solo con medicinas, sino con pensamiento deliberado y emoción reeducada.

29.4 Ejemplo clínico

Paciente: mujer de 32 años, diagnóstico de bipolar II.

Durante fases hipomaníacas, inicia múltiples proyectos laborales que abandona semanas después. En fase depresiva, se siente incapaz y autodestructiva.

En terapia, aprende a identificar su patrón de "todo o nada" y crea una escala del 1 al 10 para medir la intensidad de sus ideas antes de actuar.

Resultados:

- Reducción de conductas impulsivas.
- Mayor continuidad en proyectos.
- Recuperación de autoestima basada en acciones reales, no en estados emocionales.

La paciente no perdió su creatividad: aprendió a ponerle dirección (figura 28).

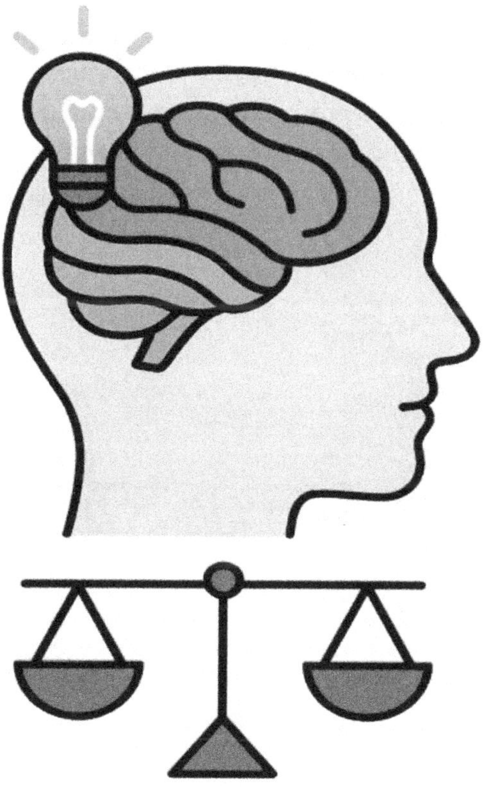

Figura 28. Representación conceptual de la terapia cognitivo-conductual en el trastorno bipolar. Las líneas geométricas reflejan la reorganización del pensamiento y la integración entre emoción y razón como camino hacia la estabilidad.

29.5 Integración de la TCC con otras terapias

La TCC se potencia al combinarse con:

- Psicoeducación familiar: ayuda a detectar señales de cambio temprano.
- Terapia interpersonal y del ritmo social (IPSRT): mantiene horarios y rutinas.
- *Mindfulness* y aceptación: reduce la reactividad emocional.

Cada herramienta refuerza el mismo principio: conciencia y autocontrol como pilares del equilibrio bipolar.

29.6 Pensar con ternura y disciplina

La TCC adaptada al trastorno bipolar enseña que el pensamiento puede ser un ancla en medio del oleaje del ánimo. El paciente deja de luchar contra su mente y comienza a colaborar con ella, transformando impulsos en información y emociones en sabiduría. El pensamiento es la medicina invisible que se toma todos los días.

CAPÍTULO 30
Psicoeducación individual y familiar

Convertir el conocimiento en prevención y comprensión.

30.1 Educar para estabilizar

La psicoeducación es mucho más que explicar un diagnóstico: es enseñar a vivir con él. En el trastorno bipolar, el conocimiento transforma la incertidumbre en estrategia y el miedo en cooperación.

Cuando el paciente y su familia entienden cómo funciona el trastorno, las recaídas disminuyen, la adherencia mejora y la comunicación se vuelve más empática. La información no cura, pero ilumina el camino hacia la estabilidad.

La psicoeducación individual y familiar convierte al paciente en un agente activo de su tratamiento, y al entorno familiar en un sistema de apoyo terapéutico, no de vigilancia o juicio (figura 29).

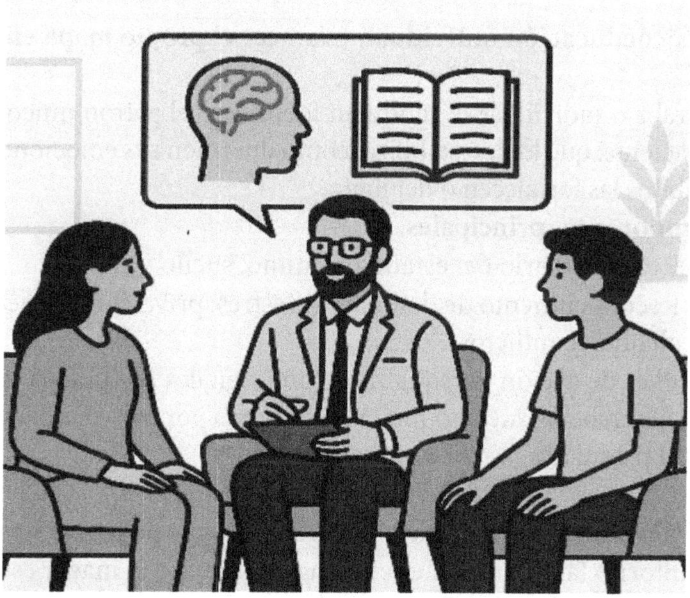

Figura 29. Representación conceptual de la psicoeducación individual y familiar en el trastorno bipolar. La imagen simboliza la comunicación, el aprendizaje compartido y la comprensión empática entre paciente, terapeuta y familia.

30.2 Objetivos de la psicoeducación bipolar

1. **Comprender el trastorno:**
   Identificar síntomas, fases, desencadenantes y patrones personales de recaída.
2. **Promover la adherencia terapéutica:**
   Explicar el funcionamiento de los medicamentos y las consecuencias de suspenderlos.
3. **Desarrollar estrategias preventivas:**
   Establecer rutinas, monitorear el sueño y reconocer señales de alerta temprana.
4. **Fortalecer la red familiar:**
   Enseñar a los familiares a responder con empatía y sin confrontación.
5. **Reducir el estigma:**
   Sustituir la culpa por conocimiento y la vergüenza por comprensión científica.

Entender el trastorno bipolar no es etiquetar a la persona, sino liberarla del miedo a su propia mente.

30.3 Psicoeducación individual. Conocer el propio mapa emocional

El trabajo individual se centra en identificar el patrón único de cada paciente: qué lo desestabiliza, cómo duermen sus emociones y qué hábitos las fortalecen o debilitan.

Componentes principales:

- Registro diario del estado de ánimo, sueño y energía.
- Reconocimiento de detonantes (estrés, privación de sueño, alcohol, conflictos).
- Plan de acción personalizado ante señales tempranas (por ejemplo, "si duermo menos de 5 horas por 2 noches, avisar al psiquiatra").

30.4 Psicoeducación familiar. Aliados en lugar de jueces

El entorno familiar puede ser el mayor apoyo o el mayor estresor del paciente bipolar. Por eso, educar a la familia es parte del tratamiento.

Objetivos:

- Comprender que los cambios de ánimo no son "actitudes", sino procesos neuroquímicos.
- Promover la comunicación no violenta y la empatía.
- Enseñar a detectar signos de recaída:
  - Aceleración del habla o irritabilidad persistente.
  - Aislamiento progresivo o fatiga excesiva.
  - Gastos impulsivos, proyectos grandiosos o ideas de inutilidad.

Estrategias:

- Reuniones terapéuticas periódicas con el paciente y su familia.
- Entrenamiento en escucha activa y manejo de crisis.
- Clarificación de límites: apoyar sin invadir.

La familia educada se convierte en el mejor estabilizador del ánimo.

El paciente aprende a ver su ánimo como una variable observable, no como una fatalidad. Al desarrollar lenguaje clínico ("mi energía está alta pero mi juicio está estable"), se convierte en colaborador activo de su equipo de salud mental. Cuando el paciente entiende su propio patrón, deja de temerle al ciclo.

30.5 El modelo DNP-21-B aplicado a la psicoeducación

El DNP-21-B aporta una dimensión biológica que refuerza la comprensión familiar:

- Permite visualizar qué neurotransmisores predominan en cada fase.
- Explica por qué ciertas conductas (hiperactividad, insomnio, tristeza) no son voluntarias, sino expresiones químicas.
- Facilita la empatía basada en la ciencia: el paciente no "elige" su oscilación, pero sí puede aprender a gestionarla.

Ejemplo de uso:

Una madre observa que su hijo tiene una fase de irritabilidad intensa. Al revisar su perfil DNP-21-B, comprende que su dopamina y glutamato están elevados. En lugar de discutir, decide promover descanso, evitar estímulos excesivos y acompañar con serenidad.

Comprender la neuroquímica del ser querido convierte el amor en herramienta clínica.

30.6 Dinámica de grupo y recursos educativos

En muchos centros de salud mental, se organizan talleres psicoeducativos donde los pacientes y familias aprenden juntos.

Temas frecuentes:

- ¿Qué hacer ante una recaída?
- ¿Cómo hablar con el médico?
- Estrategias de sueño y autocuidado.
- Mitos sobre la medicación.

Estas dinámicas fomentan comunidad y reducen el aislamiento social, uno de los mayores enemigos de la estabilidad.

30.7 Saber es cuidar

La psicoeducación enseña que la mente bipolar no es enemiga, sino un sistema sensible que necesita comprensión constante. El conocimiento transforma la convivencia familiar en un acto de colaboración terapéutica.

El paciente educado se empodera; la familia informada protege sin juzgar; y el médico acompaña con mayor eficacia. Educar no es solo explicar: es ofrecer una brújula a quien atraviesa el mar del ánimo.

CAPÍTULO 31
Terapia interpersonal y del ritmo social

Reentrenar el reloj emocional del cerebro.

31.1 El tiempo como medicina

La terapia interpersonal y del ritmo social (IPSRT, por sus siglas en inglés) fue desarrollada por Ellen Frank y su equipo en la Universidad de Pittsburgh para tratar el trastorno bipolar. Su objetivo no es únicamente mejorar las relaciones humanas, sino sincronizar la vida emocional con el reloj biológico.

En el trastorno bipolar, los ciclos del sueño, la alimentación, el trabajo y las relaciones influyen directamente en el estado de ánimo. La IPSRT enseña al paciente a regular esos ritmos y a mantener un equilibrio constante, lo que reduce recaídas y mejora la estabilidad funcional. El ánimo no solo depende de lo que sentimos, sino también de cuándo y cómo vivimos.

31.2 Fundamentos biológicos y emocionales del ritmo social

El cerebro bipolar tiene una vulnerabilidad circadiana: sus relojes internos —regulados por la melatonina, el cortisol y la dopamina— pueden desincronizarse fácilmente por factores externos (viajes, estrés, cambios de horario, conflictos).

Cuando eso ocurre, el sistema límbico se descoordina del prefrontal, lo que genera alteraciones de energía, sueño y emociones. La IPSRT propone alinear el reloj interno con la vida cotidiana, ajustando el ritmo social (horarios, interacciones, actividades) a la biología individual.

Ejemplo:

Un paciente que trabaja de noche y duerme irregularmente puede presentar síntomas mixtos o depresivos recurrentes. El tratamiento incluiría reorganizar su rutina diaria, regular las comidas y reeducar el ciclo sueño-vigilia. Reordenar el tiempo es una forma silenciosa de reordenar la mente.

31.3 Estructura de la IPSRT

La terapia se divide en cuatro fases complementarias:

a) Fase de evaluación

El terapeuta identifica los ritmos vitales del paciente, sus relaciones clave y los eventos vitales que alteran su estabilidad emocional.

Instrumentos:

- Registro diario de sueño, actividad y estado de ánimo.
- Análisis de patrones interpersonales.
- Cuestionarios de ritmo social (*Social Rhythm Metric*).

b) Fase de intervención

El terapeuta y el paciente establecen objetivos concretos para estabilizar rutinas:

- Mantener horarios fijos para dormir, comer y trabajar.
- Reducir estímulos antes de dormir.
- Equilibrar la vida social sin excesos.

c) Fase interpersonal

Se trabaja en conflictos relacionales, duelos no resueltos o cambios de rol (matrimonio, maternidad, jubilación). El paciente aprende estrategias de comunicación y resolución de problemas.

d) Fase de mantenimiento

Con el tiempo, el paciente desarrolla una autorregulación natural. Aprende a identificar sus ritmos de alerta temprana y a reestructurarlos antes de que provoquen una recaída. La IPSRT no enseña solo a dormir bien: enseña a vivir en sintonía con el propio reloj biológico.

31.4 Intervención neuroquímica: el vínculo entre ritmo y neurotransmisión

En la tabla 23 se describe la relación entre las distintas fases del ritmo circadiano, los neurotransmisores predominantes en cada momento del día y sus funciones neuroemocionales asociadas. Se destaca la importancia de la sincronización biológica en la estabilidad del estado de ánimo y la regulación afectiva. Cada ritmo biológico modula la liberación de neurotransmisores.

Tabla 23. Ritmo circadiano, neurotransmisores dominantes y funciones neuroemocionales.

Ritmo	Neurotransmisor dominante	Función
Sueño profundo	GABA, melatonina	Recuperación, consolidación emocional
Mañana	Dopamina, cortisol	Energía, concentración
Tarde	Serotonina	Bienestar, estabilidad
Noche	GABA, melatonina	Desactivación del sistema límbico

El DNP-21-B complementa la IPSRT al identificar qué neurotransmisores están desfasados y qué hábitos los estabilizan.

Por ejemplo:

- Pacientes con dopamina alta nocturna → evitar pantallas y cafeína.
- Serotonina baja vespertina → realizar actividad física ligera al atardecer.

Cada neurotransmisor sigue su propio ritmo. El terapeuta enseña a escucharlo.

31.5 Ejemplo clínico

Paciente: hombre de 40 años, diagnóstico de bipolar I, con recaídas tras cambios de turno laboral.

Problema: alteraciones de sueño, irritabilidad matutina, aislamiento social.

Tratamiento:

- Ajuste de rutina circadiana.
- Sesiones semanales IPSRT centradas en conflictos familiares.
- Uso complementario de melatonina y terapia de luz matinal.

Resultado:

- Mejora del sueño y la energía.
- Reducción de episodios mixtos.
- Mayor estabilidad interpersonal.

Cuando el cuerpo y las emociones laten al mismo ritmo, la mente descansa.

31.6 La IPSRT como puente entre ciencia y vida cotidiana

La IPSRT une biología y humanidad. Trata al paciente no como un conjunto de síntomas, sino como un organismo rítmico, en constante interacción con su entorno. Promueve disciplina sin rigidez, estructura sin represión y libertad con responsabilidad. El equilibrio no se impone: se sincroniza.

31.7 La melodía del tiempo interior

La terapia interpersonal y del ritmo social enseña que cada persona tiene un "tempo emocional" único. Respetarlo es una forma de medicina preventiva. El terapeuta actúa como un director de orquesta que ayuda al paciente a reencontrar su armonía entre los compases del cuerpo, la mente y las relaciones humanas. Sanar es aprender a tocar la música del propio reloj (figura 30).

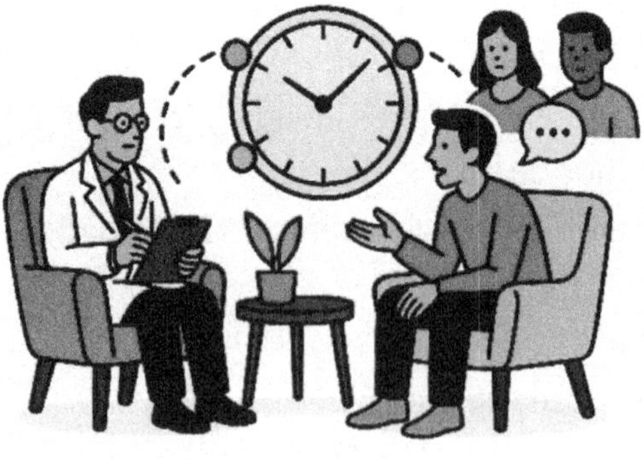

Figura 30. Representación conceptual de la IPSRT. La imagen simboliza la sincronización entre tiempo, emociones y relaciones humanas como eje de estabilidad en el trastorno bipolar.

CAPÍTULO 32
Terapia de aceptación y compromiso (ACT) y DBT

Aceptar para transformar: la mente como aliada, no como enemiga.

32.1 Del control a la aceptación consciente

El trastorno bipolar pone al ser humano frente a una paradoja: cuanto más intenta controlar sus emociones, más se desbordan. La terapia de aceptación y compromiso (ACT) y la terapia dialéctico-conductual (DBT) ofrecen un enfoque distinto: no se trata de eliminar el sufrimiento, sino de aprender a relacionarse con él de manera diferente. El control excesivo enferma; la aceptación inteligente libera.

ACT y DBT enseñan al paciente bipolar a aceptar su experiencia interna, desarrollar presencia consciente y actuar según sus valores, incluso cuando el ánimo fluctúa. No buscan "curar" la bipolaridad, sino ensanchar la conciencia y fortalecer la flexibilidad psicológica.

32.2 Terapia de aceptación y compromiso (ACT): vivir en coherencia

La ACT parte de un principio central: el sufrimiento humano no proviene de tener pensamientos negativos, sino de luchar contra ellos. En la bipolaridad, esa lucha se manifiesta en el miedo a recaer, la culpa por los episodios pasados o la negación de la enfermedad.

Objetivos principales:

1. Aceptación: dejar de pelear con las emociones.
2. Defusión cognitiva: observar los pensamientos sin identificarse con ellos.
3. Contacto con el presente: reducir la rumiación y el miedo al futuro.

4. Valores personales: identificar lo que da sentido a la vida más allá del estado de ánimo.
5. Acción comprometida: actuar coherentemente con esos valores, incluso en momentos difíciles.

Ejemplo clínico:

Una paciente con trastorno bipolar II teme iniciar una nueva relación por miedo a perder el control. En terapia, aprende a reconocer ese pensamiento ("podría volverme inestable") como una frase, no como una profecía. Decide actuar según su valor de conexión emocional, no según el miedo. Aceptar no es rendirse, es dejar de huir de uno mismo.

32.3 Terapia dialéctico-conductual (DBT): equilibrio entre razón y emoción

La DBT, desarrollada por Marsha Linehan, fue creada originalmente para el trastorno límite, pero su enfoque dialéctico resulta sumamente útil en el manejo de la impulsividad, la reactividad emocional y la conducta suicida en la bipolaridad.

Su filosofía central es la dialéctica entre aceptación y cambio: el terapeuta enseña al paciente que puede aceptar su sufrimiento y, al mismo tiempo, trabajar para modificarlo.

Componentes principales:

1. *Mindfulness:* observar sin juzgar.
2. Regulación emocional: identificar y modular emociones intensas.
3. Tolerancia al malestar: aprender a resistir el impulso sin actuar destructivamente.
4. Efectividad interpersonal: comunicar necesidades sin agresión ni sumisión.

Ejemplo clínico:

Un paciente en fase mixta siente deseos de autolesionarse. Mediante técnicas DBT, aprende a aplicar el ejercicio "detenerse y respirar" antes de actuar, y a llamar a su terapeuta o usar un plan de crisis. Con el tiempo, su tolerancia al malestar aumenta, y las crisis disminuyen en frecuencia. La DBT no suprime emociones, enseña a navegar entre ellas sin hundirse.

32.4 Neurobiología de la aceptación y la regulación emocional

La práctica continua de *mindfulness* y aceptación activa la corteza prefrontal medial y el cíngulo anterior, regiones relacionadas con la regulación emocional y la empatía.

Simultáneamente, disminuye la hiperactividad de la amígdala, reduciendo la intensidad de las reacciones maníacas o depresivas.

DNP-21-B correlación:

- La aceptación reduce cortisol y noradrenalina.
- La atención plena aumenta serotonina y GABA.
- La acción comprometida estimula dopamina equilibrada y motivación sostenida.

La neuroplasticidad emocional se fortalece cuando dejamos de resistir y empezamos a observar.

32.5 Integración ACT + DBT en el tratamiento bipolar

Combinadas, ACT y DBT forman un marco terapéutico poderoso:

- La ACT enseña a vivir con la oscilación emocional sin huir.
- La DBT enseña a regular esa oscilación con compasión y estructura.

Ejemplo de integración:

Durante una fase de irritabilidad, el paciente practica *mindfulness* (DBT) para disminuir la intensidad emocional, y luego aplica defusión cognitiva (ACT) para no identificarse con pensamientos de culpa o frustración.

Este enfoque une la sabiduría oriental de la atención plena con la precisión científica occidental. La serenidad no llega cuando las emociones desaparecen, sino cuando aprendemos a respirarlas.

32.6 La aceptación como revolución interior

La ACT y la DBT invitan al paciente a dejar de vivir en guerra con su propia mente. En lugar de forzar la estabilidad, cultivan una actitud de observación amable y disciplina emocional.

El resultado no es perfección, sino paz funcional: la capacidad de sentir sin desbordarse, actuar sin perder dirección y sanar sin negar la complejidad de la vida. La aceptación no cura la bipolaridad, pero le enseña al alma a coexistir con ella en paz (figura 31).

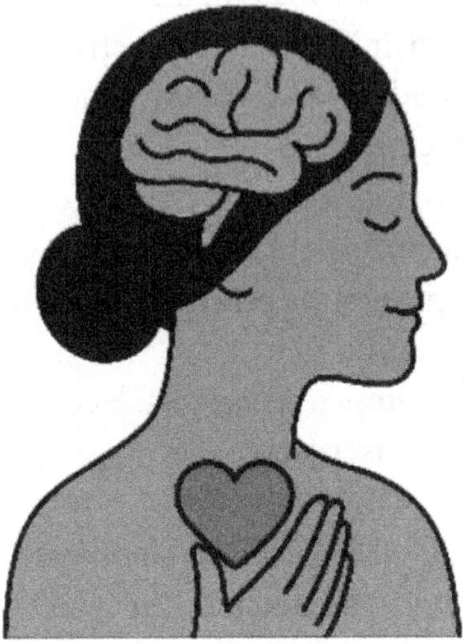

Figura 31. Representación conceptual de la terapia de aceptación y compromiso (ACT) y la DBT. La imagen simboliza la mente consciente, la autocompasión y la acción comprometida como guías hacia la sanación emocional.

CAPÍTULO 33
Mindfulness, meditación y técnicas cuerpo-mente

Reeducar el sistema nervioso desde la calma.

33.1 El cuerpo como entrada a la mente

En el tratamiento del trastorno bipolar, los fármacos estabilizan la química, la psicoterapia ordena los pensamientos, pero el cuerpo es la puerta que conecta ambas dimensiones.

Las prácticas de *mindfulness*, meditación y técnicas cuerpo-mente (como la respiración consciente, el yoga, el taichí o la relajación muscular progresiva) actúan directamente sobre el eje cerebro-cuerpo, equilibrando los sistemas que regulan la emoción, el sueño y la atención.

La calma no se impone desde la razón: se entrena desde el cuerpo. Estas técnicas ayudan al paciente bipolar a reconocer el momento presente, a disminuir la reactividad fisiológica de la amígdala y a reconectar con la sensación de estabilidad interna, incluso cuando el entorno o el ánimo se alteran.

33.2 *Mindfulness*: atención plena sin juicio

El *mindfulness* no es una técnica oriental exótica, sino una forma entrenada de conciencia. Consiste en observar los pensamientos, sensaciones y emociones sin reaccionar de inmediato ante ellos. Su objetivo no es vaciar la mente, sino habitarla con serenidad.

En la bipolaridad, donde los pensamientos pueden ser veloces, intrusivos o dolorosos, la atención plena permite al paciente crear un espacio entre la emoción y la acción.

Ejercicio básico:

- Sentarse con los ojos cerrados.
- Observar la respiración durante un minuto.
- Nombrar mentalmente los pensamientos ("preocupación", "recuerdo", "plan") sin intentar eliminarlos.

El *mindfulness* no detiene la tormenta, pero enseña a observarla sin naufragar.

Los estudios muestran que la práctica regular de *mindfulness* reduce los niveles de cortisol, mejora el sueño y fortalece la corteza prefrontal, ayudando a prevenir recaídas.

33.3 Meditación: la neurociencia del silencio

La meditación, en cualquiera de sus variantes (guiada, trascendental, compasiva o concentrativa), modula los circuitos de atención, empatía y regulación emocional.

Durante la práctica, el flujo de pensamientos se desacelera, el ritmo cardíaco se estabiliza y la mente entra en un estado de coherencia neurofisiológica.

Cambios neurobiológicos comprobados:

- Disminución de la actividad de la amígdala.
- Aumento del grosor cortical en regiones del cíngulo anterior.
- Mayor conectividad entre la ínsula y el córtex orbitofrontal (centros de conciencia corporal y regulación emocional).

Ejemplo clínico:

Una paciente con episodios de hipomanía practica 10 minutos de meditación compasiva cada mañana. Tras tres meses, reporta menor irritabilidad y mejor control de la impulsividad. El silencio interior no es vacío, es un laboratorio de autorregulación.

33.4 Técnicas cuerpo-mente: fisiología de la estabilidad

a) Respiración diafragmática

Disminuye la activación del sistema simpático y activa el nervio vago, induciendo relajación. Ejercicio: inhalar 4 segundos, mantener 4, exhalar 6, mantener 2.

b) Relajación muscular progresiva

Tensar y soltar cada grupo muscular. Mejora la percepción corporal y reduce la tensión acumulada en fases de ansiedad o agitación.

c) Yoga terapéutico y taichí

Combina movimiento consciente y respiración rítmica. Aumenta la producción de GABA y serotonina, lo que favorece un equilibrio neuroquímico natural.

d) *Biofeedback* y *neurofeedback*

Entrenan al paciente a autorregular sus ondas cerebrales o su frecuencia cardíaca mediante retroalimentación visual, lo que fortalece la autoconciencia corporal. El cuerpo educado se convierte en el mejor estabilizador del ánimo (figura 32).

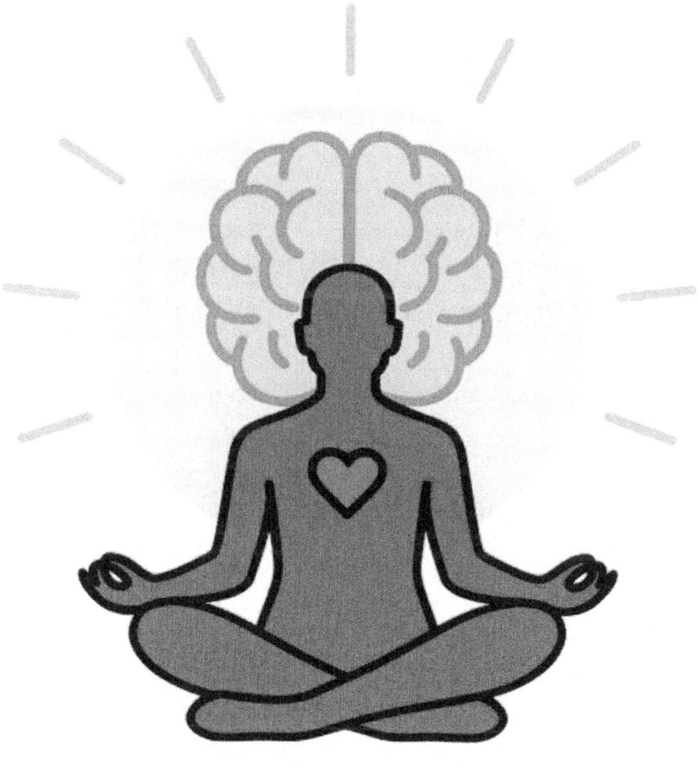

Figura 32. Representación conceptual del *mindfulness*, la meditación y las técnicas cuerpo-mente. La figura en calma simboliza la respiración consciente, la conexión entre cuerpo y mente y el equilibrio interior alcanzado a través de la práctica diaria.

33.5 Integración con el modelo DNP-21-B

El DNP-21-B permite observar cómo las prácticas cuerpo-mente modulan neurotransmisores específicas.

En la tabla 24 se relacionan distintas prácticas mente-cuerpo con los principales neurotransmisores implicados y sus efectos terapéuticos sobre la regulación emocional, el control del estrés y la estabilidad del estado de ánimo, destacando su valor como intervenciones complementarias dentro de un abordaje integral del trastorno bipolar.

Tabla 24. Prácticas mente-cuerpo y su impacto neuroquímico terapéutico

Práctica	Neurotransmisor clave	Efecto terapéutico
Meditación	Serotonina	Mejora del bienestar y estabilidad emocional
Respiración consciente	GABA	Reducción de ansiedad y reactividad
Yoga / taichí	Dopamina	Regulación del impulso y motivación
Mindfulness	Glutamato/cortisol	Disminución del estrés oxidativo

Estas técnicas potencian la plasticidad cerebral y actúan como terapia adyuvante natural en la prevención de recaídas.

33.6 La serenidad como práctica diaria

Mindfulness, meditación y técnicas cuerpo-mente enseñan al paciente bipolar que la estabilidad emocional no es un destino, sino un entrenamiento cotidiano. Cada respiración consciente, cada momento de atención o cada estiramiento corporal es un acto terapéutico que reorganiza los circuitos cerebrales del equilibrio. El cuerpo recuerda la calma que la mente olvida.

CAPÍTULO 34
Apoyo social, grupos psicoeducativos y programas de rehabilitación

Sanar en compañía: la fuerza terapéutica de la comunidad.

34.1 La estabilidad como construcción colectiva

El trastorno bipolar es una condición que a menudo se vive en soledad. Sin embargo, los estudios y la experiencia clínica demuestran que la conexión humana es uno de los estabilizadores más potentes del ánimo.

El apoyo social, los grupos psicoeducativos y los programas de rehabilitación psicosocial no solo mejoran la adherencia al tratamiento, sino que brindan sentido, pertenencia y esperanza. La soledad agrava los síntomas; la compañía consciente los suaviza.

El objetivo de esta parte del tratamiento no es solo mantener al paciente funcional, sino reintegrarlo a la vida con vínculos sanos, actividades significativas y una red de apoyo emocional y profesional.

34.2 El valor clínico del apoyo social

El apoyo social funciona como un amortiguador ante el estrés. La interacción con familiares, amigos, terapeutas o pares permite disminuir la sobrecarga emocional y mejorar la autorregulación. La evidencia científica demuestra que los pacientes con redes sociales sólidas presentan:

- Menor número de hospitalizaciones.
- Episodios más cortos y menos severos.
- Mejor adherencia al tratamiento farmacológico.
- Mayor sentido de propósito vital.

Ejemplo clínico:

Un paciente que vive solo y rara vez socializa muestra frecuentes recaídas. Al integrarse a un grupo psicoeducativo semanal, comienza a mejorar su comunicación, organiza su rutina y recupera la motivación para trabajar. Ningún medicamento puede reemplazar la sensación de ser escuchado y comprendido.

34.3 Grupos psicoeducativos. Aprender en comunidad

Los grupos psicoeducativos combinan la enseñanza de conocimientos clínicos con la construcción de habilidades sociales y emocionales. Están dirigidos por un profesional (psiquiatra, psicólogo o terapeuta ocupacional) y se organizan en módulos temáticos (tabla 25).

Tabla 25. Componentes fundamentales de un programa de psicoeducación en el trastorno bipolar

Módulo	Contenido	Objetivo
Educación sobre el trastorno	¿Qué es el bipolar? Síntomas, fases, prevención	Comprensión y aceptación
Adherencia y medicación	Tipos de fármacos, efectos, mitos	Uso responsable
Señales tempranas y recaídas	Identificación de patrones	Intervención precoz
Estrés y autocuidado	Estrategias cuerpo-mente, sueño, alimentación	Estabilidad funcional
Comunicación familiar	Asertividad y límites	Relaciones saludables

La dinámica grupal permite que cada participante aprenda de la experiencia del otro. Escuchar historias similares disminuye la culpa y normaliza la vivencia emocional. Los grupos psicoeducativos son laboratorios de empatía y aprendizaje emocional.

34.4 Programas de rehabilitación psicosocial

Los programas de rehabilitación tienen un enfoque más integral. Buscan restaurar la funcionalidad del paciente en todas las áreas: laboral, cognitiva, interpersonal y espiritual.

Componentes típicos:

- Entrenamiento en habilidades sociales.
- Talleres de memoria, atención y organización.
- Orientación laboral y apoyo para la reinserción económica.
- Actividades recreativas y de expresión artística.

Muchos centros incluyen además talleres de *mindfulness*, musicoterapia o arteterapia, en los cuales se fomenta la creatividad como herramienta terapéutica.

Ejemplo:

Un programa de rehabilitación comunitario en España incorporó actividades de jardinería y cocina terapéutica. Los pacientes reportaron aumento de autoestima, mejora en la concentración y reducción de síntomas depresivos. Recuperarse es volver a participar en la vida, no solo evitar la recaída.

34.5 Integración con el modelo DNP-21-B

El DNP-21-B aporta un marco neuroquímico para personalizar el apoyo social y la rehabilitación. En la tabla 26 se relacionan distintos perfiles neuroquímicos con enfoques psicosociales recomendados, orientando intervenciones cotidianas y terapéuticas que complementan el tratamiento farmacológico y favorecen la autorregulación emocional y funcional del paciente según el modelo DNP-21-B.

Tabla 26. Intervenciones psicosociales según perfil neuroquímico (modelo DNP-21-B)

Perfil neuroquímico	Enfoque recomendado
Alta dopamina	Actividades estructuradas que canalicen la energía (deporte, proyectos artísticos)
Baja serotonina	Grupos de apoyo emocional, terapia de compasión y voluntariado
Déficit GABA	Entrenamiento en relajación, yoga, *mindfulness*

Perfil neuroquímico	Enfoque recomendado
Alteración glutamatérgica	Programas cognitivos y estimulación neurosensorial

De este modo, la rehabilitación se vuelve una extensión práctica del equilibrio neuroquímico.

34.6 El rol del entorno familiar y comunitario

Las familias y comunidades pueden convertirse en verdaderas redes terapéuticas si reciben educación y apoyo adecuado. En México, España y Estados Unidos existen asociaciones y ONG que acompañan a los pacientes en procesos de integración laboral, asesoría legal y orientación psicológica. La recuperación no ocurre en aislamiento, sino en diálogo con el mundo.

34.7 Sanar en plural

El tratamiento del trastorno bipolar no termina en la consulta médica. Requiere comunidad, propósito y vínculos significativos. Cada conversación, cada gesto de apoyo, cada grupo que comparte experiencias forma parte de una medicina invisible: la conexión humana. El bipolar estable no es el que vive sin crisis, sino el que ha aprendido a pedir ayuda antes de caer (figura 33).

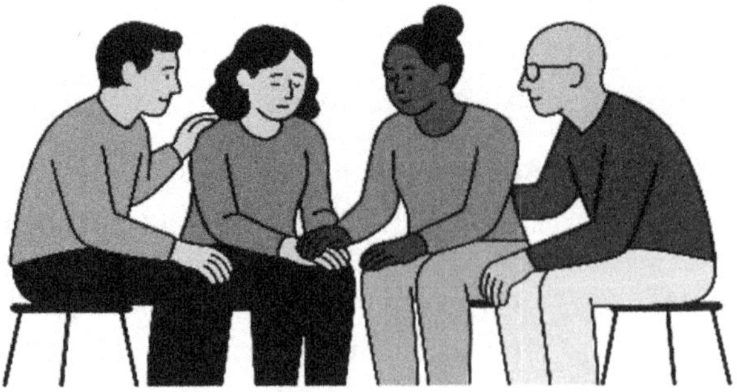

Figura 33. Representación conceptual del apoyo social y los grupos psicoeducativos. La imagen refleja la empatía, la escucha y el acompañamiento como elementos esenciales del proceso terapéutico.

PARTE VII.
El impacto en la vida

CAPÍTULO 35
Trastorno bipolar en el trabajo, los estudios y la vida profesional

Equilibrar productividad, propósito y salud mental.

35.1 El reto de funcionar en un mundo que no se detiene

El trabajo y los estudios son parte esencial de la identidad humana. Nos dan propósito, estructura y pertenencia. Sin embargo, para las personas con trastorno bipolar, estos ámbitos pueden transformarse en fuentes tanto de realización como de riesgo.

Las oscilaciones del ánimo pueden interferir con la concentración, la productividad o las relaciones laborales; pero con estrategias adecuadas, es posible mantener una carrera estable y significativa sin sacrificar la salud mental. La estabilidad laboral no se mide por la ausencia de crisis, sino por la capacidad de prevenirlas y afrontarlas con conciencia.

35.2 Desafíos del entorno laboral y académico

El trastorno bipolar afecta tres dimensiones críticas del rendimiento:

1. Cognitiva: dificultad para concentrarse, recordar información o tomar decisiones bajo presión.
2. Emocional: cambios bruscos de ánimo, irritabilidad o retraimiento social.
3. Física: alteraciones del sueño, energía irregular, fatiga o hiperactividad.

En los entornos de trabajo o estudio altamente competitivos, estos síntomas pueden generar culpa, perfeccionismo o miedo al estigma, lo que aumenta el riesgo de recaída.

Ejemplo clínico:

Un ingeniero con trastorno bipolar I presenta una fase hipomaníaca durante un proyecto importante. Trabaja 16 horas diarias, duerme poco y termina con un episodio depresivo severo.

En terapia aprende a establecer límites y programar descansos estratégicos. La prevención del burnout (síndrome de desgaste profesional) es también prevención de recaídas.

35.3 Estrategias para la estabilidad laboral y académica

1. Rutina estructurada: mantener horarios constantes de sueño, comidas y trabajo.
2. Tareas dosificadas: dividir los proyectos en etapas pequeñas y realistas.
3. Comunicación transparente: informar a un supervisor o consejero de confianza sobre la condición si es necesario.
4. Espacios de pausa: usar técnicas breves de respiración o *mindfulness* durante la jornada.
5. Monitoreo de síntomas: registrar cambios en energía, irritabilidad o concentración.

La autodisciplina emocional es una forma de inteligencia profesional.

35.4 Adaptaciones razonables en el entorno de trabajo o estudio

La legislación de muchos países, como la Ley para Estadounidenses con Discapacidades (ADA, por sus siglas en inglés) o la Ley General para la Inclusión de Personas con Discapacidad en México, protege el derecho a solicitar adaptaciones razonables. Estas no implican privilegios, sino condiciones que favorecen el desempeño saludable.

Ejemplos de adaptaciones útiles:

- Horarios flexibles en fases de ajuste terapéutico.
- Espacios tranquilos o trabajo remoto parcial.
- Retroalimentación clara y apoyo en organización de tareas.
- Evitar turnos nocturnos o jornadas excesivas.

Adaptar el entorno no es debilidad: es inteligencia clínica aplicada a la vida real.

35.5 Educación emocional en el ámbito profesional

El éxito profesional del paciente bipolar no depende solo del tratamiento médico, sino también de la educación emocional y la autoconciencia. Aprender a reconocer señales tempranas (como aumento de energía o disminución del sueño) permite prevenir crisis sin interrumpir la productividad.

Ejercicio terapéutico:

Crear un "mapa de estabilidad laboral", identificando:

- Actividades que generan bienestar.
- Factores que desestabilizan (estrés, conflictos, exceso de estímulos).
- Estrategias de regulación (descanso activo, respiración, apoyo social).

El trabajo deja de ser una amenaza cuando se convierte en un espacio de equilibrio consciente.

35.6 El modelo DNP-21-B aplicado al rendimiento profesional

El DNP-21-B puede utilizarse para identificar el perfil neuroquímico predominante y diseñar estrategias laborales acordes. En la tabla 27 se ofrecen orientaciones prácticas para el entorno profesional basadas en el perfil neuroquímico DNP-21-B con el objetivo de optimizar el rendimiento, prevenir la sobrecarga emocional y favorecer un funcionamiento laboral sostenible y alineado con las necesidades neurobiológicas del individuo.

Tabla 27. Recomendaciones profesionales según perfil neuroquímico DNP-21-B

Perfil DNP-21-B	Recomendación profesional
Alta dopamina	Evitar sobrecarga de tareas; priorizar enfoque y descanso
Baja serotonina	Promover reconocimiento, trabajo colaborativo y espacios de gratitud
Déficit de GABA	Incluir pausas breves y técnicas de relajación
Alteración glutamatérgica	Reducir multitarea, priorizar proyectos simples

Comprender la neuroquímica del propio trabajo permite mantener la productividad sin perder la estabilidad.

35.7 Redefinir el éxito

El éxito en el trastorno bipolar no se mide por acumular logros, sino por mantener la coherencia entre bienestar y propósito. Con tratamiento, apoyo y autoconocimiento, el paciente puede desarrollar una carrera plena, sin renunciar a su autenticidad ni a su salud. No se trata de ser perfecto, sino de ser sostenible (figura 34).

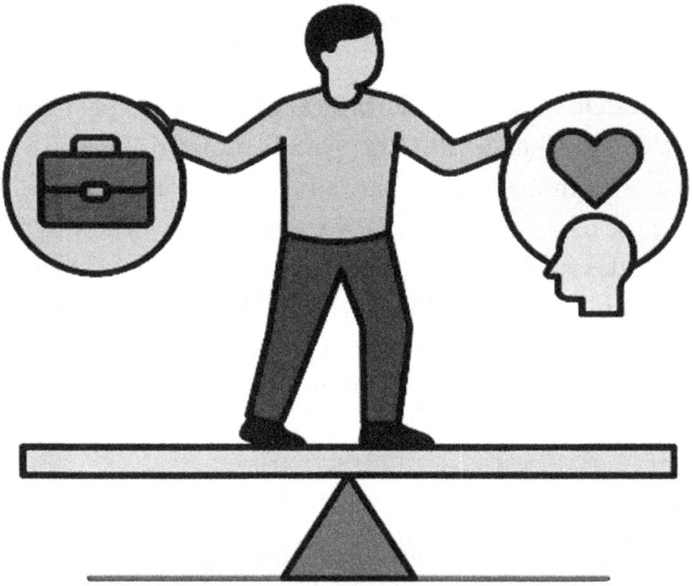

Figura 34. Representación conceptual del equilibrio entre vida profesional y salud mental en el trastorno bipolar. La figura simboliza la búsqueda de armonía entre productividad, propósito y bienestar emocional.

CAPÍTULO 36
Relaciones afectivas, familia y manejo del conflicto emocional

Amar sin perder el equilibrio: vínculos conscientes en la bipolaridad.

36.1 El amor como espejo del ánimo

Las relaciones afectivas son una de las dimensiones más desafiantes y hermosas de la vida. En el trastorno bipolar, estas relaciones se vuelven especialmente complejas porque el estado de ánimo puede modificar la forma en que se ama, se comunica y se percibe al otro.

Durante la manía, el amor puede sentirse como una expansión sin límites; durante la depresión, como un vacío imposible de llenar. Pero entre ambos extremos existe un espacio real donde es posible construir vínculos estables, auténticos y profundamente humanos. Amar con bipolaridad no es imposible; es amar con conciencia, autocuidado y límites saludables.

36.2 ¿Cómo las fases bipolares afectan las relaciones?

Las oscilaciones emocionales impactan la dinámica de pareja, familiar y social de formas diferentes:

- Fase maníaca o hipomaníaca:
  Excesiva energía, impulsividad, hipersexualidad, gastos desmedidos o necesidad de atención. La pareja puede sentirse desplazada o confundida.
- Fase depresiva:
  Retraimiento, pérdida de interés, baja autoestima, desesperanza. El otro puede interpretar estos síntomas como desamor o rechazo.
- Fase mixta:
  Irritabilidad, contradicción emocional y comunicación caótica. Se generan conflictos y rupturas evitables si no hay comprensión del ciclo.

Ejemplo clínico:

Una mujer en fase hipomaníaca inicia múltiples proyectos y se vuelve extremadamente sociable, lo cual genera inseguridad en su pareja. En terapia, ambos aprenden a reconocer las señales tempranas y establecer acuerdos preventivos. La prevención en pareja es tan importante como el tratamiento médico individual.

36.3 Comunicación consciente y emocionalmente segura

El corazón bipolar necesita lenguaje claro, pausado y empático. Las discusiones intensas o los malentendidos prolongados pueden amplificar las oscilaciones emocionales.

Claves para la comunicación saludable:

1. Hablar en momentos de calma, nunca durante una crisis.
2. Describir los sentimientos, no acusar ("me siento confundido" en lugar de "nunca me entiendes").
3. Evitar generalizaciones ("siempre", "nunca", "todo").
4. Reconocer las emociones propias antes de responder.
5. Acordar un "tiempo fuera" cuando alguno sienta que va a perder el control.

Ejercicio terapéutico:

Cada miembro de la pareja escribe cómo percibe los cambios de ánimo del otro y cómo puede ofrecer apoyo sin perder su propio bienestar. La comunicación es el estabilizador emocional más poderoso dentro de una relación.

36.4 Familia: aliados, no jueces

El entorno familiar suele ser testigo de los altibajos emocionales. La educación y la comprensión del trastorno son esenciales para evitar dinámicas de culpa, sobreprotección o crítica excesiva.

Recomendaciones para las familias:

- Aprender a diferenciar conducta voluntaria de síntoma.
- No responder con ira o sarcasmo durante fases inestables.
- Participar en terapia familiar o grupos de apoyo.
- Cuidar también la salud mental del cuidador.

Una familia informada puede ser tan terapéutica como el mejor fármaco (figura 35).

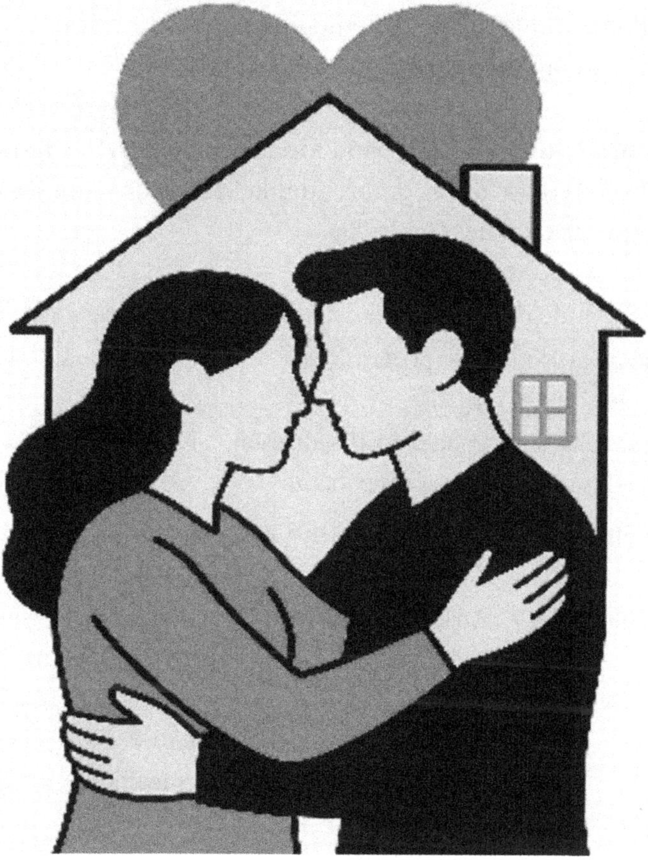

Figura 35. Representación conceptual de las relaciones afectivas y la conexión emocional en el trastorno bipolar. Las figuras simbolizan la empatía, la comunicación y la sanación compartida entre quienes aprenden a amar con conciencia.

36.5 Sexualidad y vínculos íntimos

Durante las fases maníacas o hipomaníacas puede presentarse aumento del deseo sexual, búsqueda de nuevas experiencias o conductas de riesgo. En la depresión, lo contrario: pérdida de interés y desconexión. Es vital abordar la sexualidad sin culpa ni tabúes, integrándola dentro del plan terapéutico.

Claves:

- Reconocer la hipersexualidad como síntoma, no como rasgo moral.

- Hablar abiertamente de límites y protección.
- Fomentar la intimidad emocional, no solo física.

El cuerpo también forma parte del tratamiento emocional.

36.6 El modelo DNP-21-B en la dinámica de pareja y familia

El DNP-21-B ayuda a comprender la base neuroquímica de las conductas relacionales (tabla 28).

Tabla 28. Modelo DNP-21-B en la dinámica de pareja y familia

Neurotransmisor predominante	Comportamiento típico	Estrategia terapéutica
Dopamina alta	Impulsividad, seducción, exceso de confianza	Establecer límites y rutinas
Serotonina baja	Irritabilidad, sensibilidad al rechazo	Ejercicios de gratitud y validación
GABA bajo	Ansiedad, tensión constante	Respiración y contacto físico calmante
Oxitocina baja	Dificultad para vincularse o confiar	Terapia de pareja, refuerzo del contacto emocional

Comprender la biología del vínculo ayuda a perdonar lo que la química altera.

36.7 Amar desde la estabilidad interior

Las relaciones en el contexto del trastorno bipolar requieren madurez emocional, comunicación constante y autoconocimiento profundo. Cuando ambas partes entienden que el trastorno no define a la persona, sino que forma parte de su paisaje emocional, el amor deja de ser campo de batalla y se convierte en territorio de crecimiento compartido. El amor más estable no es el que evita las tormentas, sino el que aprende a navegar con conciencia y ternura.

CAPÍTULO 37
Sexualidad, impulsividad y autoestima

El cuerpo como espejo del ánimo y del vínculo interior.

37.1 El deseo en un cerebro que oscila

La sexualidad en el trastorno bipolar es una expresión directa del estado neuroquímico. Durante las fases maníacas o hipomaníacas, el deseo puede intensificarse hasta volverse impulsivo; en las depresivas, puede desaparecer por completo. Este vaivén genera confusión, culpa y dificultades relacionales, tanto en la vida en pareja como en la percepción del propio cuerpo.

El deseo no es un enemigo del equilibrio; necesita ser comprendido, no reprimido. Hablar de sexualidad en psiquiatría no significa hablar solo de placer o conducta, sino de identidad, vínculo y autoestima. Integrar este tema en la evaluación clínica permite prevenir conductas de riesgo, promover la intimidad consciente y restaurar la relación sana con el propio cuerpo.

37.2 La neuroquímica del deseo

La tabla 29 resume los principales neurotransmisores involucrados en la regulación del estado de ánimo, describiendo su función neuropsicológica central y las manifestaciones clínicas asociadas a su exceso o déficit en el trastorno bipolar, lo que facilita una comprensión integrada entre neurobiología y sintomatología. El deseo sexual depende de un delicado equilibrio entre neurotransmisores y hormonas.

Tabla 29. Principales neurotransmisores implicados en la bipolaridad y sus manifestaciones clínicas

Neuroquímico	Función principal	Exceso o déficit en bipolaridad
Dopamina	Iniciativa, placer, motivación	Exceso → hipersexualidad; Déficit → anhedonia

Neuroquímico	Función principal	Exceso o déficit en bipolaridad
Serotonina	Regulación del impulso, conexión emocional	Déficit → impulsividad y búsqueda de riesgo
GABA	Control inhibitorio y calma interior	Déficit → desinhibición y ansiedad
Oxitocina	Apego y confianza	Déficit → dificultad para establecer vínculos estables

Durante la manía, el cerebro entra en un estado de sobreestimulación dopaminérgica. Las sensaciones se amplifican, el juicio se debilita y el deseo puede convertirse en una conducta de riesgo. En la depresión, ocurre lo contrario: disminuye la libido y el cuerpo se percibe como ajeno. El equilibrio sexual no se logra controlando el cuerpo, sino comprendiendo la mente que lo habita.

37.3 Hipersexualidad y riesgo conductual

La hipersexualidad es uno de los síntomas más frecuentes de la fase maníaca o mixta. Se manifiesta como aumento del impulso sexual, búsqueda de múltiples parejas, pornografía compulsiva o gasto excesivo en experiencias eróticas. No es un signo de inmoralidad, sino una expresión clínica del descontrol neuroquímico.

Ejemplo clínico:

Un hombre de 42 años con trastorno bipolar I relata que, durante sus fases maníacas, siente una "energía sexual imparable" y actúa impulsivamente, lo que dañado su matrimonio. Tras iniciar tratamiento con litio y psicoeducación, aprende a reconocer los signos tempranos y a frenar la escalada.

Recomendaciones terapéuticas:

- Incluir la hipersexualidad en el plan de manejo.
- Establecer límites conductuales y financieros.

- Promover ejercicios de conciencia corporal y técnicas de autocontrol.
- Involucrar a la pareja o terapeuta sexual en el proceso.

El control del impulso no nace de la represión, sino del autoconocimiento.

37.4 Depresión, cuerpo y autoestima

Durante la depresión bipolar, el cuerpo puede sentirse pesado, apagado o "sin vida". La pérdida de deseo sexual se mezcla con culpa, vergüenza y sensación de inutilidad, lo que afecta la autoestima. El paciente puede distanciarse emocionalmente de su pareja o incluso evitar el contacto físico por miedo al rechazo.

Técnicas de recuperación:

- Reeducación somática (yoga, respiración, tacto consciente).
- Terapia de aceptación corporal.
- Reanudación gradual del contacto afectivo y sexual.
- Evitar juzgar el deseo como indicador de valor personal.

Reconectar con el cuerpo es reconectar con la vida (figura 36).

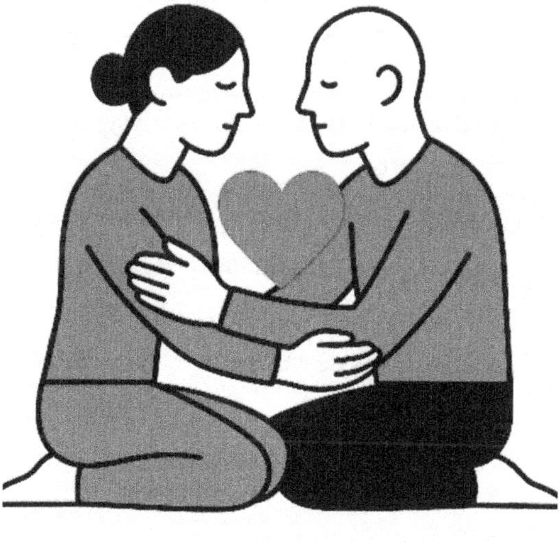

Figura 36. Representación conceptual de la sexualidad, la impulsividad y la autoestima en el trastorno bipolar. Las formas y colores simbolizan la energía emocional que oscila entre deseo, control y autoconexión.

37.5 Autoestima y sexualidad consciente

El ciclo bipolar puede erosionar la autoestima debido a las conductas impulsivas o la autocrítica posterior. Sin embargo, también puede transformarse en una oportunidad de reconstrucción de la identidad sexual y emocional desde la compasión.

Prácticas útiles:

- Diario de gratitud corporal (reconocer sensaciones placenteras sin juicio).
- Visualización guiada del cuerpo como espacio seguro.
- Reaprendizaje del placer desde la calma, no desde la euforia.

La sexualidad sana nace cuando el deseo deja de ser una fuga y se convierte en presencia.

37.6 Integración con el modelo DNP-21-B

El DNP-21-B permite identificar el perfil neuroquímico predominante que influye en la conducta sexual y emocional.

En la tabla 30 se relacionan distintos perfiles neuroquímicos identificados por el modelo DNP-21-B con riesgos conductuales específicos y estrategias de intervención terapéutica sugeridas, lo que facilita un abordaje preventivo y clínicamente sensible de conductas impulsivas y dificultades vinculares en el trastorno bipolar.

Tabla 30. Perfil neuroquímico DNP-21-B, riesgos conductuales y estrategias de intervención

Perfil DNP-21-B	Riesgo principal	Intervención sugerida
Alta dopamina	Impulsividad y adicción sexual	Regulación con estabilizadores del ánimo
Baja serotonina	Conductas de riesgo, culpa posterior	Terapia de compasión y *mindfulness*
Déficit GABA	Ansiedad sexual, dificultad para relajarse	Ejercicios respiratorios y técnicas cuerpo-mente
Baja oxitocina	Aislamiento, dificultad para el apego	Estimular contacto físico seguro y conexión emocional

Comprender la bioquímica del deseo libera de la culpa y guía hacia una sexualidad más consciente.

37.7 El cuerpo reconciliado

La sexualidad en el trastorno bipolar no debe ser temida, sino integrada como parte esencial del proceso de equilibrio. El objetivo terapéutico no es apagar el deseo, sino transformarlo en una fuerza de conexión, creatividad y autoaceptación. El cuerpo no es el enemigo de la mente bipolar; es su aliado más sabio cuando se le escucha con respeto.

CAPÍTULO 38
Trastorno bipolar y adicciones: comorbilidades frecuentes

Cuando el cerebro busca equilibrio en lo externo.

38.1 Dos trastornos que se potencian

La relación entre el trastorno bipolar y las adicciones es profunda y bidireccional. Entre el 40 y el 60 % de los pacientes con bipolaridad desarrollan, en algún momento de su vida, una adicción a sustancias como alcohol, cannabis, cocaína, estimulantes o fármacos ansiolíticos.

Ambas condiciones comparten mecanismos neurobiológicos comunes, como la disfunción dopaminérgica, la impulsividad y la necesidad de regular emociones extremas. Las adicciones no nacen del placer, sino del intento desesperado de anestesiar el dolor o prolongar la euforia.

El uso de sustancias puede parecer, al inicio, un alivio temporal, pero termina por exacerbar los síntomas bipolares, interferir con los tratamientos y aumentar el riesgo de hospitalización o suicidio.

38.2 ¿Por qué el cerebro bipolar es más vulnerable a las adicciones?

El sistema de recompensa cerebral, regulado por dopamina, GABA y glutamato, está hipersensible en la bipolaridad. Durante la manía, la búsqueda de placer se intensifica; durante la depresión, la mente busca escapar del vacío. Ambas direcciones conducen al mismo punto: la pérdida de control sobre los impulsos.

Factores de vulnerabilidad:

- Herencia genética compartida.
- Necesidad de autorregular emociones intensas.
- Baja tolerancia a la frustración.
- Acceso fácil a sustancias durante episodios expansivos.
- Estigmatización o falta de tratamiento adecuado.

El paciente bipolar no busca la droga: busca descanso del desequilibrio químico interno.

38.3 Sustancias más asociadas al trastorno bipolar

En la tabla 31 se resumen los efectos iniciales percibidos de distintas sustancias psicoactivas y los riesgos principales asociados a su consumo en personas con trastorno bipolar, destacando su potencial para desestabilizar el estado de ánimo, inducir recaídas y complicar el curso clínico y terapéutico.

Tabla 31. Sustancias psicoactivas y riesgos clínicos en el trastorno bipolar

Sustancia	Efecto inicial	Riesgo principal
Alcohol	Sedación, alivio de ansiedad	Depresor del sistema nervioso; agrava fases depresivas
Cannabis	Relajación, euforia leve	Psicosis, desorganización, hipomanía
Cocaína/ estimulantes	Energía, autoconfianza	Desencadena manía y paranoia
Benzodiacepinas	Reducción de ansiedad e insomnio	Dependencia, abstinencia severa
Opioides	Analgesia, calma emocional	Alta adicción, depresión respiratoria

El patrón es claro: el alivio inmediato se paga con un desequilibrio mayor del ánimo y la neuroquímica.

Ejemplo clínico:

Un paciente con trastrono bipolar II recurre al alcohol para "bajar la mente" durante episodios hipomaníacos. Con el tiempo, desarrolla dependencia y aumenta su riesgo de depresión severa. Al iniciar terapia dual (adicción + bipolaridad), logra sostener su abstinencia por más de un año.

38.4 Diagnóstico dual y tratamiento integrado

El concepto de trastorno dual reconoce la coexistencia de una enfermedad mental y una adicción. El abordaje debe ser integrado, simultáneo y multidisciplinario para evitar así tratar solo uno de los problemas.

Elementos del tratamiento dual:

1. Evaluación psiquiátrica completa con historia de consumo.
2. Intervención farmacológica ajustada a ambas condiciones.
3. Psicoterapia individual y grupal.
4. Psicoeducación y prevención de recaídas.
5. Red de apoyo familiar y comunitario.

No hay sobriedad emocional sin sobriedad neuroquímica.

38.5 Estrategias terapéuticas recomendadas

- Litio o valproato: estabilizan el ánimo y reducen la impulsividad asociada al *craving*.
- Antipsicóticos atípicos: controlan síntomas psicóticos o mixtos.
- Naltrexona o acamprosato: ayudan a disminuir el consumo de alcohol.
- Terapias cognitivo-conductuales y motivacionales: fortalecen la conciencia de enfermedad.
- *Mindfulness* y técnicas cuerpo-mente: reducen el estrés y aumentan la autorregulación.

Ejercicio terapéutico:

Pedir al paciente que trace su "línea del tiempo emocional", marcando en qué momentos comenzó el consumo y qué intentaba aliviar. Este ejercicio suele revelar la raíz emocional del hábito.

38.6 Integración con el modelo DNP-21-B

En la tabla 32 se relacionan distintos perfiles neuroquímicos identificados por el modelo DNP-21-B con patrones de adicción frecuentemente asociados y las principales estrategias de intervención terapéutica, ofreciendo un marco clínico para el abordaje integrado de la bipolaridad y los trastornos por uso de sustancias.

El DNP-21-B permite correlacionar cada tipo de adicción con un desequilibrio neuroquímico específico:

Tabla 32. Sustancias psicoactivas y riesgos clínicos en el trastorno bipolar

Perfil DNP-21-B	Adicción asociada	Intervención principal
Alta dopamina	Cocaína, estimulantes	Regulación con litio, *mindfulness*
Baja serotonina	Alcohol, conductas compulsivas	Psicoterapia de compasión y estructura
Déficit GABA	Benzodiacepinas	Sustitución gradual y entrenamiento en relajación
Disfunción glutamatérgica	Cannabis, alucinógenos	Rehabilitación cognitiva y estabilización farmacológica

Toda adicción es una forma de automedicación imperfecta; el tratamiento busca reemplazarla por una regulación consciente (figura 37).

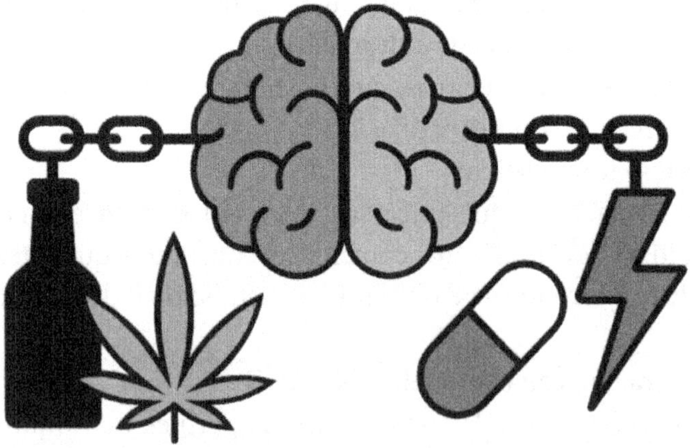

Figura 37. Representación conceptual de las comorbilidades entre el trastorno bipolar y las adicciones. La imagen simboliza la conexión neuroquímica entre ambos trastornos y el proceso de liberación hacia la recuperación.

38.7 Recuperar el control sin perder la esperanza

Bipolaridad y adicción son dos lenguajes del mismo cerebro intentando sanar. El camino de la recuperación no consiste en reprimir el deseo, sino en transformar la búsqueda de placer en una búsqueda de equilibrio. Con tratamiento integral, apoyo y autocompasión, es posible vivir sin depender de sustancias ni del caos interior. La verdadera sobriedad no es abstenerse, sino reconectarse con la vida.

CAPÍTULO 39
Riesgo suicida: evaluación, prevención y acompañamiento

Escuchar el silencio antes del abismo.

39.1 El suicidio como expresión del sufrimiento invisible

El riesgo suicida en el trastorno bipolar representa uno de los mayores desafíos clínicos y humanos de la psiquiatría moderna. Se estima que hasta un 20 % de los pacientes con bipolaridad mueren por suicidio, y cerca del 50 % lo ha intentado al menos una vez. Este riesgo no es un signo de debilidad ni de falta de voluntad, sino la consecuencia de una desregulación neuroquímica extrema combinada con desesperanza, culpa y agotamiento emocional.

El suicidio no es un deseo de morir, sino un deseo desesperado de dejar de sufrir. Hablar de suicidio con el paciente no incrementa el riesgo; al contrario, abre un espacio de contención, empatía y posibilidad terapéutica.

39.2 Neurobiología del impulso suicida

El acto suicida surge de una compleja interacción entre neurotransmisores, redes cerebrales y factores psicológicos.

En el trastorno bipolar, destacan tres mecanismos centrales:

- Déficit de serotonina: disminuye el control de los impulsos y la capacidad de resiliencia.
- Disfunción dopaminérgica: produce anhedonia y pérdida de motivación vital.
- Hiperactividad del eje HPA (estrés): eleva cortisol, lo cual genera agitación e insomnio.

A esto se suman alteraciones en el córtex prefrontal (juicio y toma de decisiones) y la amígdala (procesamiento del miedo y la culpa). La persona no "elige" racionalmente morir; su cerebro, saturado por el dolor, pierde la capacidad de visualizar alternativas.

La desesperanza es tanto una alteración neuroquímica como emocional.

39.3 Factores de riesgo y señales de alarma

Factores biográficos:

- Historia previa de intentos suicidas.
- Antecedentes familiares de suicidio.
- Diagnóstico de bipolar I con episodios mixtos o depresivos severos.
- Consumo de alcohol o drogas.
- Enfermedades médicas crónicas o dolor persistente.

Señales conductuales:

- Aislamiento o despedidas súbitas.
- Regalar objetos personales significativos.
- Frases de desesperanza ("ya no aguanto", "sería mejor desaparecer").
- Cambios bruscos de ánimo, especialmente mejora repentina tras depresión profunda.
- Abandono del tratamiento.

El riesgo más alto no siempre ocurre en la tristeza, sino en el momento en que el paciente recupera energía suficiente para actuar.

39.4 Evaluación clínica del riesgo suicida

Toda consulta psiquiátrica debe incluir una evaluación estructurada del riesgo suicida, especialmente en fases depresivas o mixtas.

Instrumentos útiles:

- *Columbia-Suicide Severity Rating Scale* (C-SSRS).
- *Beck Scale for Suicide Ideation* (BSSI).
- *Patient Health Questionnaire* (PHQ-9)– ítem 9.
- DNP-21-B: permite correlacionar desequilibrios neuroquímicos con vulnerabilidad suicida.

Entrevista clínica clave:

1. Explorar ideas de muerte o desesperanza.
2. Evaluar la presencia de plan, método y acceso.
3. Indagar sobre factores protectores (familia, fe, propósito, tratamiento).
4. Clasificar el riesgo como leve, moderado o severo.
5. Elaborar un plan de seguridad personalizado.

Evaluar el riesgo no es adivinar el futuro: es construir un puente entre la crisis y la esperanza.

39.5 Estrategias de prevención y manejo

- Hospitalización cuando exista riesgo inminente o pérdida de juicio.
- Acompañamiento continuo durante las primeras semanas tras el alta.
- Ajuste farmacológico: el litio, la quetiapina y la lurasidona han mostrado reducir ideación suicida.
- Psicoterapia centrada en crisis y regulación emocional.
- Intervención familiar y entrenamiento en detección temprana.
- Restricción de medios letales en el hogar.

Ejemplo clínico:

Una joven de 28 años con trastorno bipolar II presenta ideación suicida recurrente. Se elabora un "plan de vida" junto a su terapeuta: números de emergencia, personas de contacto, actividades de significado y recordatorios diarios de propósito. Prevenir el suicidio es acompañar a la mente mientras reencuentra razones para quedarse.

39.6 El papel del litio y la neuroprotección

Entre todos los estabilizadores del ánimo, el litio es el único con evidencia sólida en prevención del suicidio. Actúa modulando la serotonina, disminuyendo la impulsividad y restaurando la conectividad neuronal. Su uso sostenido reduce el riesgo suicida hasta en un 60 %, incluso en pacientes con intentos previos. El litio no solo estabiliza el ánimo: protege la vida.

39.7 Integración con el modelo DNP-21-B

En la tabla 33 se relacionan distintos perfiles neuroquímicos del modelo DNP-21-B con vulnerabilidades emocionales predominantes y enfoques terapéuticos sugeridos, integrando intervenciones farmacológicas, psicoterapéuticas y somáticas para un abordaje clínico sensible y personalizado del trastorno bipolar. El DNP-21-B permite identificar el perfil neuroquímico de mayor vulnerabilidad suicida y orientar intervenciones personalizadas.

Tabla 33. Perfiles DNP-21-B, vulnerabilidades emocionales y enfoques terapéuticos

Perfil DNP-21-B	Vulnerabilidad principal	Enfoque terapéutico
Baja serotonina	Impulsividad, desesperanza	Litio, psicoterapia, *mindfulness*
Baja dopamina	Anhedonia, falta de propósito	Activación conductual y gratitud
Exceso glutamato	Ansiedad, insomnio, agitación	Estabilizadores y técnicas cuerpo-mente
Déficit GABA	Miedo, tensión crónica	Intervención somática, respiración, contención familiar

Cada neurotransmisor puede ser un punto de fragilidad o una puerta hacia la recuperación.

39.8 La esperanza como tratamiento

El suicidio no se combate solo con medicamentos, sino con presencia, escucha y significado. El acompañamiento empático del terapeuta, la familia y la comunidad transforma la desesperación en posibilidad. Hablar del dolor con respeto y sin juicio no solo salva vidas: restaura la dignidad humana. La prevención del suicidio comienza cuando alguien se atreve a escuchar sin miedo (figura 38).

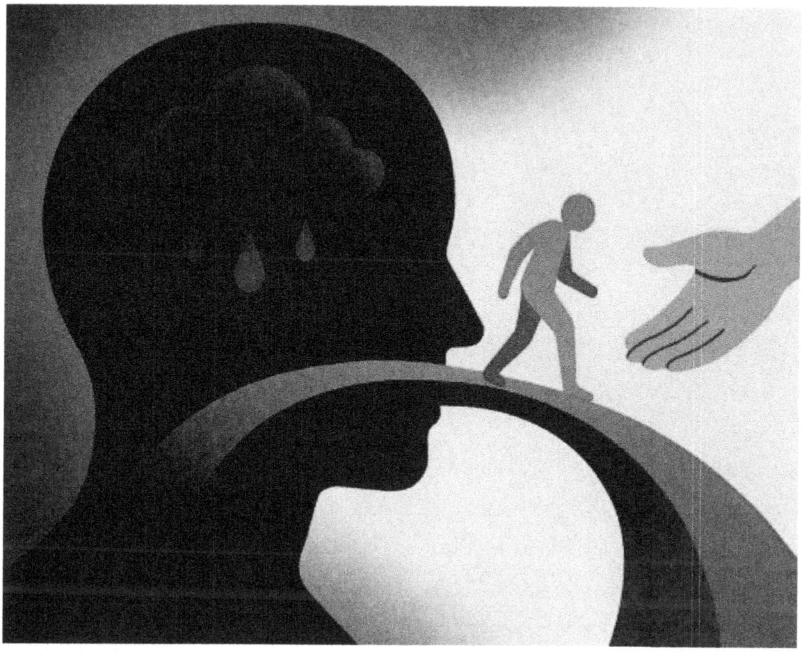

Figura 38. Representación conceptual del riesgo suicida y la prevención en el trastorno bipolar. La luz que emerge desde lo alto simboliza la empatía, la esperanza y el poder terapéutico de la conexión humana frente al dolor.

CAPÍTULO 40
Crisis, hospitalizaciones y manejo de urgencias

Cuando la mente se desborda: actuar con calma ante el caos.

40.1 La crisis como punto de inflexión

En el curso del trastorno bipolar, las crisis agudas —ya sean maníacas, depresivas o mixtas— representan momentos de desorganización profunda, tanto para el paciente como para su entorno.

Durante estos episodios, la persona puede perder la capacidad de autocuidado, juicio o conexión con la realidad, requiriendo en ocasiones hospitalización o intervención inmediata. La crisis no es el fin del camino terapéutico, sino una oportunidad de reinicio y aprendizaje. El manejo adecuado de las crisis es una de las competencias clínicas más importantes para garantizar la seguridad, la estabilidad y la recuperación a largo plazo.

40.2 Identificación temprana de una crisis

Las crisis rara vez aparecen de forma súbita. Generalmente, se anuncian mediante síntomas prodrómicos que pueden reconocerse con entrenamiento y atención.

Signos de alerta:

- Disminución del sueño sin cansancio.
- Aumento de energía o irritabilidad.
- Habla acelerada o fuga de ideas.
- Conductas impulsivas o gasto excesivo.
- Desinterés, retraimiento o pensamientos de muerte.
- Desconfianza, agitación o ideación delirante.

El reconocimiento temprano de estos signos por parte del paciente, la familia o el equipo clínico reduce drásticamente la necesidad de hospitalización. La prevención de una crisis comienza con la conciencia del propio cuerpo y mente (figura 39).

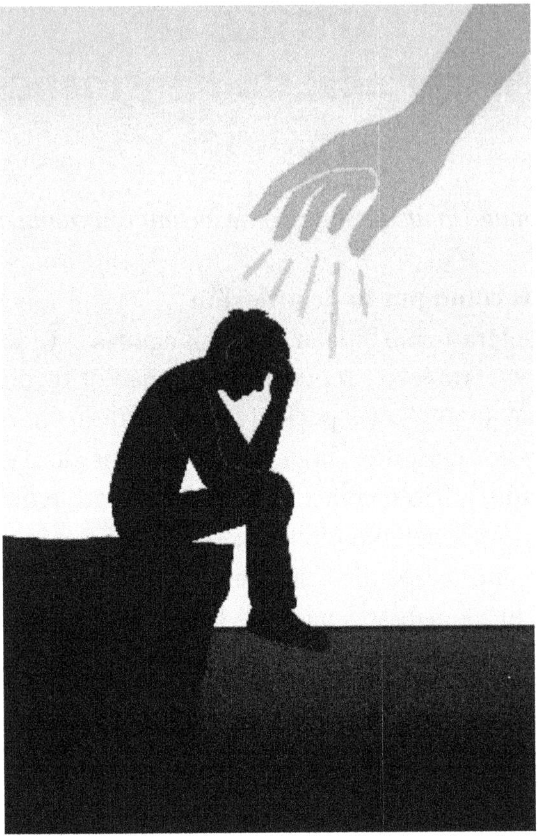

Figura 39. Representación conceptual de la crisis y el acompañamiento terapéutico en el trastorno bipolar. La mano que desciende simboliza la ayuda profesional y humana que guía al paciente desde el abismo del desequilibrio hacia la estabilidad emocional.

40.3 Evaluación clínica durante la urgencia

En una situación de crisis, el primer paso es asegurar la seguridad del paciente y del entorno. El psiquiatra o equipo de emergencia debe realizar una evaluación estructurada que incluya:

1. Nivel de conciencia y orientación.
2. Presencia de ideación suicida, homicida o psicótica.
3. Adherencia al tratamiento y consumo reciente de sustancias.
4. Factores estresantes recientes (duelos, rupturas, conflictos).
5. Condiciones médicas que puedan agravar los síntomas.

En la urgencia psiquiátrica, actuar con calma y empatía es tan importante como la medicación.

40.4 Hospitalización: ¿cuándo y por qué?

La hospitalización no debe entenderse como un castigo, sino como un recurso terapéutico temporal para restaurar la estabilidad neuroquímica y emocional.

Indicaciones principales:

- Riesgo suicida o agresividad.
- Episodios psicóticos graves.
- Conductas peligrosas o impulsivas.
- Falta de soporte familiar o social.
- Fracaso del tratamiento ambulatorio.

Durante la hospitalización, el objetivo es proteger, estabilizar y reintegrar. El tratamiento incluye farmacoterapia intensiva, psicoeducación y planificación del alta. Ingresar no significa retroceder, sino detenerse para recuperar el equilibrio.

40.5 Manejo de urgencias en casa o consulta

Muchas crisis leves o moderadas pueden manejarse fuera del hospital si se cuenta con un plan de acción estructurado.

Elementos clave del plan de crisis:

- Identificar las señales tempranas de recaída.
- Contactar al psiquiatra o terapeuta antes de que la crisis escale.
- Evitar decisiones importantes (mudanzas, rupturas, compras grandes).
- Reducir estímulos (ruido, luz, discusiones).
- Iniciar técnicas de respiración o *mindfulness.*
- Mantener un ambiente seguro y supervisado.

Ejemplo clínico:

Un paciente con antecedentes de episodios mixtos nota irritabilidad creciente y dificultad para dormir. Junto con su familia, activa su "protocolo personal": descanso, suspensión de cafeína y contacto inmediato con su médico. Evita así una recaída completa. Tener un plan de crisis es como tener un mapa antes de que llegue la tormenta.

40.6 Fármacos de emergencia y contención

Durante una crisis aguda, los medicamentos pueden ser necesarios para estabilizar al paciente de forma rápida.

Opciones comunes:

- Benzodiacepinas (lorazepam, clonazepam): reducen la agitación y facilitan el sueño.
- Antipsicóticos atípicos (olanzapina, haloperidol, ziprasidona): controlan la manía o la psicosis.
- Litio o valproato intravenoso/oral: estabilizan el ánimo de forma progresiva.

El uso debe ser siempre temporal y supervisado por un profesional, priorizando la seguridad y la monitorización clínica. La medicación de urgencia no sustituye el tratamiento, solo lo protege mientras se restablece el equilibrio.

40.7 Integración con el modelo DNP-21-B

El DNP-21-B permite anticipar las crisis mediante la identificación de patrones neuroquímicos individuales. En la tabla 34 se relacionan los diferentes perfiles neuroquímicos del modelo DNP-21-B con los tipos de crisis más probables en el trastorno bipolar y las estrategias preventivas recomendadas, lo que permite anticipar descompensaciones y fortalecer la estabilidad clínica mediante intervenciones oportunas y personalizadas.

Tabla 34. Perfiles DNP-21-B, tipos de crisis probables y estrategias preventivas

Perfil DNP-21-B	Crisis más probable	Estrategia preventiva
Alta dopamina	Manía o impulsividad	Rutina estructurada, sueño, estabilizadores

Perfil DNP-21-B	Crisis más probable	Estrategia preventiva
Baja serotonina	Depresión y desesperanza	Psicoterapia, *mindfulness*, apoyo social
Exceso de glutamato	Estados mixtos o ansiedad severa	Técnicas de respiración, GABAérgicos
Déficit GABA	Agitación, insomnio	Ejercicio, relajación, *biofeedback*

Cada perfil neuroquímico tiene su talón de Aquiles, pero también su puerta de prevención.

40.8 De la crisis al crecimiento

Cada crisis puede transformarse en una lección de autoconocimiento. Con un tratamiento adecuado, acompañamiento familiar y herramientas preventivas, el paciente aprende a reconocer los patrones de desbalance y actuar antes del colapso. Una mente que aprende de sus crisis se convierte en su propio refugio.

PARTE VIII.
Enfoques integradores y holísticos

CAPÍTULO 41
Ejercicio físico y salud mental en la bipolaridad

Mover el cuerpo para estabilizar la mente.

41.1 El cuerpo como estabilizador natural del ánimo

Durante mucho tiempo, el ejercicio físico fue considerado solo una recomendación de estilo de vida; hoy sabemos que es una intervención terapéutica con base neurobiológica.

En el trastorno bipolar, el movimiento no solo fortalece el cuerpo: regula neurotransmisores, mejora el sueño, reduce la ansiedad y actúa como un modulador natural del eje dopaminérgico y serotoninérgico.

Moverse no es huir del dolor, sino transformarlo en energía útil para sanar. El ejercicio puede ser tan eficaz como un fármaco en la prevención de recaídas, siempre que se practique con constancia, conciencia y acompañamiento clínico.

41.2 Efectos neuroquímicos del ejercicio

Cada sesión de actividad física estimula la liberación de dopamina, serotonina, endorfinas y BDNF (factor neurotrófico derivado del cerebro), sustancias que favorecen la neuroplasticidad y la reparación neuronal.

Beneficios específicos:

- Dopamina: mejora la motivación y la claridad mental.
- Serotonina: estabiliza el ánimo y disminuye la irritabilidad.
- GABA: reduce la ansiedad fisiológica.
- Endorfinas: generan sensación de bienestar.
- BDNF: estimula la regeneración sináptica y protege contra recaídas.

Cada movimiento es una sinapsis que despierta.

41.3 Tipos de ejercicio recomendados para pacientes bipolares

En la tabla 35 se resumen los principales tipos de ejercicio físico recomendados en el trastorno bipolar, su frecuencia orientativa y los beneficios terapéuticos asociados, destacando el papel del movimiento corporal como modulador del estado de ánimo, el sueño y la regulación emocional dentro de un abordaje integral.

Tabla 35. Ejercicio físico, frecuencia recomendada y beneficios terapéuticos en el trastorno bipolar

Tipo de ejercicio	Frecuencia	Beneficio principal
Aeróbico (caminar, nadar, bicicleta)	4-5 veces/semana	Regula el ánimo y mejora el sueño
Entrenamiento de fuerza	2-3 veces/semana	Incrementa dopamina y autoconfianza
Yoga o taichí	2-4 veces/semana	Aumenta GABA y reduce cortisol
Mindful running o caminata consciente	Diario	Promueve regulación emocional

Ejemplo clínico:

Una paciente de 45 años con bipolar II inicia un programa de caminata matutina de 30 minutos. Después de 6 semanas mejora su energía, su sueño y logra disminuir la necesidad de benzodiacepinas.

41.4 El riesgo del exceso: ejercicio y manía

En algunos pacientes, la práctica excesiva puede convertirse en un disparador de episodios hipomaníacos o maníacos. El exceso de ejercicio estimula dopamina y adrenalina en niveles similares a los de un estado expansivo.

Indicadores de riesgo:

- Entrenamiento compulsivo o prolongado (>2 horas diarias).
- Negación de cansancio o lesiones.

- Disminución del sueño sin fatiga.
- Euforia o irritabilidad posterior al ejercicio.

La disciplina cura; la compulsión enferma.

El equilibrio consiste en mantener el ejercicio como una medicina, no como una fuga.

41.5 Integración del ejercicio en el plan terapéutico

El ejercicio debe integrarse como parte del tratamiento multidimensional del trastorno bipolar, junto con farmacoterapia, psicoterapia y psicoeducación.

Estrategia práctica:

1. Evaluar el estado clínico: evitar ejercicio intenso durante episodios agudos.
2. Establecer metas realistas: frecuencia gradual y supervisión médica.
3. Registrar progreso: uso de diarios o aplicaciones.
4. Incluir acompañamiento social: caminar con familiares o grupos.
5. Integrar al DNP-21-B: usar el perfil neuroquímico para elegir el tipo de ejercicio más beneficioso.

En la tabla 36 se vinculan los diferentes perfiles neuroquímicos del modelo DNP-21-B con tipos de ejercicio físico recomendados y sus efectos esperados, lo que facilita una prescripción de actividad física personalizada orientada a la regulación del estado de ánimo, la reducción del estrés y la estabilidad emocional.

Tabla 36. Recomendaciones de ejercicio físico según perfil neuroquímico DNP-21-B

Perfil DNP-21-B	Ejercicio recomendado	Efecto esperado
Alta dopamina	Yoga, respiración	Calma mental
Baja serotonina	Caminata al aire libre	Bienestar emocional

Perfil DNP-21-B	Ejercicio recomendado	Efecto esperado
Déficit GABA	Natación, taichí	Relajación profunda
Exceso glutamato	Estiramientos suaves	Disminución del estrés

El cuerpo se convierte en laboratorio de equilibrio químico cuando se mueve con propósito.

41.6 El movimiento como medicina del alma

El ejercicio físico es una de las formas más accesibles y profundas de regulación emocional. Cada paso, respiración o estiramiento ayuda a sincronizar la mente con el cuerpo, transformando la energía caótica en armonía interna. La mente bipolar encuentra su ritmo cuando el cuerpo vuelve a moverse con conciencia (figura 40).

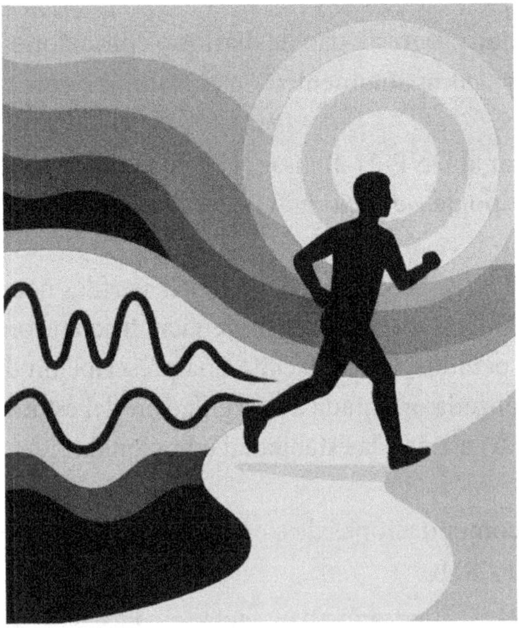

Figura 40. Representación conceptual del ejercicio físico como herramienta terapéutica en el trastorno bipolar. Las ondas de luz que rodean al cuerpo simbolizan la regulación neuroquímica, el equilibrio energético y la conexión mente-cuerpo alcanzada mediante el movimiento consciente.

CAPÍTULO 42
Nutrición, inflamación y microbiota cerebral

La salud mental también se cocina en el intestino.

42.1 La nueva frontera de la psiquiatría nutricional

En las últimas dos décadas, la ciencia ha confirmado una relación profunda entre alimentación, inflamación y salud mental. El intestino, lejos de ser un órgano aislado, funciona como un segundo cerebro: contiene millones de neuronas, produce neurotransmisores como la serotonina y se comunica constantemente con el sistema nervioso central a través del eje intestino-cerebro.

Comer bien no solo alimenta el cuerpo, sino también la estabilidad emocional. En el trastorno bipolar, una dieta proinflamatoria puede agravar los episodios de ánimo, mientras que una alimentación equilibrada ayuda a reducir recaídas, mejorar la energía y optimizar la respuesta a los fármacos.

42.2 Inflamación y disfunción cerebral

La investigación moderna muestra que el trastorno bipolar está asociado a un estado inflamatorio crónico de bajo grado, caracterizado por niveles elevados de citoquinas como IL-6, TNF-α y PCR ultrasensible.

Estas sustancias alteran la función mitocondrial y la plasticidad sináptica, interfiriendo con neurotransmisores como la dopamina y la serotonina.

Consecuencias clínicas:

- Mayor frecuencia de episodios mixtos.
- Fatiga persistente y neblina mental.
- Disminución de la neuroplasticidad.
- Peor respuesta al tratamiento farmacológico.

El cerebro inflamado no piensa con claridad ni siente con estabilidad.

42.3 La microbiota intestinal: un ecosistema que influye en el ánimo

En el instentino humano viven más de 100 billones de bacterias, las cuales conforman la microbiota intestinal. Este ecosistema regula la producción de serotonina, dopamina, GABA y ácidos grasos de cadena corta, que impactan directamente en la función cerebral (figura 41).

Factores que dañan la microbiota:

- Antibióticos y dietas ultraprocesadas.
- Azúcar refinada y grasas trans.
- Estrés crónico y privación de sueño.

Factores que la fortalecen:

- Dieta rica en fibra, frutas y vegetales.
- Fermentados naturales (kéfir, yogur, kimchi).
- Omega-3, prebióticos y probióticos.

Cuidar la flora intestinal es cuidar la neuroquímica del alma.

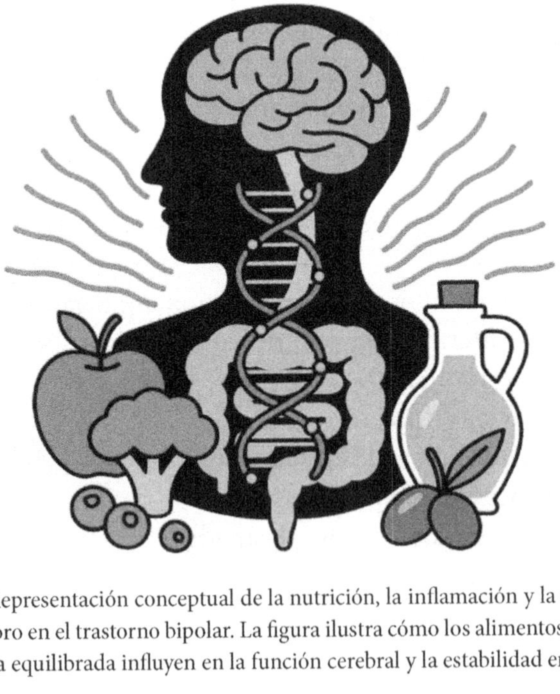

Figura 41. Representación conceptual de la nutrición, la inflamación y la conexión intestino-cerebro en el trastorno bipolar. La figura ilustra cómo los alimentos saludables y la microbiota equilibrada influyen en la función cerebral y la estabilidad emocional.

42.4 Nutrientes que protegen el cerebro bipolar

En la tabla 37 se resumen los principales nutrientes con evidencia de beneficio en la salud cerebral y la regulación del estado de ánimo en el trastorno bipolar. Se indican sus fuentes alimentarias y sus efectos terapéuticos, subrayando el papel de la nutrición como complemento esencial del tratamiento farmacológico y psicoterapéutico.

Tabla 37. Nutrientes con efecto neuroprotector y modulador del estado de ánimo en el trastorno bipolar

Nutriente	Fuente principal	Efecto terapéutico
Omega-3 (EPA/DHA)	Pescado azul, nueces	Antiinflamatorio, estabilizador del ánimo
Magnesio	Espinacas, almendras, aguacate	Mejora el sueño y la ansiedad
Zinc y selenio	Semillas, mariscos	Apoyan la función dopaminérgica
Vitamina D	Sol, lácteos fortificados	Regula serotonina y sistema inmune
Triptofano	Pavo, avena, plátano	Precursor natural de serotonina
Polifenoles	Frutas rojas, té verde, cacao	Antioxidante y neuroprotector

Cada alimento puede ser un mensaje bioquímico que calma o altera la mente.

42.5 El modelo inflamatorio del trastorno bipolar

La conexión entre metabolismo e inflamación explica por qué muchos pacientes presentan resistencia a la insulina, obesidad o síndrome metabólico, especialmente cuando usan estabilizadores del ánimo o antipsicóticos.

La inflamación afecta la función de la barrera hematoencefálica, lo que incrementa la vulnerabilidad emocional.

Recomendaciones clínicas:

- Controlar glucosa, lípidos y marcadores inflamatorios.
- Introducir dieta antiinflamatoria mediterránea.
- Favorecer el ayuno intermitente bajo supervisión médica.
- Evitar consumo excesivo de alcohol y azúcares refinados.

La inflamación es el fuego silencioso que desordena la mente.

42.6 Integración con el modelo DNP-21-B

En la tabla 38 se relacionan los diferentes perfiles neuroquímicos del modelo DNP-21-B con alteraciones metabólicas frecuentes y recomendaciones nutricionales específicas, destacando el papel de la alimentación como herramienta moduladora del estado de ánimo, el estrés y la estabilidad neurobiológica en el trastorno bipolar.

El DNP-21-B permite asociar ciertos desequilibrios neuroquímicos con la dieta más adecuada para cada perfil.

Tabla 38. Perfiles DNP-21-B, alteraciones metabólicas asociadas y recomendaciones nutricionales

Perfil DNP-21-B	Alteración metabólica común	Recomendación nutricional
Alta dopamina	Ansiedad, insomnio	Reducir cafeína y azúcares
Baja serotonina	Tristeza, anhedonia	Aumentar triptófano y omega-3
Déficit GABA	Estrés e irritabilidad	Incrementar magnesio y alimentos fermentados
Exceso glutamato	Hiperactividad mental	Evitar glutamato monosódico y ultraprocesados

La dieta puede modular neurotransmisores del mismo modo que los fármacos, pero sin efectos secundarios.

42.7 Comer como acto terapéutico

La alimentación consciente es una forma diaria de psiquiatría preventiva. Cada comida puede ser una dosis de estabilidad o una chispa de desequilibrio. Cuando el paciente bipolar aprende a nutrirse desde la biología y la compasión, su cuerpo se convierte en un aliado terapéutico. Comer bien es un acto de amor neuroquímico hacia uno mismo.

CAPÍTULO 43
Sueño reparador como piedra angular del tratamiento

Dormir bien es estabilizar el alma.

43.1 El sueño como regulador neuroquímico

En el trastorno bipolar, el sueño no es un lujo, sino un pilar terapéutico. La pérdida o desregulación del sueño es uno de los síntomas más sensibles y predictivos de una recaída, tanto maníaca como depresiva. De hecho, hasta el 70 % de los episodios maníacos se inician tras varios días de insomnio o sueño reducido.

Cada noche sin descanso es una sinapsis que se debilita. Dormir adecuadamente no solo recupera energía: restaura el equilibrio de neurotransmisores, regula el eje hipotalámico-hipofisario-adrenal y protege la estabilidad emocional.

43.2 Neurobiología del sueño en el cerebro bipolar

El sueño es una coreografía entre la melatonina, la serotonina, el GABA y el glutamato. En los pacientes con bipolaridad, estos sistemas suelen presentar desincronización del ritmo circadiano y alteración del eje luz–oscuridad.

Mecanismos implicados:

- Disminución de melatonina: retrasa el inicio del sueño y altera la arquitectura REM.
- Exceso de dopamina nocturna: provoca hiperactividad mental.
- Déficit de GABA: impide la relajación fisiológica.
- Alteración del glutamato: mantiene el cerebro "encendido", incluso durante el descanso.

La mente bipolar no siempre duerme; a veces, solo se apaga la luz.

43.3 Tipos de alteraciones del sueño más frecuentes

En la tabla 39 se describen los principales tipos de alteraciones del sueño observadas en el trastorno bipolar y su asociación con las diferentes fases clínicas, destacando el sueño como un marcador temprano de desestabilización afectiva y un objetivo terapéutico prioritario.

Tabla 39. Trastornos del sueño y fases clínicas asociadas en el trastorno bipolar

Tipo de trastorno	Características	Fase más común
Insomnio inicial	Dificultad para conciliar el sueño	Manía o ansiedad
Despertares nocturnos	Sueño fragmentado	Depresión o estrés
Sueño corto sin cansancio	Sensación de energía excesiva	Hipomanía
Hipersonmia	Dormir en exceso sin descanso real	Fase depresiva
Ritmo circadiano invertido	Actividad nocturna y somnolencia diurna	Estados mixtos

43.4 La privación de sueño como desencadenante de recaídas

Estudios muestran que incluso una sola noche de privación total puede inducir síntomas maníacos en individuos vulnerables. El insomnio crónico, además, eleva el cortisol y genera inflamación cerebral, lo que agrava el riesgo de recaídas.

Factores que perpetúan la falta de sueño:

- Estrés psicológico y pensamientos acelerados.
- Consumo de cafeína, alcohol o nicotina.
- Uso nocturno de pantallas (luz azul).
- Rutinas irregulares o trabajo nocturno.

Dormir mal no es solo un síntoma: es un detonante.

43.5 Estrategias clínicas para restaurar el sueño

A. Intervenciones conductuales:

- Mantener horario fijo de sueño y despertar.
- Evitar pantallas al menos 60 minutos antes de dormir.
- Reducir consumo de estimulantes.
- Asociar la cama solo con descanso (no trabajo ni discusión).
- Practicar relajación o respiración profunda.

B. Intervenciones farmacológicas:

- Melatonina o ramelteón: regulan ritmo circadiano.
- Quetiapina o lurasidona: mejoran el sueño sin inducir adicción.
- Benzodiacepinas de corta acción: uso limitado en fases agudas.
- Trazodona o mirtazapina: útiles en insomnio depresivo.

C. Enfoques complementarios:

- *Mindfulness* y yoga nidra: inducen relajación parasimpática.
- Terapia de luz diurna: estabiliza los ritmos circadianos.
- Suplementos como magnesio o teanina: favorecen la calma neurológica.

Dormir bien es una receta neuroquímica, no solo una costumbre.

43.6 Integración con el modelo DNP-21-B

En la tabla 40 se relacionan los diferentes perfiles neuroquímicos del modelo DNP-21-B con las alteraciones del sueño más frecuentes y las intervenciones sugeridas.

Se destaca el abordaje del sueño como un eje terapéutico fundamental para la estabilidad del estado de ánimo y la prevención de recaídas en el trastorno bipolar. El sueño se correlaciona directamente con los perfiles neuroquímicos descritos en el DNP-21-B.

Tabla 40. Perfiles DNP-21-B, alteraciones del sueño y estrategias de intervención

DNP-21-B	Alteración del sueño	Intervención sugerida
Alta dopamina	Insomnio, euforia nocturna	Rutina fija, melatonina, yoga
Baja serotonina	Sueño superficial	Ejercicio diurno, triptófano
Déficit GABA	Despertares frecuentes	Técnicas de relajación, suplementos GABAérgicos
Exceso glutamato	Pesadillas, hiperactividad mental	Evitar pantallas, *mindfulness,* estabilizadores

Dormir es permitir que los neurotransmisores vuelvan a su hogar.

43.7 El descanso como medicina invisible

El sueño reparador es el estabilizador más silencioso, pero también el más poderoso. Dormir bien permite que el cerebro reorganice emociones, repare conexiones y restaure la esperanza. En el tratamiento del trastorno bipolar, una noche de descanso vale tanto como una dosis de litio. Dormir no es rendirse: es volver a empezar con la mente en calma (figura 42).

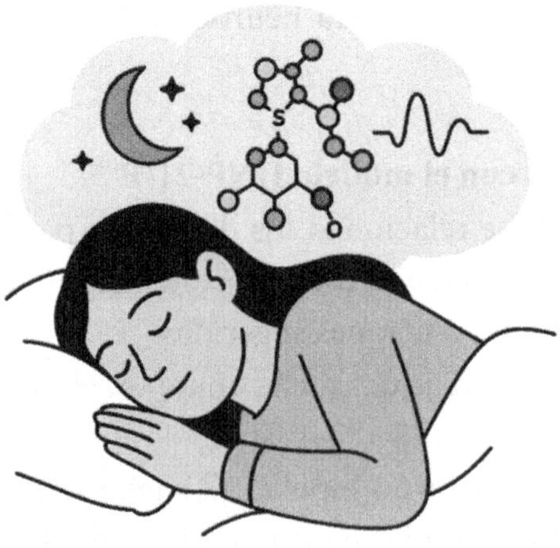

Figura 42. Las ondas de luz simbolizan la restauración neuroquímica, el equilibrio circadiano y la serenidad emocional que emergen tras un descanso profundo.

CAPÍTULO 44
Espiritualidad, sentido de vida y crisis existenciales

El alma también busca equilibrio químico.

44.1 Más allá del diagnóstico: el hambre de significado

El tratamiento del trastorno bipolar no puede limitarse a lo biológico. Aunque la medicación estabiliza el ánimo, el sentido de la vida estabiliza la identidad. En los momentos de crisis, muchos pacientes expresan preguntas que trascienden la psiquiatría.

"¿Por qué me pasa esto?", "¿Qué propósito tiene mi existencia?", "¿Soy algo más que mis altibajos?". No se trata solo de equilibrar neurotransmisores, sino de reconciliar la mente con el alma.

La espiritualidad —entendida no como religión, sino como búsqueda interior de coherencia, esperanza y conexión— se ha convertido en un factor protector reconocido en salud mental (figura 43).

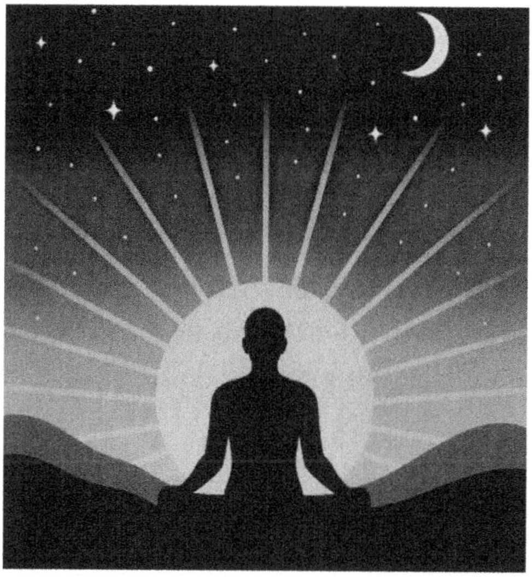

Figura 43. Representación conceptual de la espiritualidad y el sentido de vida en el trastorno bipolar. La luz interior simboliza la búsqueda de trascendencia, la armonía entre mente y alma, y el proceso de sanación más allá de lo biológico.

44.2 Neurobiología de la espiritualidad

La espiritualidad tiene una base cerebral observable. Estudios con neuroimagen muestran activación del corte prefrontal medial, el cíngulo anterior y el lóbulo parietal inferior, regiones asociadas con la empatía, la introspección y la percepción de trascendencia.

Efectos neuroquímicos identificados:

- Incremento de serotonina y oxitocina, vinculadas con calma y conexión.
- Regulación de dopamina, reduciendo impulsividad y euforia.
- Activación del nervio vago, que induce estados de relajación profunda.

La fe, la meditación o el arte pueden ser tan neuroquímicos como una dosis de litio.

44.3 Crisis existencial: cuando el alma también entra en fase mixta

Durante fases depresivas, el paciente bipolar puede experimentar un vacío espiritual profundo: la sensación de pérdida de propósito, de desconexión o incluso de "quiebre del yo". En fases maníacas, esa misma búsqueda puede volverse eufórica o mesiánica, llevando a interpretaciones delirantes de la realidad.

Ejemplo clínico:

Un artista con trastorno bipolar describe que, en su fase maníaca, "sentía ser elegido para salvar al mundo". Tras la estabilización comprendió que aquella sensación era una distorsión del deseo humano de trascendencia, no una vocación divina. Toda crisis espiritual merece comprensión, no ridiculización.

44.4 Espiritualidad y resiliencia

Diversos estudios demuestran que la práctica espiritual regular —sea meditación, oración, contemplación o contacto con la naturaleza— disminuye la recurrencia de episodios depresivos y mejora la adherencia al tratamiento.

Beneficios psicológicos:

- Incrementa la esperanza y la autocompasión.
- Fortalece el sentido de propósito y pertenencia.
- Reduce el miedo a la muerte y la desesperanza.
- Favorece la resiliencia frente a la culpa o el estigma.

La espiritualidad no reemplaza la medicación, pero le da un sentido.

44.5 Integración clínica del enfoque espiritual

El psiquiatra o terapeuta puede acompañar al paciente en esta dimensión sin imponer creencias. El objetivo es reconectar la experiencia interna con la narrativa de vida.

Herramientas clínicas útiles:

1. Explorar el sentido personal de fe, arte o trascendencia.
2. Incluir en la entrevista esta pregunta: "¿Qué te da fuerza para seguir?"
3. Recomendar ejercicios de gratitud o contemplación diaria.
4. Estimular prácticas de servicio o conexión comunitaria.

Ejercicio terapéutico:

El paciente escribe una carta dirigida a su "yo del futuro", describiendo qué significaría para él haber superado el dolor. Este acto simbólico refuerza la autoeficacia y esperanza.

44.6 Integración con el modelo DNP-21-B

En la tabla 41 se explora la relación entre los perfiles neuroquímicos del modelo DNP-21-B y las distintas manifestaciones de la experiencia espiritual, proponiendo estrategias terapéuticas que integran prácticas contemplativas, artísticas y comunitarias como complemento del abordaje clínico, sin contraponer espiritualidad y ciencia. La espiritualidad también se correlaciona con el equilibrio neuroquímico.

Tabla 41. Dimensión espiritual y equilibrio neuroquímico según el perfil DNP-21-B

Perfil DNP-21-B	Dimensión espiritual asociada	Estrategia terapéutica recomendada
Alta dopamina	Euforia, grandiosidad espiritual	Meditación guiada y *grounding*
Baja serotonina	Desesperanza y vacío existencial	Prácticas de gratitud y arte
Déficit GABA	Ansiedad espiritual o culpa	Respiración consciente y oración calmada
Alta oxitocina	Conexión interpersonal y compasión	Actividades comunitarias y voluntariado

La espiritualidad no se opone a la ciencia: la complementa al recordarnos por qué vale la pena sanar.

44.7 Cuando la mente encuentra su propósito

El equilibrio interior no se logra solo corrigiendo neurotransmisores, sino reconciliando el cuerpo, la mente y el alma. Encontrar un sentido a la propia existencia transforma la enfermedad en camino, el dolor en aprendizaje y la recaída en oportunidad de despertar. La salud mental no es solo estabilidad emocional: es sentir que la vida tiene sentido, incluso cuando duele.

CAPÍTULO 45
El modelo del aikido médico aplicado a la bipolaridad (2A + 2B + 2C + 2D)

De la tormenta neuroquímica a la maestría emocional.

45.1 Marco general: ¿por qué "aikido" en salud mental?

El aikido no busca vencer a un oponente, sino redirigir su energía hasta neutralizar el conflicto sin destruir. En bipolaridad, la "fuerza que llega" es interna: oleadas de dopamina, glutamato y noradrenalina que empujan hacia la hipomanía/manía o déficits en serotonina y GABA que arrastran a la depresión y la ansiedad. El aikido médico propone reconocer esa inercia biológica, entrar en contacto con ella y convertirla en movimiento útil. No elimina la energía: la conduce.

Idea central: toda crisis contiene información. Si el paciente aprende a leerla y a moverse con ella, pasa de "apagar incendios" a practicar una disciplina de autorregulación cotidiana, con lenguaje, respiración, cuerpo, entorno y tratamiento trabajando sincronizados.

45.2 Neurobiología práctica del modelo

A cada fase del modelo del aikido médico 2A + 2B + 2C + 2D (Anticipar, Analizar, Bienvenida, Benevolencia, Controlar, Cambiar, Derribar y Disolver) corresponde un circuito cerebral predominante y una palanca clínica.

En la tabla 42 se integran las ocho fases del modelo aikido médico con sus principales circuitos neurobiológicos y las palancas reguladoras correspondientes. Se ofrece así un marco clínico que conecta neurociencia, regulación emocional y estrategias terapéuticas activas para el manejo del trastorno bipolar y otros estados de desregulación afectiva.

Tabla 42. Modelo aikido médico (2A + 2B + 2C + 2D): correlatos neurobiológicos y palancas terapéuticas

Fase	Circuito/correlato	Palanca reguladora
Anticipar	Red de saliencia (ínsula–cíngulo anterior) detecta cambios; noradrenalina ↑	Monitoreo continuo, diarios, dispositivos portátiles, detección de señales prodrómicas
Analizar	Corteza prefrontal dorsolateral; dopamina mesocortical	Reencuadre cognitivo, análisis de desencadenantes, decisiones de microajuste
Bienvenida	Red por defecto integrada con corteza prefrontal medial; serotonina	Aceptación sin fusión, rotulación emocional, exposición interoceptiva breve
Benevolencia	Sistema de afiliación (oxitocina, corteza orbitofrontal)	Autocompasión guiada, tono prosódico, contacto seguro
Controlar	Circuitos GABAérgicos; tálamo–corteza	Respiración diafragmática, pausas sensoriomotoras, higiene del estímulo
Cambiar	Flexibilidad dependiente de glutamato/BDNF	Sustitución conductual, canal creativo, microobjetivos con *feedback*
Derribar	Red ejecutiva; extinción amigdalar	Disputa de creencias nucleares, experimentos conductuales
Disolver	Endocannabinoides (anandamida), vagotonía	Soltar rumiación, práctica de cierre, rituales de descanso

Traducción operativa: cada fase no es un eslogan; es un interruptor neurofisiológico que el paciente aprende a pulsar con técnicas específicas y medibles.

45.3 Las 2A con protocolos medibles

45.3.1 Anticipar: mapa de señales y ventana de riesgo

Objetivo: detectar cambios ≥72 horas antes del desborde.

Herramientas:

- Diario de 3 columnas (mañana/tarde/noche) con 0–10 para energía, irritabilidad, velocidad del pensamiento, horas de sueño real (actígrafo o reloj), consumo de cafeína/alcohol y conflictos.
- Microbiomarcadores de rutina: regularidad intestinal, apetito, antojos de azúcar/sal (indicadores periféricos de dopamina/serotonina).
- Señales prodrómicas personales (lista top-5). Ejemplos frecuentes: reducir el sueño sin cansancio, más chistes y proyectos simultáneos, gastos "pequeños" repetidos, necesidad de hablar o en depresión: empezar a cancelar planes, uso excesivo de cama/celular e hipersensibilidad al rechazo.

Umbrales de activación:

- Hipomanía/manía: sueño <5,5 h por 2 noches o <6,5 h por 3 noches, energía ≥7/10, aumento de sociabilidad inusual.
- Depresión: anhedonia ≥6/10 por 3 días, lentitud psicomotora observada por terceros, rumiación nocturna >30 min.

Plan de acción nivel 1 (semáforo amarillo):

- Mensaje a "pareja de observación" o familiar designado: "Estoy en prealerta, hoy priorizo sueño, hidratación, cero discusiones".
- Reajuste conductual: apagar pantallas 90 min antes de dormir, retirar cafeína después de las 14:00, cena simple con triptófano y magnesio, caminata de 20–30 min sin música estimulante.
- Enlace médico pactado: si la señal persiste 72 h, avisar al psiquiatra para microajuste farmacológico.

45.3.2 Analizar: matriz de desencadenantes y decisiones de microajuste

Aplicar la matriz 3×3 (biológico–psicológico–social × agudo–subagudo–crónico):

Ejemplo real: Carlos (33, bipolar I). Desencadenante subagudo biológico: dos semanas de insomnio parcial por turnos; psicológico: proyecto nuevo con sobreexigencia; social: aumento de salidas. Decisión: duerme 9 h dos noches con apoyo de medicación pactada, informa a su jefe para posponer entregas, reduce interacción social 5 días, retoma hidratación y ejercicio moderado. Resultado: YMRS sube 4 puntos y vuelve a su línea de base en una semana sin crisis.

Regla clínica: no tomar decisiones vitales ni financieras con sueño <6,5 h o ánimo >7/10 o <3/10.

45.4 Las 2B con ejercicios guiados

45.4.1 Bienvenida: exposición interoceptiva de 90 segundos

Instrucción: cuando aparezca la ola (ira, euforia, tristeza) cierre los ojos 90 segundos y describa con precisión dónde se siente (pecho, garganta, frente), temperatura, textura, movimiento. Nombrar: "esto es energía X". Sin juicio. Respiración 4-4-6 (inhalar 4, sostener 4, exhalar 6). La regla de los 90 segundos reduce reactividad amigdalar y permite que la corteza recupere la palabra.

Guion breve para el lector:

- "Siento presión en el pecho, caliente, pulsante. No soy la presión, la observo. Inhalo 4, sostengo 4, exhalo 6. Puedo esperar 90 segundos. No necesito responder ahora".

45.4.2 Benevolencia: microautocompasión con prosodia

La autocrítica eleva cortisol; la autocompasión bien hecha eleva oxitocina y baja la hiperactivación. Técnica en 3 líneas, en voz moderadamente grave y lenta (prosodia calmante):

1. Validación: "Esto duele y es difícil".
2. Humanidad compartida: "A otros también les pasa; no estoy solo."

3. Dirección: "Hoy me trato como a alguien que me importa: un paso pequeño y amable".

Ejemplo real: Lucía, de 40 años y con trastorno bipolar II, usaba esta tríada antes de reuniones exigentes; disminuyó su evitación, aumentó su asertividad y redujo recaídas relacionadas con culpa.

45.5 Las 2C con herramientas de transferencia de energía

45.5.1 Controlar: kit de 6 interrupciones de 60-120 segundos

- Respiración 4-7-8 (3 repeticiones) cuando la mente "corre".
- Mano en esternón + presión suave 30 s (estimula vago).
- Inmersión facial en agua fría 10-15 s o *cold-splash* para abortar picos vegetativos.
- *Grounding* 5-4-3-2-1 (5 cosas que ves, 4 que tocas…).
- Lápiz y papel: listar 3 microacciones concretas y factibles (≤10 min cada una).
- Contrato de pausa: "Detengo conversación si mi volumen supera 6/10".

Lista de comprobación control ambiental:

- Luz cálida por la noche, filtros de azul, habitación ≤19 °C, cama solo para dormir/sexo.
- Dosificar estímulos dopaminérgicos: música con BPM moderado, evitar scroll nocturno, ruido blanco suave si hay hipervigilancia.

45.5.2 Cambiar: sustitución conductual y canal creativo

Regla de sustitución: toda conducta impulsiva tiene un equivalente seguro con la misma "carga energética".

- Gastos → "carrito de ideas": anotar y comprar solo 48-72 h después si sigue haciendo sentido.
- Verborragia → "cuaderno de escritura": escribir 10 minutos sin filtro, compartir solo tras revisarlo al día siguiente.
- Riesgo sexual → "contacto seguro planificado": intimidad afectiva, ejercicio vigoroso y ducha fría, y luego conversación abierta.

Caso real: Roberto redirigió la hipomanía a "sprints creativos" de 20 minutos cronometrados más 5 de pausa, 5 ciclos/día, con límite de pantallas a las 20:30. Publicó su primer fotolibro en 6 meses, con sueño estable.

45.6 Las 2D con ciencia del pensamiento y del cierre

45.6.1 Derribar: terapia de creencias con experimentos conductuales

Creencias frecuentes y experimento sugerido:

- "Sin manía no soy creativo".

Experimento: semana de "creatividad estable" con bloques de 25 min, sin música intensa ni cafeína tarde; medir salida creativa (páginas, bocetos). Muchos pacientes reportan calidad superior con menos ruido mental.

- "Si me detengo, me deprimo".

Experimento: introducir siestas controladas de 20 min + caminata suave; registrar afecto. Se comprueba que "detenerse" no equivale a caer, sino a reponer.

- "Soy un problema para mi familia". Experimento: pedido de ayuda concreta de 10 min/día y *feedback* posterior. Se aclara el valor del paciente en el sistema.

Técnica de "tribunal interno": escribir acusación automática, evidencia a favor/en contra, veredicto razonable y conducta alternativa.

45.6.2 Disolver: prácticas de cierre neurobiológico

- Escritura de 6 minutos antes de dormir (descarga de rumiación), ruptura del papel o guardado en sobre "mañana lo reviso".
- Ritual de temperatura: ducha tibia 5 min seguida de agua un poco más fresca 30 s; induce caída de temperatura central y sueño.
- Oración/meditación breve o gratitud de 3 cosas; eleva oxitocina y cambia marco mental.

- Visualización "marea que baja": al exhalar, imaginar que la ola se retira.

Caso real: Elena realizó un ritual mensual de "reconciliación con el diagnóstico": carta a su yo de 20 años, 10 minutos de respiración, paseo lento. Disminuyeron sus reacciones de vergüenza y aumentó adherencia al litio.

45.7 Protocolos diferenciales por fase

45.7.1 Protocolo hipomanía/manía (24-72 h)

1. Sueño prioritario: meta 8-9 h las dos primeras noches. Melatonina 3-5 mg al anochecer si fue indicado; negociación temporal de responsabilidades.
2. Estímulo mínimo: cero cafeína/energizantes, música suave, evitar *shoppings*/redes nocturnas.
3. Respiración 4-7-8 al inicio de euforia o irritabilidad; 3 series mañana, tarde, noche.
4. Comunicación tipo semáforo con familia: "estoy en amarillo, necesito X". Evitar debates, decisiones de dinero y publicaciones impulsivas.
5. Contacto con psiquiatra para microajuste: antipsicótico atípico de rescate u optimización del estabilizador según plan pactado.
6. Movimiento dosificado: caminata suave 20-30 min; evitar HIIT.
7. Medición: YMRS/ASRM diario rápido; bajar ≥6 puntos en 72 h como objetivo.

45.7.2 Protocolo depresión bipolar (7-14 días)

1. Activación conductual graduada: 3 bloques de 10-15 min/día al inicio (higiene, luz solar, tarea doméstica simple), subir a 5 bloques en una semana.
2. Ritmo circadiano: luz matinal 15-30 min, comidas en horarios fijos, cama como último recurso durante el día.
3. Microplacer planificado: actividades sensoriales inocuas (ducha caliente, té, música nostálgica moderada) y contacto humano breve.

4. Lenguaje de benevolencia: guion diario de 90 segundos frente al espejo con la tríada.
5. Monitor de seguridad: ideación suicida chequeada con semáforo (verde/amarillo/rojo) y plan de seguridad visible.
6. Medición: PHQ-9 o QIDS-SR semanal; meta de descenso ≥5 puntos en 2–4 semanas junto con ajustes médicos.

45.8 Integración con el DNP-21-B: prescripción personalizada

En la tabla 43 se traducen los perfiles neuroquímicos predominantes del modelo DNP-21-B en riesgos clínicos frecuentes y microprescripciones terapéuticas basadas en el modelo aikido médico, ofreciendo intervenciones breves, específicas y fácilmente aplicables para la autorregulación cotidiana y la prevención de descompensaciones afectivas.

Tabla 43. Microprescripción terapéutica del aikido médico según perfil DNP-21-B predominante

DNP-21-B	Riesgo típico	Microprescripción aikido
Alta dopamina	Impulsividad, gasto, verborragia	Controlar: 4-7-8, apagar pantallas 90 min antes, "carrito de ideas 72 h"
Baja serotonina	Pesimismo, rumiación	Benevolencia + gratitud, exposición solar mañanas, alimentos con triptófano/omega-3
Déficit GABA	Ansiedad somática, insomnio	Respiración diafragmática, peso/estimulación profunda, yoga restaurativo
Exceso glutamato	Estados mixtos, hiperalerta	Reducción de estímulo, música lenta, pausas sensoriales, evitar MSG/ultraprocesados
Oxitocina baja	Aislamiento	Corregulación: contacto seguro 20 s, grupos psicoeducativos, tareas compartidas

45.9 Trabajo con familia y pareja: aikido relacional

Contratos de 3 cláusulas:

1. Señal compartida: palabra clave para "pausa" sin discusión.
2. Regla de no-decisiones en amarillo/rojo.
3. Devolución positiva: reconocer un micrologro del otro cada día.

Guion cuando la tensión sube:

- Pareja: "Estoy notando tu voz más rápida y poco sueño; te quiero y me preocupa. Propongo pausa de 10 min y respiración juntos".
- Paciente: "Gracias por decírmelo así. Me tomo la pausa; luego retomamos".

45.10 Plan semanal de práctica (30 días, renovable)

Lunes a viernes:

Mañana: luz natural 15-20 min; 5 minutos de respiración + formulario de *check-in* (sueño, energía, propósito del día); bloque de 25 min productivo.

Mediodía: caminata 15-20 min; comida con proteína y fibra; revisar "carrito de ideas".

Tarde: dos bloques de 25 min con 5 de pausa; grounding 5-4-3-2-1.

Noche: descarga escrita 6 min; ritual de cierre (agua tibia + 90 s de respiración); pantallas fuera 90 min; lectura ligera.

Sábado:

Revisión de semana: gráfico de sueño, energía y eventos. Identificar qué mantuvo estabilidad. Actividad significativa (naturaleza/arte).

Domingo:

Planificación amable: microobjetivos, comidas, descanso, un compromiso social. Cierre con gratitud.

45.11 Medición basada en resultados (*Measurement-Based Care*)

- Línea base y seguimiento: YMRS/ASRM para hipomanía/manía, PHQ-9 o QIDS-SR para depresión, *Insomnia Severity Index* si corresponde.

- Indicadores de proceso: horas de sueño, "días amarillos", número de pausas aplicadas, adherencia a respiración y cierre nocturno.
- Indicadores de resultado: ↓ hospitalizaciones/urgencias, ↓ conflictos familiares, ↑ días funcionales, ↑ autoeficacia.

45.12 Viñetas finales motivadoras

Ana (docente, bipolar II) convirtió su "semana negra" mensual en "semana de cuidado intensivo": redujo agenda 30 %, aumentó sueño y microplaceres sensoriales, mantuvo tres microproductividades diarias. Dos semestres sin licencias médicas.

Mario (emprendedor, bipolar I) temía perder su chispa creativa al estabilizarse. Con la fase Cambiar diseñó un "estudio de ideas" con límites de tiempo y descanso obligatorio. Facturó más con menos caos y mejoró su relación de pareja.

Claudia (médica residente) aprendió la bienvenida y el control con agua fría y respiración cuando notaba gastos impulsivos nocturnos. En 6 meses, cero deudas nuevas y mayor autoestima (figura 44).

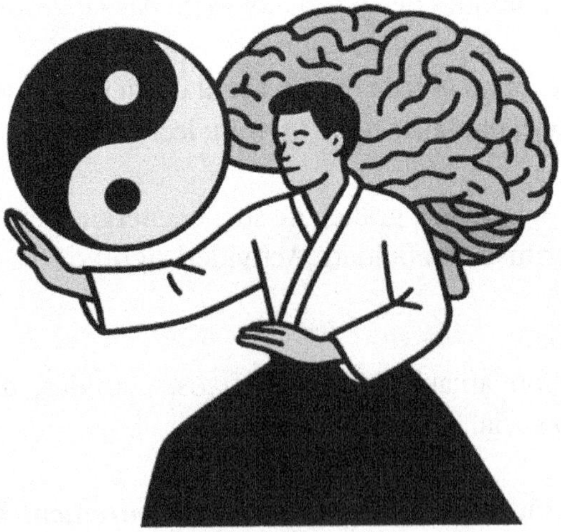

Figura 44. Representación conceptual del modelo del aikido médico aplicado al trastorno bipolar. El equilibrio entre el cerebro y el símbolo yin yang refleja la redirección de la energía emocional y la transformación del conflicto interior en armonía neuroquímica.

45.13 La práctica que transforma

El aikido médico no es una teoría bonita; es una disciplina diaria que convierte oleadas químicas en pasos de baile. Anticipar y analizar proporcionan mapa; bienvenida y benevolencia ofrecen suelo seguro; controlar y cambiar dan dirección; derribar y disolver abren espacio para vivir con dignidad y propósito. La bipolaridad deja de ser una guerra y se vuelve un dojo: un lugar de entrenamiento para la mente y el corazón.

PARTE IX.
Recuperación y resiliencia

CAPÍTULO 46
¿Qué significa esta remisión?

La remisión no es el final del camino,
sino el arte de sostener el equilibrio.

46.1 La remisión no significa cura definitiva

En el trastorno bipolar, "remisión" significa que los síntomas clínicos disminuyen a un nivel subumbral y el paciente recupera estabilidad neuroemocional suficiente para reanudar su vida con seguridad. No implica una curación definitiva ni la ausencia permanente de recaídas. La remisión es una fase de estabilidad que requiere vigilancia activa, ajustes terapéuticos finos y hábitos de vida regimentados para sostenerse en el tiempo.

46.2 Tipos de remisión: clínica, sindrómica y funcional

Remisión clínica: reducción de síntomas afectivos por debajo de umbrales establecidos en escalas validadas (ej., YMRS ≤ 4 para manía; MADRS o QIDS en rango mínimo; CGI-BP ≤ 2).

Remisión sindrómica: ausencia de criterios diagnósticos completos para episodio maníaco, hipomaníaco o depresivo durante un período mínimo (habitualmente ≥ 8 semanas).

Remisión funcional: recuperación del funcionamiento en trabajo/escuela, relaciones y autocuidado, medible con escalas como FAST, WHO-DAS o el nivel de desempeño previo del paciente. La meta clínica no es solo silenciar síntomas, sino restaurar roles y propósito.

46.3 Estabilización no significa cura

La estabilización describe un estado dinámico y mantenido por tratamiento, hábitos y soporte psicosocial. La fisiología de la vulnerabilidad bipolar persiste (reactividad circadiana, labilidad dopaminérgica/serotoninérgica, susceptibilidad al estrés). Por eso, incluso en remisión existe riesgo basal de recaída si disminuye la adherencia, se desregula el sueño o aparecen estresores. Pensar en "cura total" favorece el abandono precoz del tratamiento y aumenta el riesgo de ciclaje.

46.4 Criterios prácticos de remisión sostenida

- Síntomas subclínicos estables durante al menos 8 a 12 semanas.
- Sueño regular 7-9 h, latencia corta, sin despertares prolongados, cronotipo consistente.
- Ritmos de actividad coherentes: horarios de comida, trabajo y ejercicio previsibles.
- Función ejecutiva adecuada: planificación, atención sostenida, control de impulsos.
- Riesgo autolesivo ausente y juicio preservado. Adherencia farmacológica comprobada y tolerabilidad aceptable. Red de apoyo activa y plan de señales tempranas implementado.

46.5 ¿Cómo medimos la remisión?: bacteria mínima de seguimiento

- **Ánimo y energía:** YMRS para síntomas maníacos residuales; PHQ-9, MADRS o QIDS para síntomas depresivos residuales.
- **Ansiedad y sueño:** GAD-7 y un diario de sueño de 2 semanas o actigrafía cuando sea posible.
- **Funcionamiento:** FAST o WHO-DAS cada 1-3 meses en fase de mantenimiento.
- **Cognición breve:** pruebas cronometradas de atención/velocidad de procesamiento (ej., *Symbol Digit Modalities Test*) cuando hay quejas cognitivas.
- **Gravedad global:** CGI-BP y autoevaluación subjetiva de bienestar (0-10).

- **Biológico-terapéutico:** niveles plasmáticos cuando corresponda (litio, valproato), perfil metabólico si se usan antipsicóticos, TSH si hay litio, y parámetros hepáticos/hematológicos según fármacos.

46.6 Neurobiología resumida de la remisión

Durante la remisión disminuye la hiperreactividad dopaminérgica mesolímbica y se restablece la modulación prefrontal, mientras el eje circadiano (núcleo supraquiasmático) recupera sincronía con señales de luz-oscuridad y rutinas. Persisten vulnerabilidades en redes de control cognitivo, saliencia y regulación límbico-prefrontal, por lo que el cerebro permanece "sensibilizado" al estrés, la privación de sueño y sustancias dopaminérgicas/estimulantes.

46.7 Residuales que importan: pequeños síntomas, grandes riesgos

- Síntomas mixtos mínimos (irritabilidad, aceleración cognitiva leve) aumentan la probabilidad de viraje.
- Insomnio y variabilidad del horario de sueño predicen recaída maníaca; hipersomnia y anergia, recaída depresiva.
- Anhedonia, fatiga o bradipsiquia subclínicas se asocian con un peor funcionamiento y adherencia.
- Microimpulsividad (compras, manejo temerario, hiperconectividad en redes) puede anticipar descompensación hipomaníaca.

46.8 Duración recomendada de mantenimiento tras remisión

Tras un primer episodio: considerar mantenimiento al menos 12-24 meses, individualizando por carga familiar, gravedad y preferencias.

Tras dos o más episodios, episodios severos, mixtos o con alto riesgo: mantenimiento indefinido con revisiones periódicas del balance beneficio-riesgo.

Si se evalúan reducciones de dosis, deben ser graduales y fuera de estaciones de mayor riesgo, con plan de monitoreo intensivo.

46.9 Principios terapéuticos en remisión

- Farmacológico: mantener el estabilizador eficaz a la dosis mínima efectiva; verificar niveles (litio 0,6–0,8 mEq/L en mantenimiento típico), optimizar la motrigina en polaridad depresiva, y minimizar polifarmacia innecesaria. Evaluar antipsicótico de depósito si hubo recaídas por adherencia.
- Psicoterapias específicas: Psicoeducación estructurada, terapia del ritmo social interpersonal (IPSRT), terapia familiar focalizada (FFT) y TCC adaptada al bipolar reducen las recaídas y mejoran el funcionamiento.
- Ritmos y estilo de vida: horario fijo de sueño, exposición a luz matutina, ejercicio aeróbico regular, alimentación con horarios estables, reducción de alcohol y cafeína, evitar sustancias estimulantes.
- Prevención iatrogénica: cautela con antidepresivos en bipolar I y con antecedentes de viraje; si se usan, con estabilizador y vigilancia estrecha.
- Comorbilidades: tratar ansiedad, TDAH, uso de sustancias y trastornos del sueño porque erosionan la remisión.

46.10 Plan de señales tempranas y acción rápida

Definir con el paciente sus marcadores personales: cambios en sueño, velocidad del pensamiento, gasto, verborrea, irritabilidad, retraimiento, desesperanza, ideas de culpa.

Asignar umbrales de acción: por ejemplo, si hay 2 noches con < 6 h de sueño o GAD-7 sube ≥ 5 puntos, activar plan.

Pasos del plan: contacto inmediato con el equipo, ajuste breve de medicación según pauta preacordada, higiene del sueño reforzada, reducción de demandas y aumento de apoyo familiar.

Caja de herramientas: respiración diafragmática, rutina digital nocturna, exposición a luz matinal, lista de "actividades ancla" y bloqueo temporal de compras en apps si hay riesgo impulsivo.

46.11 Algoritmo clínico breve de mantenimiento

Confirmar remisión sindrómica y funcional → optimizar fármaco base a mínima dosis efectiva y verificar tolerabilidad → seleccionar psicoterapia basada en necesidades → instaurar rutina circadiana con métricas objetivas → crear plan de señales tempranas y pactar microajustes permitidos → calendarizar monitoreo trimestral (o mensual si alto riesgo) con batería breve estandarizada → revisar comorbilidades y adherencia en cada visita → educación continua para paciente y familia.

46.12 Educación al paciente: ¿cómo explicarlo en consulta?

"Estar en remisión significa que tu cerebro recuperó su equilibrio y que tus síntomas están 'por debajo del radar'. No es culpa tuya si hay vulnerabilidad biológica, pero sí es tu responsabilidad —y la nuestra— mantener los ritmos de sueño, la medicación y un plan de señales tempranas. Así reducimos el riesgo de recaídas y te ayudamos a construir una vida plena".

46.13 Lista de comprobación de remisión para la visita de control

- Síntomas subclínicos estables ≥ 8 semanas.
- Sueño regular sin despertares prolongados.
- FAST/funcionamiento dentro de rango esperado.
- Adherencia ≥ 90 % verificada.
- Efectos adversos tolerables y laboratorios al día.
- Plan de señales tempranas revisado con familia.
- Objetivos de vida y actividades significativas en curso.

46.14 Hoja de automonitoreo semanal (formato sugerido)

- Sueño: hora de acostarse/levantarse, total de horas, siestas, calidad 0-10.
- Estado de ánimo y energía: escala 0-10.
- Impulsividad/ansiedad: escala 0-10 y ejemplos concretos.
- Rutinas: ejercicio, comidas a horario, exposición a luz matinal.

- Adherencia: omisiones de dosis y motivo.
- Eventos de estrés: ¿qué ocurrió y cómo se manejó?
- Acciones tomadas: técnicas de regulación, contacto con el equipo, ajustes permitidos.

46.15 Conclusión

La remisión es una conquista clínica y un proyecto de vida. Se sostiene con ciencia, hábitos y comunidad. La estabilización no es la cura definitiva, pero es la plataforma desde la cual los pacientes pueden estudiar, trabajar, amar y crear con seguridad (figura 45).

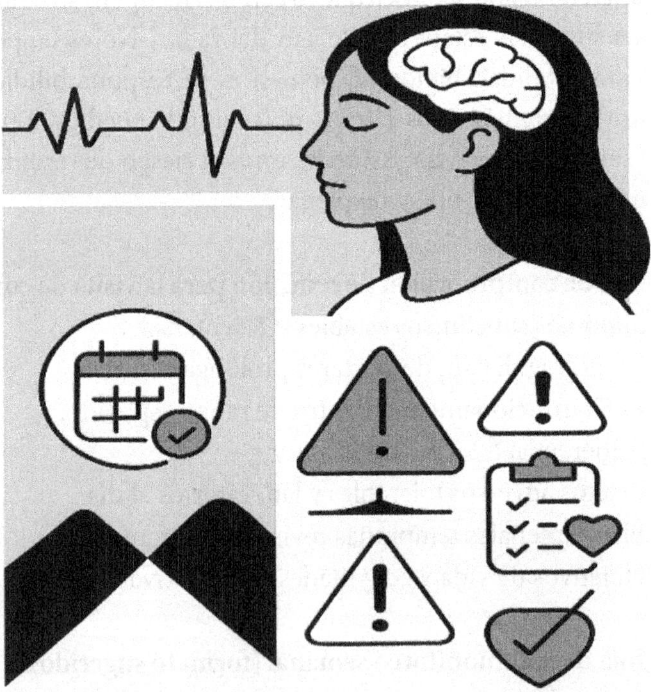

Figura 45. La remisión en el trastorno bipolar representa una fase de estabilidad clínica con síntomas subumbrales, pero con riesgo de recaída si no se mantiene el monitoreo continuo y los hábitos saludables.

CAPÍTULO 47
Proyectos de vida con bipolaridad: realismo y esperanza

Vivir con bipolaridad no es renunciar a soñar,
sino aprender a soñar con los pies en la biología.

47.1 La estabilidad lúcida: la alquimia entre biología y propósito

Vivir con trastorno bipolar es aprender a negociar con la energía más poderosa de la mente humana: la oscilación entre la expansión y la contracción. Quien ha atravesado la manía y la depresión conoce la cima del exceso y el abismo del vacío. Pero entre ambos extremos existe una tercera vía: la estabilidad lúcida, donde el individuo no renuncia a su pasión, sino que la domestica, la canaliza y la convierte en proyecto vital. En esa alquimia entre biología y propósito se construye la verdadera recuperación.

La ciencia moderna ya no define la remisión solo como ausencia de síntomas, sino como la restauración de la funcionalidad, la identidad y el sentido de vida. La pregunta no es "¿estoy curado?", sino "¿cómo puedo vivir con plenitud dentro de mi biología?" Este capítulo explora esa respuesta desde la neurociencia, la psicología clínica y la experiencia humana.

47.2 El realismo terapéutico: la sabiduría del punto medio

Toda persona bipolar transita entre dos ilusiones: la negación ("ya no necesito medicación") y el fatalismo ("nunca podré ser feliz"). El realismo terapéutico es la madurez emocional que se alcanza cuando el paciente comprende que la vulnerabilidad no elimina la libertad, sino que la condiciona y la orienta.

Este equilibrio requiere un proceso de *insight* neurobiológico: entender que el trastorno no es solo una etiqueta psicológica, sino un patrón de hiperconectividad entre redes límbicas (amígdala, ínsula) y disfunción en redes de control prefrontal (dorsolateral, orbitofrontal).

En la remisión, estas redes se reentrenan a través de la rutina, el sueño y la adherencia farmacológica, permitiendo una estabilidad cerebral que posibilita el diseño de metas a largo plazo. El realismo terapéutico significa aceptar que el cerebro tiene ciclos, pero la conciencia puede aprender a navegarlos.

47.3 Redefinir el éxito: del ideal heroico al proceso vital

En el modelo clásico de éxito se nos enseña a acumular logros externos. En el modelo de la mente bipolar, el éxito debe medirse en términos de coherencia interna, continuidad funcional y autoaceptación. El éxito no es "no tener recaídas", sino regresar con más sabiduría cada vez que se cae. En neuropsicología, esto se asocia a la plasticidad aptativa: la capacidad del cerebro para reorganizarse tras episodios afectivos y desarrollar nuevas estrategias de afrontamiento.

Los estudios de neuroimagen funcional muestran que los pacientes que alcanzan estabilidad prolongada presentan una mayor conectividad entre la corteza prefrontal ventromedial y el hipocampo, áreas que participan en la regulación de emociones y la integración autobiográfica. En otras palabras, recordar sin revivir, aprender sin culparse, reconstruirse sin idealizar la perfección.

47.4 Ejes del proyecto de vida estable

Un proyecto vital sostenible requiere sincronizar tres sistemas: biológico, psicológico y existencial.

1. **Eje biológico. Ritmo y energía:**

El cerebro bipolar es un reloj sensible. Pequeñas alteraciones en el sueño o en los horarios pueden desincronizar el núcleo supraquiasmático y alterar la liberación de dopamina, melatonina y cortisol. Por ello, la estabilidad circadiana no es un consejo: es una prescripción médica. Dormir, comer y exponerse a la luz solar en horarios regulares actúa como terapia cronobiológica natural.

2. **Ejes psicológicos. Autorregulación y propósito:**

La psicoterapia debe trascender el alivio sintomático. Las terapias más eficaces son aquellas que vinculan la identidad del paciente con su propósito vital. La terapia de ritmo social interpersonal (IPSRT) y la terapia de aceptación y compromiso (ACT) han demostrado aumentar la adherencia, disminuir recaídas y reforzar la autocompasión. El objetivo no es eliminar los episodios, sino enseñar al paciente a leer su propio barómetro emocional.

3. **Eje existencial. Sentido y trascendencia:**

Las personas con trastorno bipolar tienen, con frecuencia, una sensibilidad estética y moral elevada. Canalizar esa intensidad hacia el arte, la espiritualidad o el servicio social transforma la hipersensibilidad en fuente de significado. Viktor Frankl lo expresó con precisión: "Quien tiene un porqué para vivir puede soportar casi cualquier cómo".

47.5 Neurobiología de la esperanza

La esperanza es una experiencia neuroquímica compleja. En la remisión, el equilibrio entre dopamina (motivación), serotonina (satisfacción) y GABA (tranquilidad) permite una sensación de propósito sin sobreestimulación.

La corteza cingulada anterior y el sistema mesocorticolímbico participant en la representación de metas futuras. Cuando estos circuitos se sincronizan, la mente puede proyectarse hacia adelante sin caer en el exceso dopaminérgico de la manía ni en la inhibición serotoninérgica de la depresión.

Estudios de resonancia funcional (Kringelbach et al., 2021) demuestran que la práctica de gratitud y la planificación realista activan simultáneamente el estriado ventral (centro de recompensa) y la corteza prefrontal medial (centro de regulación), generando una sensación estable de esperanza activa, no ilusoria.

47.6 Terapias del sentido y reinvención

El tratamiento psicoterapéutico más avanzado para la etapa de remisión bipolar combina técnicas de:

- Psicoeducación estructurada.
- Terapia cognitiva adaptada al bipolar (CBT-BP).

- *Mindfulness* neurorregulador.
- Terapia de valores y logoterapia.

El terapeuta no es un "controlador de crisis", sino un arquitecto de sentido. Acompaña al paciente a reconstruir su narrativa vital, integrando los episodios como capítulos de aprendizaje, no como fracturas identitarias.

47.7 Ejemplo clínico

Javier, 42 años, músico y profesor universitario, vivió tres episodios maníacos graves y una depresión prolongada. Tras su estabilización con litio y lamotrigina, adoptó una rutina estricta de sueño y redujo su consumo de cafeína.

En terapia, descubrió que su creatividad no dependía de la manía, sino de la disciplina. Compuso su obra más importante durante un año de estabilidad. Hoy enseña a jóvenes con trastornos afectivos, integrando música y neuroeducación emocional. Su proyecto vital no fue abandonar su arte, sino redefinirlo desde la serenidad.

47.8 Estrategias prácticas

- Mapa circadiano personal: registrar picos y descensos de energía diarios para planificar tareas cognitivas exigentes en los momentos de mayor estabilidad.
- Contrato terapéutico de propósito: definir tres metas anuales realistas vinculadas a valores personales.
- Plan de prevención de desbordes: protocolos escritos ante insomnio, irritabilidad o euforia incipiente.
- Revisión trimestral de metas: en equipo médico-terapéutico, no solo evaluar síntomas, sino satisfacción vital.

47.9 El entorno como sistema regulador

Las relaciones humanas funcionan como correguladores biológicos. Las investigaciones sobre "sincronía afectiva" muestran que las personas cercanas al paciente modulan sus ritmos cardíacos, hormonales y emocionales. Por eso, un entorno empático y predecible puede reducir la frecuencia de recaídas. Educar a la familia, a la pareja y al entorno laboral es una forma de prevención primaria.

47.10 Del sueño ideal al propósito sostenible

El trastorno bipolar no destruye los sueños: los depura. Obliga a sustituir la ambición desbordada por el propósito sostenible. Enseña que la plenitud no consiste en vivir en la cima ni evitar el valle, sino en construir un puente estable entre ambos.

La esperanza deja de ser ingenua y se convierte en una disciplina neuroemocional: un entrenamiento diario de coherencia, consciencia y sentido. Esa es la verdadera victoria clínica y humana (figura 46).

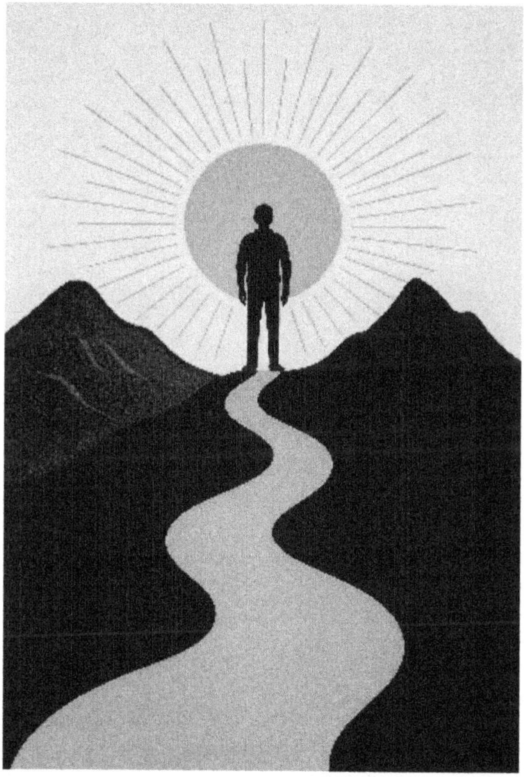

Figura 46. El camino dorado simboliza la esperanza y la dirección vital del paciente bipolar que avanza hacia la luz de la estabilidad interior.

CAPÍTULO 48
Relación médico-paciente

La medicación regula el cerebro;
la relación terapéutica sostiene a la persona.

48.1 Alianza terapéutica duradera

En el tratamiento del trastorno bipolar, la medicación estabiliza el cerebro, pero la alianza terapéutica sostiene la vida. Un vínculo sólido entre paciente y médico es el factor más constante de recuperación a largo plazo, más allá de los fármacos, las crisis y los cambios de entorno.

El paciente bipolar, por la propia naturaleza oscilante de su biología, necesita una relación que combine estabilidad emocional, autoridad empática y acompañamiento longitudinal. Esta relación no es vertical ni paternalista, sino un pacto de confianza entre dos especialistas: el médico en neuroquímica, el paciente en su propia experiencia interior.

48.2 La neurobiología del vínculo terapéutico

El cerebro humano está diseñado para la relación. La alianza médico-paciente activa sistemas neurobiológicos de confianza, similares a los que operan en los lazos de apego seguros.

Durante la consulta, la liberación de oxitocina, la activación del córtex orbitofrontal y la modulación del eje HPA (hipotálamo-pituitaria-adrenal) reducen el estrés y facilitan la adherencia.

Una voz calmada, una mirada congruente y la predictibilidad de los encuentros tienen un efecto fisiológico medible: bajan el cortisol, estabilizan la frecuencia cardíaca y refuerzan el sentido de control subjetivo.

La relación terapéutica, en este contexto, no es sentimentalismo: es neurorregulación interpersonal.

48.3 Fases de la alianza en el paciente bipolar

1. Fase de contención inicial: durante el diagnóstico o la crisis aguda, el paciente necesita un médico-ancla. No busca discursos, sino presencia y claridad.
2. Fase de colaboración: una vez estabilizado, se establecen metas compartidas: prevención de recaídas, ajuste de dosis, manejo del sueño y educación familiar.
3. Fase de autonomía supervisada: el paciente asume corresponsabilidad y aprende a automonitorear sus síntomas. La meta no es dependencia, sino madurez terapéutica.
4. Fase de reencuentro: tras una recaída, el vínculo se reevalúa y se renueva. El médico evita juicios; el paciente aprende que recaer no es fallar, sino parte del proceso evolutivo.

48.4 Empatía clínica y límites profesionales

La empatía es un modulador terapéutico, pero sin límites se convierte en riesgo. El profesional debe entender la emoción sin absorberla, contener sin fusionarse, acompañar sin salvar.

Los estudios en neurociencia empática demuestran que la activación del giro supramarginal derecho permite al terapeuta mantener compasión cognitiva sin contagio afectivo. En la práctica, esto se traduce en escucha profunda, lenguaje validante y neutralidad emocional protectora.

El equilibrio entre calidez y contención genera confianza y respeto mutuo.

48.5 Comunicación terapéutica eficaz

- Lenguaje claro y sin tecnicismos: "Tu medicación ayuda a que tu cerebro mantenga su ritmo natural", es más útil que "regular neurotransmisores dopaminérgicos".
- Validación emocional: reconocer el sufrimiento sin exagerarlo. "Entiendo que esto es duro, pero estás haciendo avances".
- Educación compartida: usar diagramas, calendarios o apps para seguimiento de síntomas.

- Retroalimentación bidireccional: el paciente informa efectos secundarios; el médico adapta sin imponer.
- Humor terapéutico: un toque de humor respetuoso puede aliviar la tensión y humanizar la consulta.

48.6 Confianza, adherencia y pronóstico

La evidencia es contundente: la alianza terapéutica fuerte predice mejor evolución que la simple elección de fármaco. Metaanálisis (De Fruyt et al., 2020; Miklowitz, 2022) muestran que los pacientes que confían en su psiquiatra presentan un 30–50 % menos de recaídas y mayor adherencia al litio o lamotrigina.

La confianza se construye con tres pilares:

- Coherencia: decir lo que se hace y hacer lo que se dice.
- Competencia: conocimiento actualizado y capacidad para explicar.
- Continuidad: evitar rotaciones innecesarias de profesional, pues el vínculo longitudinal actúa como estabilizador emocional.

48.7 El médico como espejo regulador

El psiquiatra no solo prescribe: modela regulación emocional. Cuando el paciente se presenta exaltado, la calma del médico sirve de ancla; cuando está deprimido, su tono empático funciona como estímulo moderado.

La consulta se convierte en una "sala de resonancia prefrontal", donde la estabilidad del clínico facilita la reorganización cortical del paciente. Esto explica por qué el estilo relacional del médico influye directamente en los circuitos de resiliencia, potenciando la neuroplasticidad positiva.

48.8 El paciente como protagonista

Una alianza duradera no infantiliza. El paciente debe participar en la toma de decisiones, conocer los riesgos y beneficios de cada opción, y aprender a comunicar sus síntomas de manera precisa.

El médico que fomenta autonomía promueve un yo observador, capaz de reconocer estados mentales sin ser dominado por ellos. El diálogo pasa de ser jerárquico ("usted obedece") a cocreativo ("trabajamos juntos para cuidar su mente").

48.9 Momentos críticos: ruptura y reparación

Toda relación terapéutica pasa por tensiones: desconfianza, efectos adversos, diferencias de enfoque o cansancio mutuo. El manejo de esas rupturas define su madurez.

Un médico que puede decir: "Lamento si algo de lo que dije te hizo sentir juzgado, vamos a revisar cómo seguir mejor" transmite humanidad sin perder autoridad.

La reparación del vínculo enseña al paciente algo esencial: que las relaciones pueden sobrevivir al conflicto sin destruirse. Esta experiencia es terapéutica en sí misma.

48.10 El futuro de la alianza: telemedicina y humanidad digital

La virtualidad ofrece continuidad y acceso, pero no debe reemplazar la presencia emocional.

La pantalla puede mediar la palabra, pero no debe borrar la mirada. El desafío de la psiquiatría moderna es combinar la tecnología con la compasión. En los próximos años la inteligencia artificial, los biomarcadores digitales y la monitorización circadiana podrán complementar el juicio clínico, pero nunca sustituirán la confianza humana que nace entre dos conciencias que se escuchan.

48.11 Alianza existencial

En el trastorno bipolar la relación médico-paciente es más que un contrato terapéutico: es una alianza existencial. El médico aprende del coraje del paciente; el paciente se sostiene en la ciencia y la serenidad del médico.

Juntos forman una ecuación neurohumana donde la estabilidad se construye en dos direcciones: de la sinapsis al alma, del alma a la sinapsis. Cuando la confianza se convierte en método, la psiquiatría deja de ser solo medicina de crisis y se transforma en medicina de esperanza (figura 47).

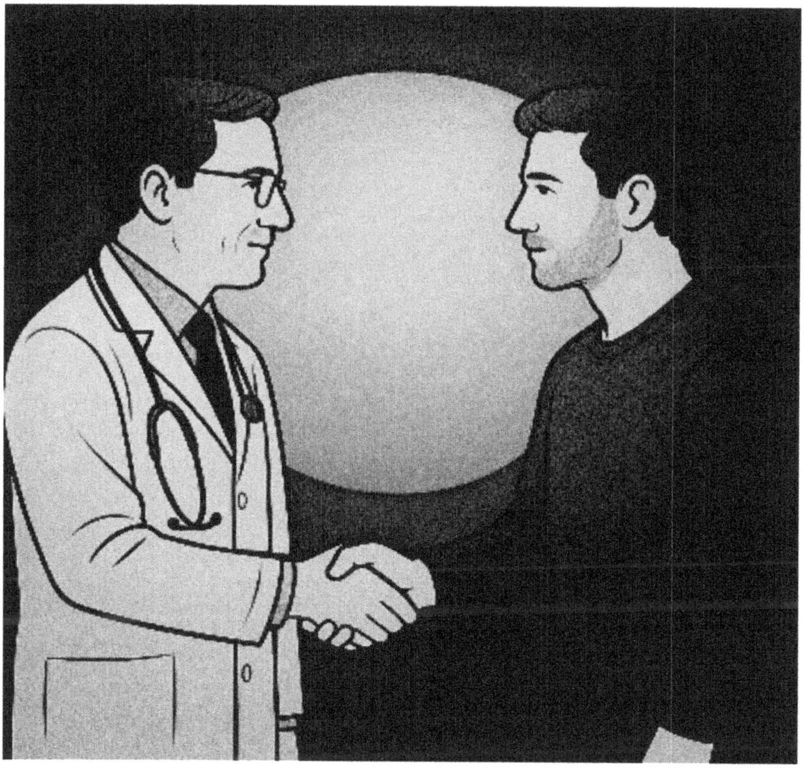

Figura 47. La alianza terapéutica: encuentro entre ciencia y humanidad, donde la confianza se convierte en la medicina más duradera.

CAPÍTULO 49
Prevención de recaídas: señales tempranas y planes de acción

Antes de la crisis, el cerebro siempre envía señales.

49.1 Introducción

En el trastorno bipolar prevenir una recaída no es un acto de suerte, sino una estrategia neurobiologica sostenida. La recaída no ocurre de un día para otro; se anuncia en el lenguaje sutil del cuerpo, el sueño, la energía y la mente.

Reconocer esas señales antes de que el episodio se instale marca la diferencia entre el control y la descompensación. El objetivo de este capítulo es transformar la vigilancia en conocimiento, el miedo en previsión y la vulnerabilidad en poder.

49.2 Entender el terreno neurobiológico del riesgo

La recaída bipolar se asocia con una desregulación progresiva de los sistemas dopaminérgico, serotoninérgico y circadiano.

- En la manía, se observa una hipersensibilidad dopaminérgica mesolímbica: el sistema de recompensa se activa con mínima estimulación (falta de sueño, estrés, estimulantes).
- En la depresión hay hipoactividad serotoninérgica e hipofrontalidad funcional, acompañada de disminución de BDNF (factor neurotrófico cerebral), que reduce la plasticidad neuronal.
- Ambos extremos comparten un denominador común: desincronización del ritmo sueño-vigilia y pérdida de la homeostasis emocional.

Por eso, el seguimiento de los ritmos circadianos y del sueño es uno de los marcadores más sensibles para anticipar recaídas.

49.3 Las tres fases de la recaída

1. Fase de pródromos invisibles (precursores): cambios mínimos en energía, sueño, velocidad del pensamiento o irritabilidad.
2. Fase de amplificación: los síntomas comienzan a afectar conducta y relaciones; el paciente aún puede corregir el rumbo si se interviene pronto.
3. Fase de descontrol: el episodio se instala, comprometiendo juicio y funcionalidad, requiriendo intervención médica inmediata.

El trabajo terapéutico eficaz ocurre entre la primera y la segunda fase, cuando aún existe conciencia y capacidad de autocorrección.

49.4 Señales tempranas específicas

Indicadores de viraje maníaco o hipomaníaco:

- Sueño reducido (<5 h por dos noches seguidas) sin fatiga.
- Incremento inusual de energía, productividad o verborrea.
- Irritabilidad, humor elevado o sentido de grandiosidad.
- Gastos impulsivos, aumento de libido o proyectos múltiples simultáneos.
- Dificultad para concentrarse en tareas rutinarias.
- Sentirse "más brillante, más rápido o más capaz que los demás".

Indicadores de recaída depresiva:

- Aumento del sueño o insomnio persistente.
- Fatiga desproporcionada y anhedonia.
- Sentimiento de vacío, culpa o inutilidad.
- Disminución de la comunicación social.
- Desinterés por la medicación o seguimiento médico.
- Pensamientos de desesperanza o ideación autodestructiva.

Indicadores mixtos (más peligrosos):

- Irritabilidad extrema con llanto fácil.
- Energía alta pero ánimo deprimido.

- Impulsividad con desesperanza.
- Aceleración mental con ansiedad intensa.

Estos estados requieren acción inmediata, pues son los de mayor riesgo suicida.

49.5 Los 10 predictores más sólidos de recaída

1. Privación o irregularidad del sueño.
2. Suspensión o mala adherencia al tratamiento.
3. Consumo de alcohol, cafeína o sustancias estimulantes.
4. Estrés psicosocial agudo (rupturas, pérdidas, sobrecarga laboral).
5. Cambios estacionales (primavera y otoño).
6. Desfase horario o viajes prolongados.
7. Enfermedades físicas, fiebre o infecciones.
8. Embarazo o posparto en mujeres con antecedentes bipolares.
9. Historia previa de episodios mixtos o cicladores rápidos.
10. Falta de apoyo social o rupturas terapéuticas.

49.6 Neuropsicoeducación: enseñar a leer las señales

La psicoeducación moderna no se limita a enseñar el diagnóstico, sino a entrenar la mente para detectar microcambios fisiológicos y emocionales.

El paciente debe aprender a observar:

- su patrón de sueño (con actígrafo o diario digital),
- su nivel de energía diario (escala 1–10),
- sus pensamientos automáticos,
- sus hábitos de conexión (uso de redes, actividad verbal, gasto, sexualidad).

Esa autoobservación convierte al paciente en su propio biosensor, complementando la labor médica.

49.7 Construcción del plan personal de prevención

Un plan eficaz debe ser escrito, compartido con la familia y el equipo de salud, y revisado cada tres meses. Incluye:

A. Mi línea base:

- Horario promedio de sueño.
- Nivel normal de energía y concentración.
- Estado de ánimo típico y estilo de comunicación.

B. Mis señales tempranas:

Cada persona tiene su "huella prodrómica". Algunos notan que hablan más rápido, otros que se aíslan o que todo les molesta. Identificar esas marcas personales es clave.

C. Mis acciones inmediatas:

- Contactar al médico o terapeuta.
- Aumentar la higiene del sueño (sin pantallas, rutina nocturna).
- Reducir la cafeína, el alcohol y la actividad social intensa.
- Reanudar la medicación o ajustar la dosis si se suspendió.
- Informar a una persona de confianza para acompañamiento.

D. Mis redes de apoyo:

Registrar contactos de emergencia, terapeuta, psiquiatra, familiares clave y líneas de crisis.

49.8 El papel del entorno

El entorno funcional como un sistema de alarma externo. La familia o pareja pueden notar cambios antes que el propio paciente. Es fundamental crear un lenguaje común: en lugar de "estás raro", decir "he notado que duermes menos y hablas más rápido, ¿revisamos juntos tu plan?". La empatía y la precisión evitan el conflicto y promueven la intervención temprana.

49.9 Tecnología y prevención

Los avances actuales permiten usar relojes inteligentes, apps de registro del sueño y plataformas de monitoreo circadiano para detectar alteraciones en el ritmo antes de que aparezca el episodio. Estudios recientes (Hidalgo-Mazzei et al., 2023) demuestran que el monitoreo digital reduce hospitalizaciones y mejora la adherencia, sobre todo cuando el paciente tiene participación activa en la interpretación de sus datos.

49.10 Psicología de la prevención

Prevenir una recaída no es solo tarea cognitiva; requiere reentrenar la mente para tolerar la estabilidad.

Algunos pacientes, inconscientemente, se sienten más "vivos" en la hipomanía y experimentan la estabilidad como aburrimiento. Por eso parte de la terapia implica redefinir la calma como un estado creativo y no vacío. La prevención duradera combina autoconocimiento, disciplina y aceptación del propio ritmo biológico.

49.11 Emergencias y primeros auxilios psiquiátricos

Si las señales tempranas progresan pese a las medidas, se debe:

- Comunicar al médico sin retraso.
- Suspender decisiones impulsivas (mudanzas, rupturas, inversiones).
- Evitar conducir o manejar finanzas si hay alteración del juicio.
- Activar plan de crisis y acompañamiento presencial.

El principio ético esencial: actuar al primer síntoma, no al último.

49.12 Conclusiones

El futuro del tratamiento bipolar no está solo en nuevos fármacos, sino en la capacidad de cada paciente de convertirse en observador lúcido de su propia mente. La prevención de recaídas es el arte de vivir en sincronía con uno mismo: reconocer los signos, actuar sin pánico y sostener la estabilidad como una forma de sabiduría. Cada día estable no es solo un logro médico: es una victoria espiritual sobre el caos (figura 48).

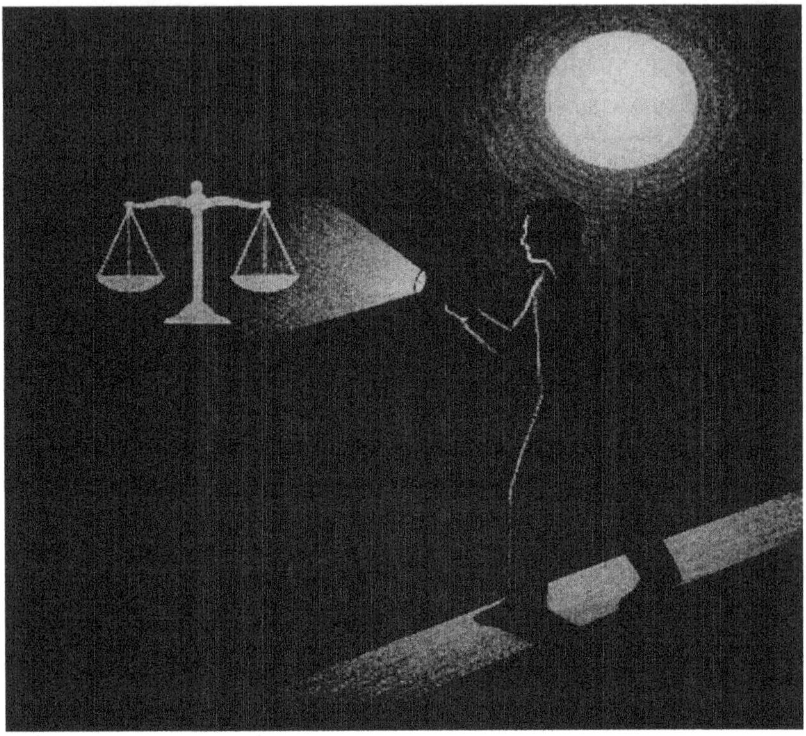

Figura 48. La vigilancia activa ilumina las señales del desequilibrio antes de que el episodio emerja. La prevención es una forma de sabiduría en movimiento.

CAPÍTULO 50
Historias de recuperación: pacientes que inspiran

La recuperación no borra el pasado:
lo transforma en experiencia útil.

50.1 Introducción

Cada recuperación bipolar es una historia de alquimia. La persona transforma la materia prima del sufrimiento —el caos químico, la culpa, la pérdida de control— en una arquitectura de estabilidad y propósito. La medicina ofrece los planos, la psicoterapia provee las herramientas, pero la verdadera reconstrucción la realiza el propio paciente, día tras día, molécula tras molécula, pensamiento tras pensamiento. La recuperación no es una línea recta ni un milagro espontáneo: es una disciplina emocional que se renueva cada mañana.

La neurociencia contemporánea ha demostrado que el cerebro bipolar conserva una cualidad extraordinaria: la plasticidad. Las conexiones que un día se desorganizan pueden reentrenarse, las sinapsis dañadas pueden reforzarse, y los circuitos que alguna vez fueron fuente de inestabilidad pueden convertirse en vías de resiliencia. La esperanza, cuando se practica con método, es también una forma de neurocirugía invisible.

En este capítulo presentamos historias reales —transformadas para preservar la identidad— que ilustran cómo la ciencia y la voluntad pueden construir una nueva existencia sobre las ruinas del desequilibrio. Son historias humanas, pero también son modelos clínicos de neuroadaptación, equilibrio circadiano y resignificación existencial.

50.2 Laura, la arquitecta del ritmo

Ingeniera civil, 34 años. Durante una década confundió la hipomanía con creatividad y la depresión con fracaso. Su mente oscilaba como un péndulo entre proyectos monumentales y agotamientos abismales. La hospitalización fue su punto de inflexión. Allí comprendió que la estabilidad no era aburrimiento, sino precisión biológica.

Con ayuda de su psiquiatra y terapeuta diseñó una rutina matemática: dormir siempre a las 11, levantarse a las 7, comer a la misma hora, alternar trabajo y descanso, y salir cada mañana a recibir luz solar. Al principio fue una imposición, luego se volvió un ritual, finalmente una identidad.

Hoy dirige una empresa de ingeniería sostenible y enseña sobre salud mental en conferencias internacionales. "El ritmo es mi arquitectura invisible", dice. Su caso muestra cómo la constancia modifica la conectividad entre el núcleo supraquiasmático y la corteza prefrontal: cada horario respetado se convierte en un ladrillo neurológico que sostiene la estabilidad.

50.3 Andrés, el mentor de la segunda oportunidad

Empresario y creativo, 47 años. Su episodio maníaco lo llevó a perder familia, trabajo y credibilidad. Cuando despertó de la euforia, cayó en una depresión devastadora. Su recuperación comenzó cuando un terapeuta le enseñó la diferencia entre culpa y responsabilidad. Aprendió que aceptar no significa justificar, y que perdonarse no implica olvidar, sino integrar.

Participó en grupos de terapia cognitiva y programas de *mindfulness* para la autocompasión. En el proceso descubrió que podía enseñar a otros lo que había aprendido. Hoy lidera una organización de mentoría para jóvenes con trastornos afectivos. Habla con autoridad moral y serenidad. "No se trata de borrar el pasado, sino de construir algo digno sobre él".

Los estudios en neurociencia afectiva muestran que la autocompasión activa el córtex cingulado anterior y desactiva el circuito de autoataque de la ínsula, lo que genera un alivio fisiológico que Andrés convirtió en filosofía de vida.

50.4 Diana, la artista que pintó su equilibrio

Pintora y poeta de 28 años, diagnosticada con trastorno bipolar mixto. En sus etapas de crisis sus cuadros eran caóticos, cargados de colores explosivos y trazos desbordados. En terapia su psiquiatra y psicóloga decidieron integrar arteterapia y psicoeducación en un solo proceso. Aprendió a reconocer su paleta emocional: los rojos para la euforia, los grises para la fatiga, los azules para la calma.

Su lienzo se transformó en una forma de autorregulación emocional. Cada pincelada era una descarga controlada de dopamina. Su serie Cerebro en equilibrio fue expuesta en museos y universidades, y hoy utiliza su arte para educar a otros pacientes. "Antes pintaba para escapar. Ahora pinto para entender".

Los estudios en neuroimagen confirman que el acto creativo estimula la corteza orbitofrontal, modulando el sistema de recompensa y equilibrando el eje dopaminérgico. Diana, sin saberlo, convirtió el arte en una herramienta neuroterapéutica.

50.5 Samuel, el cuerpo como medicina

Exatleta de 52 años, pasó por tres internamientos y múltiples recaídas. Ninguna dosis lo estabilizaba del todo hasta que comprendió que su cuerpo era parte del tratamiento. Comenzó a aplicar una estrategia basada en neurofisiología: correr cada mañana a la misma hora, respirar profundamente antes de dormir, comer sin exceso, medir su ritmo cardíaco y registrar su sueño.

Al principio fue un desafío; luego, una fuente de orgullo. Hoy trabaja como entrenador emocional en un centro de rehabilitación. Enseña a otros pacientes que la disciplina física entrena también la mente. "Mi psiquiatra me dio litio. Yo aprendí a darle a mi cuerpo liturgia".

Los estudios del Harvard Mood and Exercise Project confirman que el ejercicio regular incrementa el BDNF, estabiliza la dopamina y refuerza la sincronía circadiana. Samuel demostró que la neuroplasticidad también se conquista a través del movimiento.

50.6 Mariana, la madre científica

Bióloga, 39 años, bipolar tipo I. Su temor más profundo era el embarazo. Había leído sobre el riesgo de recaídas posparto, pero decidió prepararse con un equipo interdisciplinario: psiquiatra perinatal, obstetra y terapeuta familiar. Usó lamotrigina con control riguroso y mantuvo higiene del sueño.

Meses después de dar a luz, escribió un blog sobre maternidad y salud mental que inspiró a miles de mujeres. "No soy una madre bipolar. Soy una madre consciente de mi biología". Su historia cambió la conversación pública sobre embarazo y bipolaridad.

La evidencia médica confirma que, con planificación y monitoreo, la maternidad y la estabilidad son compatibles. Mariana demostró que el conocimiento científico puede ser también un acto de amor.

50.7 Daniel, el filósofo del equilibrio interior

Profesor de filosofía, 55 años. Vivió episodios mixtos y abuso de alcohol. La recuperación llegó cuando comprendió que su mente necesitaba silencio. Comenzó a meditar, no como escape espiritual, sino como entrenamiento cerebral.

La práctica de atención plena redujo su ansiedad y su impulsividad. Volvió a dar clases, esta vez sobre filosofía y neurociencia de la conciencia. "Ya no busco a Dios fuera. Lo busco en el acto de respirar sin miedo".

Las resonancias funcionales de meditadores como Daniel muestran menor activación amigdalar y mayor conectividad prefrontal: el cerebro entrenado en atención consciente aprende a vivir sin tormenta interior.

50.8 Conclusiones

En estas historias emerge un patrón claro: la recuperación no depende del tipo de fármaco, sino de la alianza entre ciencia, disciplina y propósito. Todos los pacientes exitosos comparten seis ejes fundamentales:

- adherencia racional.
- ritmo circadiano estable.
- psicoeducación permanente.
- red de apoyo emocional.

- propósito vital claro.
- aceptación serena de la vulnerabilidad.

La verdadera fortaleza no consiste en eliminar la enfermedad, sino en convivir con ella desde un estado de lucidez.

La neurociencia lo confirma: el cerebro estable cambia su conectividad tanto como el cerebro enfermo. Durante la recuperación prolongada, la corteza prefrontal ventromedial y la ínsula anterior —áreas de autoconciencia y empatía— fortalecen su comunicación.

La estabilidad deja huella estructural: el pensamiento se vuelve más pausado, la emoción más predecible, la identidad más coherente. La recuperación no solo reorganiza neuronas: reorganiza el sentido de la existencia.

El psiquiatra, en este proceso, no es un observador externo, sino un testigo del renacimiento. Cada sesión estable, cada ajuste bien logrado, cada sonrisa después de una recaída es una victoria compartida entre biología y voluntad. En esa interacción silenciosa entre la molécula y la palabra se teje el milagro de la psiquiatría moderna: el retorno de la persona a su propio eje.

Las historias de recuperación son, en el fondo, parábolas contemporáneas sobre la capacidad humana de reconstruirse. Nos recuerdan que incluso un cerebro vulnerable puede volverse sabio, que la química puede convivir con el alma y que la estabilidad —lejos de ser aburrida— es una forma avanzada de arte.

En el trastorno bipolar cada día sin tormenta es una obra maestra invisible. Cada noche de sueño reparador, un acto de resistencia biológica. Cada paciente que aprende a escuchar su mente sin miedo está, en realidad, escribiendo un nuevo capítulo en la historia de la evolución emocional humana.

La esperanza, cuando se convierte en hábito, deja de ser un deseo: se transforma en método. Y en el terreno de la bipolaridad, cada amanecer sereno no es solo un día más, sino una victoria íntima sobre el caos, un testimonio vivo de que la luz —aunque demore— siempre regresa (figura 49).

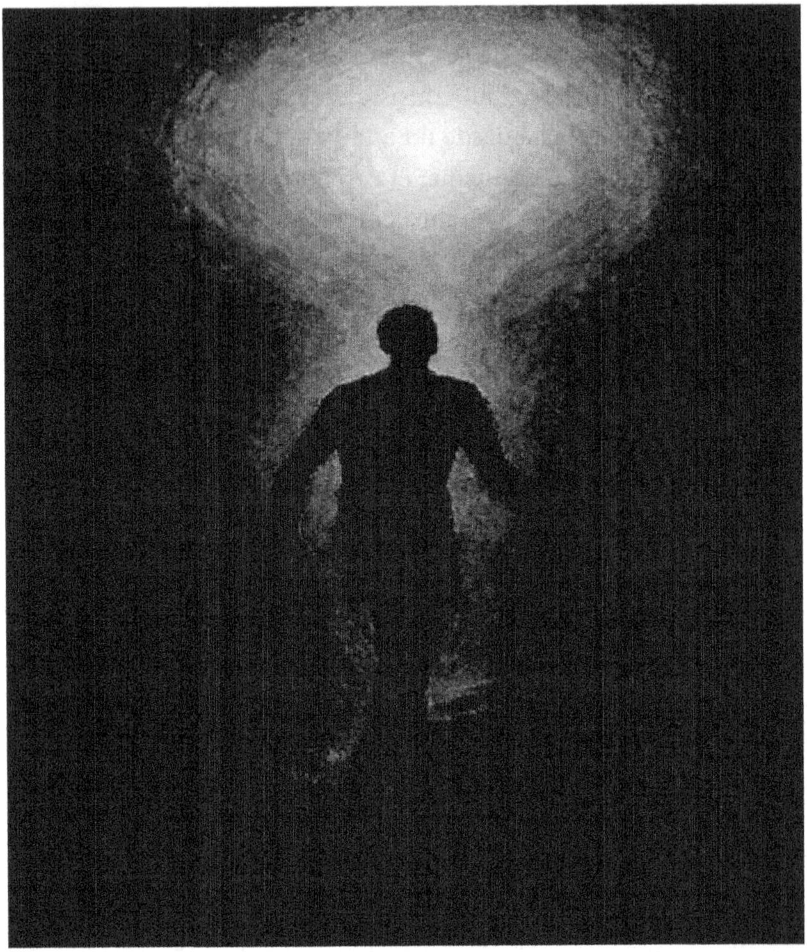

Figura 49. La figura que asciende hacia la luz representa el renacimiento de la estabilidad tras la oscuridad: el instante en que la ciencia y el espíritu se unen en la recuperación.

PARTE X.
Tratamiento según grupo poblacional

CAPÍTULO 51
Bipolaridad en mujeres: ciclo hormonal, embarazo y posparto

Las hormonas no causan la bipolaridad, pero modulan su expresión.

51.1 Introducción

El cuerpo femenino es una sinfonía neuroendocrina, y en el trastorno bipolar esa música puede tornarse más sensible, más intensa, más vulnerable a los cambios del entorno. La biología hormonal de la mujer influye directamente en la regulación afectiva, en la expresión clínica del trastorno y en la respuesta a los tratamientos. Comprender ese lenguaje cíclico no significa patologizarlo, sino integrarlo dentro del mapa neuroquímico de la mente.

La mujer con trastorno bipolar no vive una única biología, sino varias superpuestas: la de sus hormonas reproductivas, la de sus neurotransmisores y la de su historia emocional. Cada una de esas capas modula el ánimo, el sueño y la percepción de sí misma. Por eso, el tratamiento en la mujer exige una precisión que va más allá de los manuales diagnósticos: requiere arte clínico, empatía endocrina y escucha personalizada.

51.2 Ciclo menstrual

Durante el ciclo menstrual los niveles de estrógeno y progesterona cambian de manera dramática. El estrógeno aumenta la disponibilidad de serotonina y dopamina, lo que potencia la energía, la concentración y el bienestar. La progesterona, en cambio, incrementa la actividad GABAérgica, promoviendo calma, pero también somnolencia y melancolía.

En mujeres bipolares, estás oscilaciones pueden amplificar las variaciones afectivas y, en casos sensibles, precipitar episodios. El fenómeno se conoce como trastorno disfórico premenstrual bipolar, un subtipo donde los días previos a la menstruación actúan como catalizadores neuroquímicos del cambio de ánimo.

51.3 Embarazo

Durante el embarazo el equilibrio se redefine. El cerebro materno entra en una fase de neuroplasticidad intensa: se reorganizan circuitos de empatía, atención y memoria emocional. Sin embargo, en mujeres con vulnerabilidad bipolar, la suspensión abrupta de medicación, el insomnio y el estrés perinatal pueden detonar episodios. El riesgo de recaída durante el embarazo y el posparto se eleva hasta en un 40 % si no se planifica adecuadamente. La clave es prevenir antes que suspender, mantener un enfoque de riesgo-beneficio y trabajar con un equipo interdisciplinario.

En la etapa reproductiva el desafío principal es la adherencia. Muchas mujeres interrumpen el tratamiento por miedo a dañar al bebé, sin entender que la recaída emocional sin tratamiento puede ser más peligrosa que la medicación supervisada. La educación preconcepcional es vital: informar, planificar, ajustar dosis y crear un plan de emergencia ante cambios emocionales durante el embarazo o el posparto. La mujer debe sentirse partícipe de su tratamiento, no víctima de él.

Los estabilizadores del ánimo como lamotrigina y litio pueden usarse bajo monitoreo estricto. La lamotrigina es considerada una de las opciones más seguras durante la gestación, especialmente en mujeres con predominio depresivo. El litio requiere seguimiento cercano, con niveles séricos medidos cada tres semanas y ajuste antes del parto para evitar toxicidad neonatal. Los antipsicóticos atípicos, como quetiapina, se reservan para fases agudas con criterios clínicos claros. El principio rector no es "suspender todo", sino "personalizar todo" (figura 50).

51.4 Posparto

El posparto representa uno de los momentos de mayor riesgo en toda la trayectoria bipolar femenina. La caída abrupta de los niveles de estrógeno y progesterona tras el parto genera una tormenta neuroquímica que afecta incluso a mujeres sin diagnóstico previo. En quienes ya tienen antecedente bipolar, esta desregulación puede precipitar un episodio maníaco, depresivo o mixto, a menudo en las primeras dos semanas. El fenómeno se conoce como psicosis posparto bipolar, una urgencia psiquiátrica que requiere hospitalización inmediata y tratamiento estabilizador con antipsicóticos o litio bajo control médico.

Más allá de la biología, el posparto implica un cambio simbólico profundo: la identidad se reconfigura, el tiempo se fragmenta, el sueño se interrumpe y el cuerpo —que fue contenedor de vida— ahora se siente extenuado. En ese terreno, la vulnerabilidad mental puede florecer sin culpa, pero también la resiliencia. El acompañamiento familiar y terapéutico es esencial: la madre necesita ser cuidada para poder cuidar.

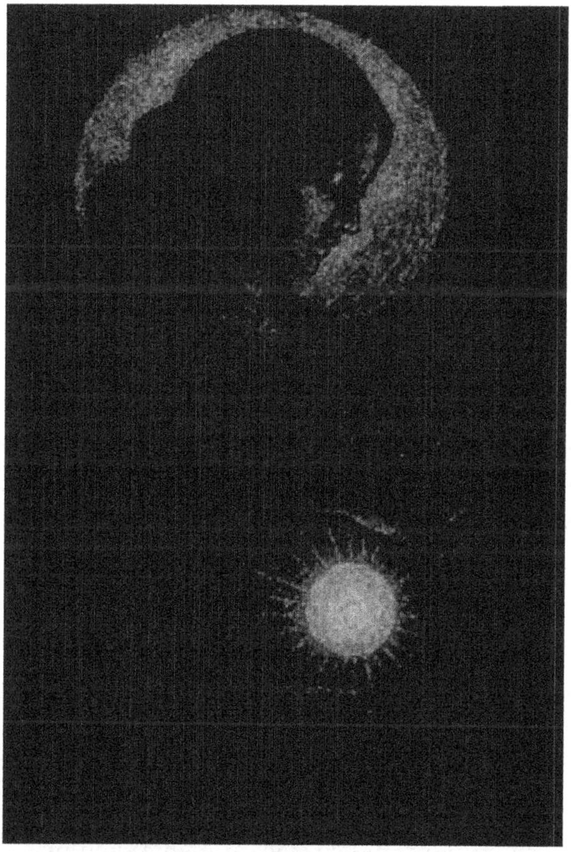

Figura 50. La luz dorada en el interior de la madre representa la armonía hormonal, el equilibrio neuroemocional y la profunda sabiduría del cuerpo femenino.

51.5 Menopausia

En la menopausia el panorama vuelve a transformarse. La disminución progresiva de estrógenos y la alteración del sueño pueden reactivar síntomas depresivos o mixtos. Sin embargo, muchas mujeres experimentan también una madurez emocional que permite una mejor autorregulación.

La evidencia indica que la terapia hormonal sustitutiva puede ser útil en algunos casos, pero debe ser evaluada de manera individual, especialmente si hay antecedentes de trombosis, cáncer o riesgo cardiovascular. En esta etapa las terapias psicoterapéuticas, la meditación, el ejercicio físico y la regulación del sueño se vuelven pilares fundamentales.

51.6 Conclusiones

La dimensión emocional del ciclo hormonal femenino va más allá del laboratorio. Cada transición —menarquia, embarazo, posparto, menopausia— implica un rediseño del yo. En la mujer con bipolaridad, esas etapas no son debilidades, sino momentos de reajuste profundo, donde la identidad se renueva y la conciencia se expande. Comprender su propio ritmo es una forma de autonomía biológica.

La ciencia lo confirma: los estrógenos modulan la sensibilidad de los receptores dopaminérgicos en el cuerpo estriado y la progesterona actúa sobre receptores GABA-A, lo que genera calma o sedación. La serotonina y el cortisol también fluctúan, lo cual afecta el sueño, el apetito y la ansiedad. Este entramado convierte a la mujer en un laboratorio viviente de adaptación hormonal, donde el equilibrio se conquista con autoconocimiento.

Desde una mirada humanista cada mujer que logra atravesar el embarazo, el posparto o la menopausia sin perder su eje es una maestra de sincronía interna. No hay tratamiento más poderoso que la comprensión de su propio cuerpo, ni medicación más eficaz que una red de apoyo informada y empática.

La psiquiatría contemporánea debe aprender a mirar el cerebro femenino no como un territorio de riesgo, sino como una orquesta biológica de resiliencia.

La bipolaridad en mujeres es una metáfora de la naturaleza misma: cíclica, cambiante, intensa, pero profundamente capaz de autorregularse cuando se le ofrece conocimiento, descanso y respeto. En ella habita la evidencia más pura de que la vida, incluso en medio del desorden, tiende siempre hacia la armonía.

CAPÍTULO 52
Bipolaridad infantil y juvenil: diagnósticos precoces y controversias

Diagnosticar a tiempo es proteger el desarrollo; no etiquetar la infancia.

52.1 Introducción

Hablar de trastorno bipolar en la infancia y la adolescencia es adentrarse en uno de los territorios más complejos y debatidos de la psiquiatría contemporánea. Durante décadas se creyó que el trastorno bipolar era una enfermedad exclusiva del adulto; sin embargo, las últimas investigaciones demuestran que la neurobiología del descontrol afectivo puede comenzar desde la infancia.

Lo que antes se interpretaba como "conducta difícil" o "etapas de rebeldía" puede, en algunos casos, ser la expresión temprana de una mente que aún no ha aprendido a regular sus oscilaciones neuroquímicas.

El desafío clínico reside en diferenciar los cambios normales del desarrollo emocional —propios de la infancia y la adolescencia— de los síntomas patológicos persistentes que indican una vulnerabilidad bipolar.

Todos los niños cambian de humor; pero elniño bipolar no fluctúa por capricho, sino por desregulación cerebral. Sus episodios no duran minutos: duran días, a veces semanas. Su energía no es solo entusiasmo: es sobrecarga dopaminérgica. Su tristeza no es simple frustración: es un descenso profundo de la motivación y la conexión social.

52.2 Infancia

Los estudios de neuroimagen revelan que en niños con predisposición bipolar existe una hiperreactividad amigdalar frente a estímulos emocionales y una maduración retardada de la corteza prefrontal, la región encargada de modular los impulsos. Esta disonancia entre emoción y control genera un cerebro en "modo desincronizado": siente antes de pensar, actúa antes de evaluar. Por eso, el diagnóstico no debe basarse solo en conducta, sino en una lectura integral del perfil neurocognitivo, familiar y evolutivo del niño.

En la práctica clínica, los síntomas suelen manifestarse de maneras distintas que en los adultos. En lugar de episodios clásicos de euforia o depresión, los niños pueden presentar irritabilidad crónica, explosiones emocionales, agresividad intermitente, cambios rápidos de humor, trastornos del sueño y baja tolerancia a la frustración.

Este patrón ha sido descrito como trastorno de desregulación disruptiva del estado de ánimo (DMDD), una categoría introducida enel DSM-5 para evitar el sobrediagnóstico de bipolaridad en población pediátrica. Sin embargo, algunos expertos sostienen que en un subgrupo de estos niños, el DMDD es simplemente la antesala del trastorno bipolar en la adolescencia o adultez.

La genética aporta más claridad que la polémica. Los estudios de gemelos y familias muestran que si uno de los padres tiene trastorno bipolar, el riesgo en los hijos aumenta entre 10 y 20 veces. No se hereda la enfermedad, sino la sensibilidad del sistema límbico a los cambios dopaminérgicos y circadianos.

Esa predisposición se activa con factores ambientales: estrés, sueño irregular, conflictos familiares o trauma infantil. La combinación de vulnerabilidad biológica y entornos caótico puede desencadenar el primer episodio afectivo antes de los 15 años.

El diagnóstico precoz es un arma de doble filo. Hecho con prudencia, puede salvar una vida; hecho con ligereza, puede estigmatizar una infancia. Por eso, los psiquiatras especializados en población infantil deben actuar con rigor, evitando etiquetas prematuras y apostando por la observación longitudinal (figura 51).

La historia familiar, el patrón de sueño, la respuesta al estrés y el rendimiento académico son datos tan importantes como la emoción visible. En muchos casos, la primera pista aparecen en la escuela: maestros que notan hiperactividad emocional, irritabilidad persistente o períodos de aislamiento y genialidad alternados.

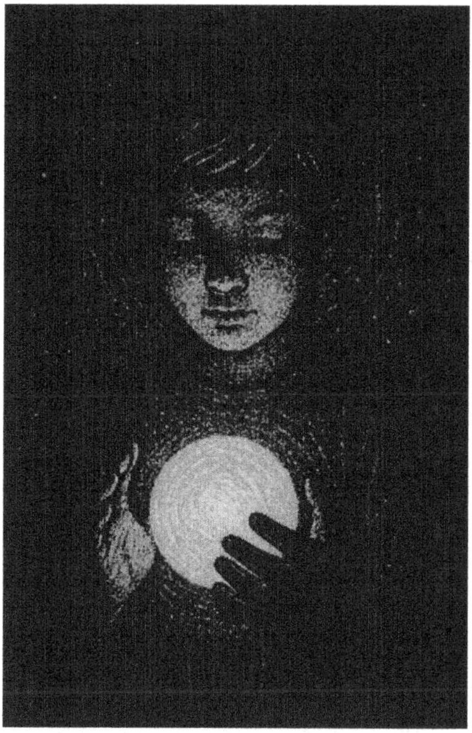

Figura 51. El niño que sostiene la luz representa la autorregulación emocional, el crecimiento neuronal y el despertar de la conciencia en la bipolaridad temprana.

52.3 Adolescencia

En la adolescencia, el cuadro se vuelve más reconocible. El joven bipolar alterna períodos de entusiasmo, creatividad, sociabilidad y alta energía con etapas de apatía, insomnio, desinterés y pensamientos de inutilidad. Los riesgos se multiplican: el consumo de sustancias, la impulsividad sexual, la falta de sueño y la exposición digital constante actúan como detonantes de los circuitos dopaminérgicos. El cerebro adolescente ya de por sí es hiperplástico y sensible a la recompensa; sumarle un trastorno afectivo lo convierte en una tormenta perfecta.

El tratamiento debe adaptarse a esa sensibilidad. Los estabilizadores del ánimo, como lamotrigina o litio, se utilizan con dosis más bajas y seguimiento cercano. Los antipsicóticos atípicos

—quetiapina, aripiprazol, lurasidona— pueden ser útiles para el control agudo, siempre bajo vigilancia médica. Pero ningún fármaco sustituye la educación emocional: el niño o adolescente debe aprender a reconocer sus señales tempranas, regular su sueño, estructurar su rutina y verbalizar sus emociones. La psicoterapia cognitivo-conductual y la terapia familiar son pilares equivalentes al tratamiento farmacológico.

52.4 Psicoeducación para padres

Uno de los mayores avances en psiquiatría infantil ha sido la psicoeducación para padres. Cuando la familia comprende que los cambios de ánimo no son falta de disciplina, sino síntomas biológicos, el clima emocional del hogar cambia radicalmente. El castigo se reemplaza por acompañamiento, la crítica por observación empática, la culpa por cooperación. La familia se convierte en el primer estabilizador del niño.

Los estudios longitudinales muestran que los niños tratados tempranamente y con buena adherencia tienen una evolución más favorable: menos hospitalizaciones, menor riesgo de suicidio y mejor desempeño escolar. La clave es acompañar el desarrollo sin sofocarlo, equilibrar estructura y libertad, ciencia y afecto.

Las controversias persisten. Algunos sectores de la psiquiatría critican el diagnóstico temprano por temor a sobremedicar o etiquetar. Otros sostienen que ignorar los síntomas por miedo al diagnóstico es también una forma de negligencia. La verdad, como casi siempre, está en el punto medio: evaluar con prudencia, intervenir con humanidad, acompañar con continuidad.

52.5 Conclusiones

En la bipolaridad infantil y juvenil no solo se trata de estabilizar un cerebro: se trata de proteger una historia. Cada menor con desregulación afectiva es un adulto potencial que puede brillar si se le enseña a manejar su energía sin perder su esencia. La prevención precoz no solo evita crisis futuras, sino que preserva la posibilidad de un destino creativo y pleno.

El futuro de la psiquiatría pediátrica será integrador. Las nuevas herramientas —biomarcadores genéticos, análisis del sueño, inteligencia artificial aplicada al monitoreo conductual— permitirán distinguir con mayor precisión entre la inestabilidad evolutiva y la patológica. Pero ninguna tecnología reemplazará la mirada humana capaz de leer el alma detrás del síntoma. Esa mirada, cuando es compasiva y científica a la vez, puede cambiar el curso de una vida entera.

La bipolaridad infantil no es el final de la inocencia; es la oportunidad de aprender a cuidar la mente desde los primeros años. Y cada adolescente que logra encontrar equilibrio entre su energía, su pensamiento y su identidad es una prueba viva de que la neuroplasticidad también puede llamarse esperanza.

CAPÍTULO 53
Trastorno bipolar en la tercera edad: complicaciones médicas y cognición

En la vejez, la bipolaridad no grita: susurra.

53.1 La bipolaridad que envejece: un lenguaje distinto del ánimo

En la vejez, la bipolaridad se manifiesta con un lenguaje distinto. Las tormentas emocionales del pasado pueden transformarse en lloviznas persistentes o, en ocasiones, en silencios que confunden diagnóstico con desgaste. El envejecimiento modifica la neuroquímica, la plasticidad sináptica y la forma en que el cerebro regula la energía emocional. El psiquiatra debe aprender a leer en la arruga lo que antes se leía en el impulso: el ánimo ya no estalla, se apaga; no siempre grita, a veces se desvanece.

53.2 Bipolaridad geriátrica

La bipolaridad geriátrica no es una prolongación simple de la juvenil: es un fenómeno neurodegenerativo, vascular y cognitivo. Los estudios muestran que cerca del 10 % de los pacientes bipolares mayores de 60 años presentan deterioro cognitivo leve o demencia asociada a su historia afectiva.

La repetición de episodios, la exposición prolongada al estrés oxidativo y los microinfartos silenciosos pueden alterar los circuitos frontolímbicos, lo que reduce la flexibilidad cognitiva y la memoria de trabajo. El resultado es una mente que conserva la emoción, pero pierde precisión en la respuesta. El envejecimiento cerebral con bipolaridad implica tres dimensiones: neurobiológica, médica y existencia.

53.3 Dimensión neurobiológica: cuando el ánimo se enlentece

En la dimensión neurobiológica, la dopamina y la serotonina disminuyen, el metabolismo cortical se enlentece y los mecanismos de neurogénesis se reducen. Esto explica porqué muchos pacientes mayores experimentan menos manías intensas, pero más episodios depresivos prolongados, con apatía, lentitud psicomotora y anhedonia. La plasticidad neuronal ya no responde con la misma velocidad, pero conserva la capacidad de adaptarse si se estimula adecuadamente con terapia, ejercicio y sentido vital.

53.4 Dimensión médica: comorbilidades y fragilidad farmacológica

En la dimension médica, las comorbilidades se vuelven protagonistas. Hipertensión, diabetes, insuficiencia renal, hipotiroidismo y enfermedad cardiovascular modifican la farmacocinética de los estabilizadores del ánimo. El litio, considerado un fármaco de oro, requiere monitoreo más estrecho: la función renal y tiroidea deben evaluarse cada tres meses, y las dosis ajustarse a los cambios en el aclaramiento de creatinina.

Los antipsicóticos deben emplearse con cautela, pues aumentan el riesgo de caídas, sedación y síndrome metabólico. En muchos casos, la motrigina y la lurasidona son opciones más seguras por su menor impacto metabólico y mejor perfil cognitivo.

53.5 Dimensión cognitiva: el deterioro afectivo sin pérdida de humanidad

La dimensión cognitiva es la más sutil y la más dolorosa. Muchos pacientes refieren "pérdidas de agilidad mental", "nublamiento" o dificultad para organizar ideas. No siempre se trata de demencia, sino de la combinación entre envejecimiento natural, microlesiones vasculares y los efectos acumulativos de los episodios afectivos.

La investigación en neuropsiquiatría geriátrica ha identificado un síndrome específico: el "deterioro cognitivo afectivo", caracterizado por disminución de la memoria episódica y atención sostenida, pero con preservación del juicio social y la empatía. Es la mente que olvida detalles, pero conserva humanidad (figura 52).

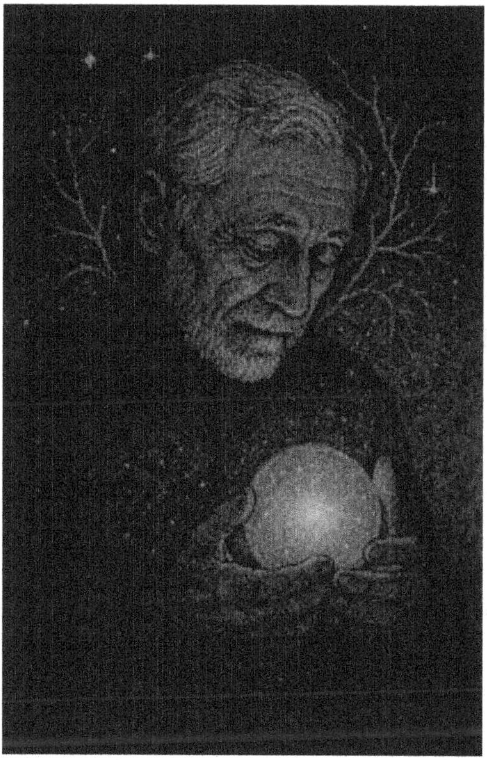

Figura 52. El anciano que sostiene la luz representa la serenidad, la sabiduría y el equilibrio pacífico entre la mente y el tiempo.

53.6 Principios terapéuticos en la tercera edad

El tratamiento de la bipolaridad en la tercera edad debe ser más lento, suave y continuo. Los cambios bruscos de medicación o las reducciones rápidas pueden provocar descompensaciones graves. Se recomienda priorizar fármacos con bajo potencial de interacción, mantener niveles plasmáticos estables y realizar revisiones periódicas de polifarmacia. La coordinación con medicina interna, neurología y geriatría no es opcional, sino esencial.

53.7 El entorno y los vínculos como estabilizadores neurobiológicos

Tratar no basta: hay que acompañar. La soledad es el estabilizador negativo más poderoso en la vejez. El cerebro necesita vínculos tanto como medicación. La estimulación cognitiva, la participación social, la musicoterapia, la actividad física adaptada y la psicoterapia existencial reducen recaídas y mejoran la memoria afectiva. La mente envejecida, cuando se siente útil, vuelve a producir dopamina.

53.8 Duelo acumulado y terapia del sentido

En el terreno psicológico, la depresión geriátrica bipolar tiene un matiz particular: el duelo acumulado. El paciente no llora solo por el presente, sino por todo lo perdido: personas, tiempo, cuerpo, proyectos.

La terapia debe integrar el pasado como legado, no como peso. Convertir la biografía en sabiduría es una forma de tratamiento. La logoterapia y la terapia de reminiscencia son especialmente valiosas en esta etapa: ayudan a reconstruir significado y dignidad en medio del envejecimiento.

53.9 Espiritualidad y serenidad lúcida en la vejez

La espiritualidad —entendida no como religión, sino como conexión trascendente— cobra especial relevancia. Muchos pacientes encuentran estabilidad al redescubrir un propósito que trasciende lo personal: el amor por los nietos, la enseñanza, el arte, la fe, o simplemente la contemplación serena de la vida. La esperanza en la vejez no es euforia: es serenidad lúcida.

53.10 Neuroplasticidad tardía y aprendizaje de la paz

La neurociencia lo respalda. Estudios con resonancia funcional demuestran que la meditación y la gratitud incrementan la conectividad entre la corteza prefrontal dorsolateral y el precúneo, regiones relacionadas con la introspección y la aceptación. Es decir: el cerebro anciano puede seguir aprendiendo paz.

53.11 Sabiduría emocional y resiliencia madura

La bipolaridad en la tercera edad también invita a reflexionar sobre la historia de la mente. Cada episodio superado deja huellas:

algunas cicatrices, pero también aprendizajes. Muchos pacientes mayores relatan que, aunque la intensidad de los estados de ánimo disminuye, aumenta su sabiduría emocional. "Ya no temo mis días oscuros", dicen, "porque sé que pasan". Esa conciencia, conquistada tras décadas de lucha, es el logro más alto del tratamiento: una forma de resiliencia madura.

53.12 La clínica como testimonio de vida

En la práctica clínica, cada consulta con un paciente anciano bipolar es una lección sobre tiempo, paciencia y humildad. El médico deja de ser un regulador de medicinas para convertirse en testigo de una biografía. El objetivo ya no es solo estabilizar el ánimo, sino preservar la identidad, la memoria y el sentido. Porque en la vejez, curar no siempre es eliminar síntomas: a veces es enseñar a vivir en equilibrio con ellos.

53.13 La vejez como capítulo de sabiduría psiquiátrica

La tercera edad y la bipolaridad no son enemigos inevitables. Son dos realidades que, cuando se abrazan con comprensión y ciencia, pueden dar lugar a una forma de sabiduría serena: una mente que ha conocido la euforia y la tristeza, pero elige la calma como forma de sabiduría. En ese equilibrio entre la neuroquímica y la filosofía, entre la memoria y la biología, la vejez se convierte en el capítulo más humano de la psiquiatría.

CAPÍTULO 54
Trastorno bipolar con TDAH, ansiedad, trauma o espectro autista

La mente no se organiza por diagnósticos aislados, sino por redes que se superponen.

54.1 Introducción

La mente humana rara vez obedece a los límites de un diagnóstico. En la práctica clínica, el trastorno bipolar no suele presentarse solo: comparte espacio, territorio y neurocircuitos con otros trastornos como el TDAH, los trastornos de ansiedad, el trauma psicológico complejo y las condiciones del espectro autista.

Comprender estas intersecciones no solo amplía la visión del psiquiatra, sino que redefine la forma en que entendemos la mente contemporánea: un entramado de memorias, impulsos y defensas que interactúan en un mismo cerebro.

54.2 Bipolaridad y TDAH: la energía sin foco

El trastorno por déficit de atención e hiperactividad (TDAH) es una de las comorbilidades más frecuentes en pacientes bipolares, especialmente en aquellos cuyo primer episodio aparece antes de los 20 años. Ambas condiciones comparten disfunciones en los sistemas dopaminérgico y noradrenérgico, con una alteración del circuito frontoestriatal. En términos clínicos, se superponen los síntomas de impulsividad, distracción, inquietud y baja tolerancia a la frustración.

El reto diagnóstico radica en diferenciar la hiperactividad crónica del TDAH de la energía episódica de la manía. En el TDAH, el patrón es continuo y aparecen desde la infancia; en la bipolaridad, es intermitente y alterna con fases de abatimiento.

El tratamiento exige equilibrio: los psicoestimulantes pueden empeorar la manía si no se estabiliza primero el ánimo. Por ello, la regla de oro es tratar primero lo bipolar y luego lo atencional, con estrategias que integren estabilizadores del ánimo, psicoeducación y terapia conductual enfocada en organización, planificación y regulación emocional.

54.3 Bipolaridad y ansiedad: el sistema de alarma en llamas

La coexistencia de trastorno de ansiedad generalizada, pánico u obsesivo-compulsivo con la bipolaridad crea un estado de hiperalerta crónico. El sistema límbico, particularmente la amígdala, permanence en sobreexcitación, lo que potencia las recaídas depresivas y los insomnios prolongados.

El paciente bipolar ansioso teme tanto la euforia como la caída, vive anticipando el descontrol, y esa anticipación se convierte en un segundo trastorno. El tratamiento debe abordar el eje GABAérgico y serotoninérgico sin activar la manía. Los ansiolíticos de uso breve, las terapias cognitivo-conductuales centradas en la tolerancia a la incertidumbre y el *mindfulness* neurofisiológico han mostrado eficacia.

La respiración controlada, la exposición gradual y las técnicas de reentrenamiento del sistema nervioso autónomo ayudan a apagar la "alarma cerebral" que mantiene al paciente en estado de guerra consigo mismo.

54.4 Bipolaridad y trauma: la memoria que no duerme

El trauma psicológico altera los mismos circuitos que la bipolaridad: amígdala, hipocampo y corteza prefrontal medial. Cuando un cerebro traumatizado desarrolla un trastorno bipolar, los recuerdos emocionales se reactivan con cada oscilación del ánimo. La euforia puede traer flashbacks disfrazados de poder; la depresión, de culpa y parálisis.

El concepto moderno de trastorno bipolar postraumático reconoce que los eventos tempranos de abuso, negligencia o violencia aumentan la sensibilidad dopaminérgica y alteran los ritmos circadianos. El tratamiento debe integrar farmacoterapia con terapia de procesamiento del trauma, como EMDR (desensibilización y reprocesamiento por los movimientos oculares o terapias sociomotrices, además de trabajo somático para reconectar cuerpo y mente.

La clave es que el paciente entienda que su reactividad no es debilidad moral, sino memoria fisiológica. Cada crisis es un intento del cuerpo por procesar lo que el alma no pudo verbalizar.

54.5 Bipolaridad y espectro autista: dos formas distintas de sentir el mundo

En algunos pacientes, especialmente hombres jóvenes y mujeres con autismo leve o no diagnosticado, la bipolaridad se presenta con rasgos atípicos: emociones extremas, rigidez en rutinas y dificultades en la interpretación social. El espectro autista comparte con la bipolaridad alteraciones en la conectividad entre la corteza prefrontal medial y las regiones temporales, lo que afecta la regulación afectiva y la lectura del entorno emocional.

En la práctica, estos pacientes pueden ser confundidos con bipolares "fríos" o "sin empatía", cuando en realidad su emoción está regulada por un sistema sensorial diferente. El tratamiento debe centrarse en la comprensión sensorial del paciente: evitar la sobreestimulación y priorizar las terapias estructuradas y la psicoeducación familiar. Los estabilizadores suaves y la rutina ambiental son esenciales para evitar descompensaciones.

54.6 La mente polifónica

En todos estos cuadros, la mente bipolar se convierteen un sistema polifónico donde distintos trastornos dialogan y se influyen mutuamente. No se trata de silenciar una voz, sino de armonizarlas. Cada comorbilidad exige un orden terapéutico diferente, pero todas comparten el mismo objetivo: integrar, no fragmentar.

El psiquiatra contemporáneo debe actuar como director de orquesta neuroquímica, ajustando el volumen de cada sistema sin apagar la melodía general. Esa melodía, en el fondo, es la historia del paciente: sus defensas, sus aprendizajes, sus duelos, sus intentos de encontrar sentido dentro del caos.

La neurociencia confirma que los cerebros con múltiples diagnósticos muestran una mayor interconectividad entre redes —la de modo por defecto, la de control ejecutivo y la *salience network*—, lo que les otorga una sensibilidad emocional intensa y, paradójicamente, una capacidad creativa superior cuando están estables. La misma mente que sufre más profundamente es también la que puede crear, comprender y amar con mayor profundidad.

54.7 Conclusiones

El tratamiento del trastorno bipolar con comorbilidades no es solo farmacológico: es una arquitectura compleja donde biología, historia y contexto se entrelazan. En el paciente con TDAH, ansiedad, trauma o autismo, la meta no es borrar etiquetas, sino construir un equilibrio funcional donde cada diagnóstico encuentre su lugar dentro de una mente que sigue siendo una sola.

Porque, al final, más allá de los nombres y los manuales, todo ser humano bipolar con múltiples diagnósticos busca lo mismo: un punto de quietud interior donde la química y la conciencia se reconcilien (figura 53).

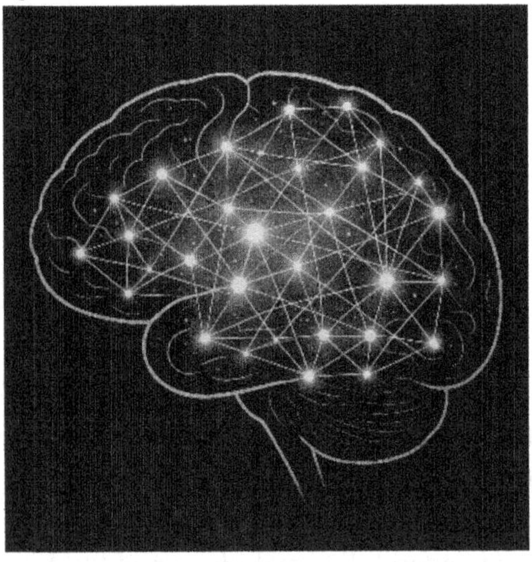

Figura 53. Las luces interconectadas simbolizan la armonía de los sistemas neuronales complejos, donde la bipolaridad, el TDAH, la ansiedad, el trauma y el autismo convergen en una mente integrada.

PARTE XI.
¿Dónde buscar ayuda?

CAPÍTULO 55
México: hospitales psiquiátricos, ONG, plataformas digitales y líneas de crisis

Pedir ayuda no es rendirse:
es activar la red que sostiene la vida.

55.1 Buscar ayuda como acto de sabiduría clínica y humana

Buscar ayuda no debería ser un acto de desesperación, sino de sabiduría. En México, miles de personas con trastorno bipolar enfrentan el reto de encontrar atención oportuna, integral y accesible. El país ha avanzado en la creación de redes de salud mental pública y comunitaria, pero la brecha entre necesidad y atención sigue siendo amplia. Sin embargo, detrás de esa dificultad también existe una red silenciosa de profesionales, instituciones y organizaciones civiles que día a día acompañan, contienen y orientan a quienes atraviesan una crisis.

55.2 Sistema Nacional de Salud Mental: estructura pública de atención

El primer nivel de atención está representado por el Sistema Nacional de Salud Mental (SISAME), que integra hospitales psiquiátricos, unidades de consulta externa y Centros Integrales de Salud Mental (CISAME). Estos centros, distribuidos en varias regiones del país, ofrecen evaluación psiquiátrica, psicoterapia, manejo farmacológico y psicoeducación familiar de manera gratuita o a bajo costo.

55.3 Hospitales psiquiátricos e instituciones nacionales de referencia

Entre las instituciones más reconocidas destacan las siguientes:

- Hospital Psiquiátrico "Fray Bernardino Álvarez" (Ciudad de México): el más antiguo del país, con servicios de hospitalización, urgencias y consulta externa. Referente nacional para trastornos afectivos y psicóticos.

- Hospital Psiquiátrico Infantil "Juan N. Navarro": especializado en la atención de niños y adolescentes con trastornos del ánimo, conducta y neurodesarrollo.
- Instituto Nacional de Psiquiatría "Ramón de la Fuente Muñiz": centro de investigación y atención clínica avanzada; ofrece programas de trastorno bipolar, depresión, adicciones y psicoeducación.
- Hospital Psiquiátrico de Yucatán y Hospital Civil de Guadalajara: pioneros en atención comunitaria y formación de especialistas en psiquiatría.
- Centros de Integración Juvenil (CIJ): aunque enfocados en adicciones, brindan atención psicológica gratuita a jóvenes con síntomas depresivos, ansiosos o bipolares.

55.4 CISAME y atención comunitaria descentralizada

A nivel comunitario, los CISAME desempeñan un papel crucial. En ellos trabajan equipos multidisciplinarios de psiquiatras, psicólogos, enfermeros y trabajadores sociales. Se encuentran en estados como Veracruz, Puebla, Oaxaca, Chihuahua, Sonora y Nuevo León. Ofrecen atención continua, orientación familiar y programas de reintegración social.

55.5 Plataformas digitales y telepsiquiatría en México

El acceso a la salud mental en México también se ha digitalizado. Varias plataformas en línea han surgido para conectar a pacientes con profesionales certificados:

- Teletón Salud Mental, con atención psicológica gratuita vía videollamada.
- Telegalenos.com, proyecto de telepsiquiatría y salud emocional que ofrece consultas en español e inglés con especialistas de distintas regiones.
- Psicólogos.org.mx, Doctoralia, y MindCare México, plataformas con filtros por especialidad, ubicación y costo.

- La Red Nacional de Telepsiquiatría del Instituto Nacional de Psiquiatría, que conecta hospitales rurales con psiquiatras en tiempo real.

55.6 Líneas de crisis y atención inmediata

En situaciones de emergencia, es fundamental conocer las líneas de crisis y atención inmediata, disponibles las 24 horas:

- SAPTEL (Servicio de Apoyo Psicológico a Distancia): 800 472 7835. Atención gratuita, confidencial y disponible todo el año.
- Línea de la Vida (CONADIC): 800 911 2000. Apoyo psicológico y psiquiátrica por consumo de sustancias, depresión y crisis emocionales.
- Emergencias Nacionales: 911, con canalización a unidades de salud mental y primeros auxilios psicológicos.
- Locatel CDMX: 55 5658 1111. Ofrece orientación médica y psicológica.
- UNAM Psicología Comunitaria: 800 999 6266. Atención gratuita por profesionales supervisados.

55.7 ONG y asociaciones civiles: sostén más allá del sistema

En paralelo, diversas ONG y asociaciones civiles trabajan incansablemente para visibilizar la salud mental y acompañar a pacientes y familiares:

- Fundación Mexicana para la Salud Mental (FMSM): promueve la educación pública y el combate al estigma.
- Fundación Bipolar México: organización dedicada a la información, grupos de apoyo y campañas educativas.
- Asociación Voz Pro Salud Mental (VPSM): ofrece talleres y asesoría a familiares de pacientes con trastornos afectivos.
- Red Pro Cuidados Comunitarios: impulsa la creación de espacios seguros para pacientes con padecimientos psiquiátricos crónicos.

Estas asociaciones ofrecen educación, grupos de apoyo, talleres familiares y campañas contra el estigma.

55.8 Familia, comunidad y cultura como factores protectores

El tejido social mexicano, con su fuerte sentido comunitario, representa una oportunidad invaluable: la familia y la comunidad son los primeros pilares de prevención. La psicoeducación familiar, los grupos de apoyo y la participación en redes sociales especializadas ayudan a transformar la soledad del paciente en acompañamiento colectivo.

La cultura mexicana, tan rica en vínculos, puede convertirse en aliada terapéutica. Los espacios de fe, arte, música y voluntariado ofrecen sentido, estructura y conexión. Cada persona que escucha, cada familia que se informa, cada comunidad que rompe el silencio está contribuyendo a la salud mental del país.

55.9 Hacia una salud mental más humana y accesible

El acceso a la ayuda no siempre es inmediato, pero cada vez es más posible. México avanza hacia un modelo más humano, digital y descentralizado, donde pedir ayuda ya no sea un acto de vergüenza, sino de valentía. En un país donde tantas historias conviven con resiliencia, la salud mental empieza a ocupar el lugar que siempre mereció: el centro de la vida (figura 54).

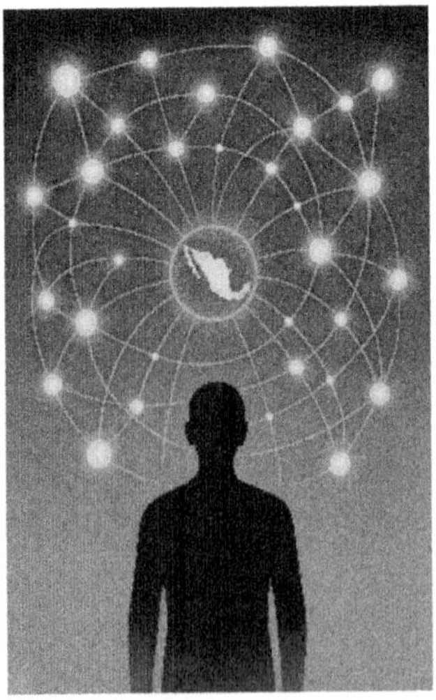

Figura 54. La red luminosa simboliza la expansión de hospitales, líneas de crisis y programas comunitarios que se unen por la salud mental en México.

CAPÍTULO 56
España: servicios públicos, asociaciones de apoyo y centros comunitarios

La salud mental se construye en comunidad.

56.1 España y el modelo comunitario de salud mental

España ha construido uno de los sistemas de salud mental pública más sólidos y humanizados de Europa. A diferencia de los modelos puramente hospitalarios, el enfoque español privilegia la atención comunitaria, la integración familiar y la coordinación multidisciplinar.

Para las personas que viven con trastorno bipolar, esto se traduce en un acceso más cercano, continuo y personalizado, donde la estabilidad se concibe no solo como equilibrio químico, sino como bienestar social y relacional.

56.2 Sistema Nacional de Salud: acceso público y continuidad asistencial

El sistema sanitario español, a través del Sistema Nacional de Salud (SNS), garantiza el acceso gratuito a la atención psiquiátrica y psicológica dentro de la red pública. Los pacientes pueden acudir a su médico de cabecera, quien deriva a los Centros de Salud Mental (CSM) según el área sanitaria. En estos centros trabajan equipos integrados por psiquiatras, psicólogos clínicos, enfermeros especialistas y terapeutas ocupacionales. La atención es gratuita, y en muchos casos incluye visitas domiciliarias, psicoterapia individual o grupal, y programas de reintegración laboral.

56.3 Hospitales y centros de referencia en trastorno bipolar

Entre los centros y hospitales de referencia nacional destacan:

- Hospital Clínic de Barcelona: con su Unidad de Trastornos Bipolares, líder en investigación y tratamiento personalizado.

- Hospital Universitario Gregorio Marañón (Madrid): pionero en programas de atención integral y psicoeducación familiar.
- Hospital de la Santa Creu i Sant Pau (Barcelona): reconocido por su abordaje interdisciplinario y su participación en proyectos europeos sobre neurociencia afectiva.
- Hospital Virgen del Rocío (Sevilla) y Hospital Universitario de Valencia: con programas de salud mental comunitaria y prevención de recaídas.
- Instituto de Salud Carlos III: principal entidad investigadora en neurociencia y salud pública mental.

56.4 Centros de Día: el puente entre hospital y vida cotidiana

El modelo español incorpora una figura esencial: el Centro de Día, donde los pacientes con trastorno bipolar o depresión mayor pueden acudir durante la jornada para participar en talleres, psicoterapia, entrenamiento cognitivo y actividades artísticas o laborales. Estos centros funcionan como puentes entre la hospitalización y la vida cotidiana, lo que permite reducir las recaídas y fortalecer la autonomía de los pacientes.

56.5 Asociaciones de pacientes y familiares: acompañamiento y psicoeducación

Las asociaciones de pacientes y familiares desempeñan un papel clave en la educación y el acompañamiento emocional. Algunas de las más importantes son:

- Asociación Bipolar de Madrid (ABM): ofrece grupos de apoyo, orientación familiar y campañas contra el estigma.
- Associació Catalana de Trastorn Bipolar (ACTB): referente en psicoeducación y programas de autoayuda en Cataluña.
- Asociación Bipolar de Andalucía Oriental: impulsa actividades formativas y de prevención del suicidio.
- FEAFES (Confederación Española de Salud Mental): red nacional de asociaciones con presencia en todas las comunidades autónomas.

- Fundación Mundo Bipolar: organiza congresos, programas de divulgación y apoyo entre iguales.

56.6 La familia como agente terapéutico activo

La psicoeducación familiar, muy desarrollada en España, es considerada parte del tratamiento estándar. Los familiares aprenden a identificar señales de recaída, a manejar la comunicación y a acompañar sin sobreproteger. La familia no es vista como fuente de conflicto, sino como un agente terapéutico activo.

56.7 Plataformas digitales y líneas de apoyo emocional

España también ha avanzado en la digitalización de la salud mental, con múltiples plataformas accesibles:

- Salud Mental España (www.consaludmental.org): portal informativo y directorio nacional de recursos.
- Psicología en Casa y PsicoGlobal: consultas virtuales certificadas.
- App "Prevensuic" y App "SAM" del Ministerio de Sanidad, diseñadas para detectar riesgo de crisis y ofrecer asistencia inmediata.
- Teléfono de la Esperanza (717 003 717): línea gratuita y confidencial de apoyo emocional las 24 horas.
- Teléfono 024: línea nacional de prevención del suicidio.

Estas herramientas amplían el acceso y permiten una intervención temprana.

56.8 Atención en crisis: equipos móviles y respuesta rápida

En cuanto a la intervención en crisis, España se ha convertido en ejemplo de respuesta rápida e interdisciplinar. En la mayoría de ciudades existen equipos móviles de salud mental, que acuden a domicilios o espacios públicos cuando un paciente entra en descompensación. Esta estrategia evita internamientos innecesarios y promueve la contención en el entorno natural del paciente.

56.9 Los tres pilares del modelo comunitario español

El modelo comunitario español se basa en tres pilares:

1. Accesibilidad: ningún paciente queda sin atención por falta de recursos.
2. Continuidad: los equipos acompañan a lo largo del proceso, incluso en fases de estabilidad.
3. Desestigmatización: la enfermedad mental es tratada como una condición médica más, no como una etiqueta social (figura 55).

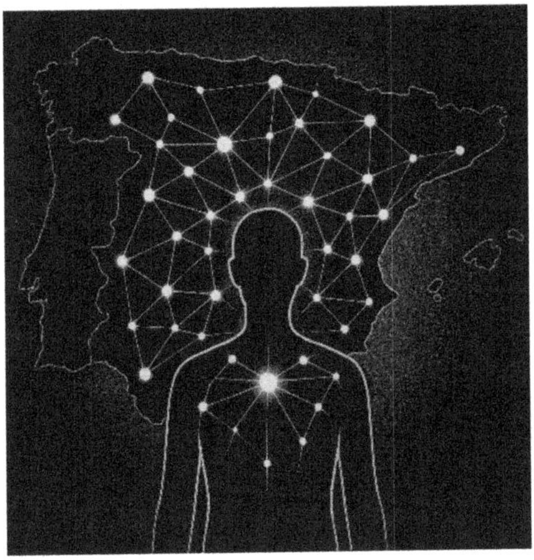

Figura 55. Las luces conectadas a lo largo de España representan la armonía entre la atención pública, las redes comunitarias y la sanación individual.

56.10 Investigación y psiquiatría de precisión

Además, la investigación neuropsiquiátrica española se encuentra entre las más avanzadas del mundo. Los proyectos del Hospital Clínic y del Instituto Carlos III han identificado marcadores biológicos del trastorno bipolar, como alteraciones en la conectividad de la red frontolímbica, ritmos circadianos y niveles plasmáticos de factor neurotrófico derivado del cerebro (BDNF, por sus siglas en inglés). Esta ciencia de precisión está permitiendo un abordaje más personalizado, menos farmacocéntrico y más humano.

56.11 Cultura, comunidad y dignidad del cuidado

Culturalmente, España combina ciencia y compasión. El sistema sanitario, junto con las redes sociales y familiares, genera un ecosistema donde el paciente bipolar puede recuperar no solo la estabilidad, sino también la dignidad del vivir acompañado. Las comunidades autónomas fomentan cada vez más espacios de diálogo, arte, y convivencia, entendiendo que la salud mental florece en la integración, no en el aislamiento.

56.12 La salud mental como bienestar compartido

En última instancia, buscar ayuda en España significa entrar en un sistema que cree en la posibilidad de recuperación total, donde el equilibrio emocional se alcanza con la misma seriedad con que se trata una enfermedad física. En un país donde la empatía se expresa en el lenguaje cotidiano, la salud mental se vive como lo que verdaderamente es: una forma de bienestar compartido.

CAPÍTULO 57
Estados Unidos: clínicas comunitarias, recursos bilingües y servicios de emergencia

En un sistema fragmentado,
saber dónde buscar ayuda puede salvar una vida.

57.1 Introducción

Estados Unidos es un país de grandes contrastes, no solo en su geografía y cultura, sino también en el acceso a la salud mental. Para quienes viven con trastorno bipolar, el sistema estadounidense puede ser, al mismo tiempo, uno de los más avanzados tecnológicamente y uno de los más fragmentados en accesibilidad. Comprender cómo y dónde buscar ayuda es esencial, especialmente para las comunidades hispanohablantes e inmigrantes, que enfrentan barreras adicionales de idioma, costo y cultura.

El sistema de salud estadounidense es descentralizado: los servicios varían según el estado, el tipo de seguro médico y los recursos locales disponibles. Sin embargo, en medio de esa diversidad existe una sólida red de clínicas comunitarias, organizaciones sin fines de lucro y sistemas de respuesta en crisis que brindan atención accesible a quienes enfrentan el trastorno bipolar y otras condiciones emocionales.

57.2 Clínicas comunitarias de salud mental

La columna vertebral de la atención psiquiátrica pública en Estados Unidos está formada por los Community Mental Health Centers (CMHCs) o centros comunitarios de salud mental. Estas clínicas, financiadas por programas federales y estatales, ofrecen evaluación psiquiátrica, psicoterapia, manejo de medicamentos y coordinación de casos, muchas veces de forma gratuita o con tarifas ajustadas según los ingresos.

Algunos de los programas comunitarios más importantes son:

- SAMHSA (Substance Abuse and Mental Health Services Administration): ofrece un directorio nacional de clínicas públicas y sin fines de lucro en findtreatment.gov.
- Federally Qualified Health Centers (FQHCs): clínicas integrales que combinan atención médica general y salud mental, disponibles sin importar el estatus migratorio o el seguro médico.
- Departamentos de Salud Mental del Condado: presentes en todos los estados, brindan servicios de estabilización en crisis, atención ambulatoria y enlace con programas comunitarios.
- National Alliance on Mental Illness (NAMI): a través de sus capítulos locales, ofrece programas bilingües de educación, apoyo familiar y grupos de pares para personas con trastorno bipolar.

En muchas zonas rurales o urbanas, la telepsiquiatría se ha convertido en un puente indispensable. Plataformas como Teladoc, Amwell y Talkiatry permiten conectarse con psiquiatras certificados en inglés o español, ampliando el acceso a quienes tienen dificultades de transporte o viven en regiones remotas.

57.3 Recursos bilingües y apoyo para inmigrantes

Para la población latina e inmigrante, el idioma es una de las principales barreras en la búsqueda de atención. Afortunadamente, cada vez más organizaciones trabajan para cerrar esa brecha:

- Mental Health America (MHA): ofrece herramientas gratuitas de evaluación emocional y materiales educativos en español.
- The Trevor Project (para jóvenes LGBTQ+): brinda intervención en caso de crisis las 24 horas, en inglés y español, por teléfono, chat o mensaje de texto.
- National Latino Behavioral Health Association (NLBHA): promueve atención culturalmente competente y conecta pacientes con profesionales bilingües en todo el país.

- Telegalenos.com: red de telepsiquiatría bilingüe que ofrece consultas en inglés y español con especialistas en depresión y trastorno bipolar.
- American Psychological Association (APA): mantiene una base de datos pública de psicólogos y terapeutas que atienden en español.

También existen organizaciones religiosas o comunitarias, como Catholic Charities, Jewish Family Services y La Clínica del Pueblo (Washington, D.C.), que ofrecen asesoramiento psicológico gratuito o de bajo costo con enfoque cultural y sensibilidad social.

57.4 Servicios de crisis y emergencias

En situaciones de crisis emocional, contar con ayuda inmediata puede salvar vidas. Estados Unidos cuenta con una red sólida de servicios de emergencia en salud mental:

- Línea Nacional de Crisis y Prevención del Suicidio (988): disponible 24/7 en inglés y español, conecta con consejeros capacitados en todo el país.
- SAMHSA National Helpline: 1-800-662-HELP (4357). Línea gratuita y confidencial para referencias de tratamiento en salud mental y adicciones.
- Crisis Text Line: envía "HELLO" o "HOLA" al 741741 para recibir apoyo emocional bilingüe inmediato.
- Equipos Móviles de Crisis: disponibles en muchos estados, con profesionales que acuden a domicilio para estabilizar al paciente de forma segura.
- Salas de emergencias hospitalarias: por ley (EMTALA), deben brindar evaluación psiquiátrica a cualquier persona en crisis, sin importar su seguro o estatus migratorio.

Para las familias hispanohablantes, conocer estos números y compartirlos en la comunidad puede marcar la diferencia entre la confusión y la contención en un momento crítico.

57.5 Educación, redes de pares y defensa del paciente

Más allá del tratamiento médico, la recuperación a largo plazo depende de la educación y el apoyo social. Diversas organizaciones fomentan la psicoeducación y el empoderamiento:

- Depression and Bipolar Support Alliance (DBSA): ofrece cientos de grupos de apoyo gratuitos y bilingües, tanto presenciales como virtuales.
- Bipolar Caregivers Alliance: ayuda a familiares a mejorar la comunicación, establecer límites y prevenir recaídas.
- Mental Health First Aid (MHFA): capacita a docentes, empleadores y ciudadanos para reconocer y responder a señales de crisis emocional.
- The Jed Foundation: promueve la salud mental en adolescentes y estudiantes universitarios.
- American Foundation for Suicide Prevention(AFSP): impulsa campañas nacionales, apoyo a sobrevivientes y programas educativos.

57.6 Desafíos y esperanza

El sistema estadounidense enfrenta desafíos importantes: desigualdad en seguros médicos, fragmentación en el acceso y persistencia del estigma, sobre todo en comunidades rurales o minoritarias. Pero hay señales de cambio.

La creación del número 988 como línea nacional de emergencias emocionales, la expansión de la telemedicina y el aumento de servicios bilingües representan un giro hacia un modelo más inclusivo. Las campañas de concientización y el auge de la psicoterapia en línea están ayudando a normalizar la búsqueda de ayuda.

Para los inmigrantes y latinos, pedir ayuda no es solo un acto médico: es un acto de valentía. Significa tender un puente entre culturas, romper silencios heredados y reclamar el derecho a sanar.

La historia de la salud mental en Estados Unidos todavía se está escribiendo, pero su dirección es clara: hacia un sistema más compasivo, más humano y más accesible, donde la estabilidad emocional sea una forma de libertad. En esa narrativa, la búsqueda del equilibrio se convierte en una expresión profunda de resiliencia colectiva (figura 56).

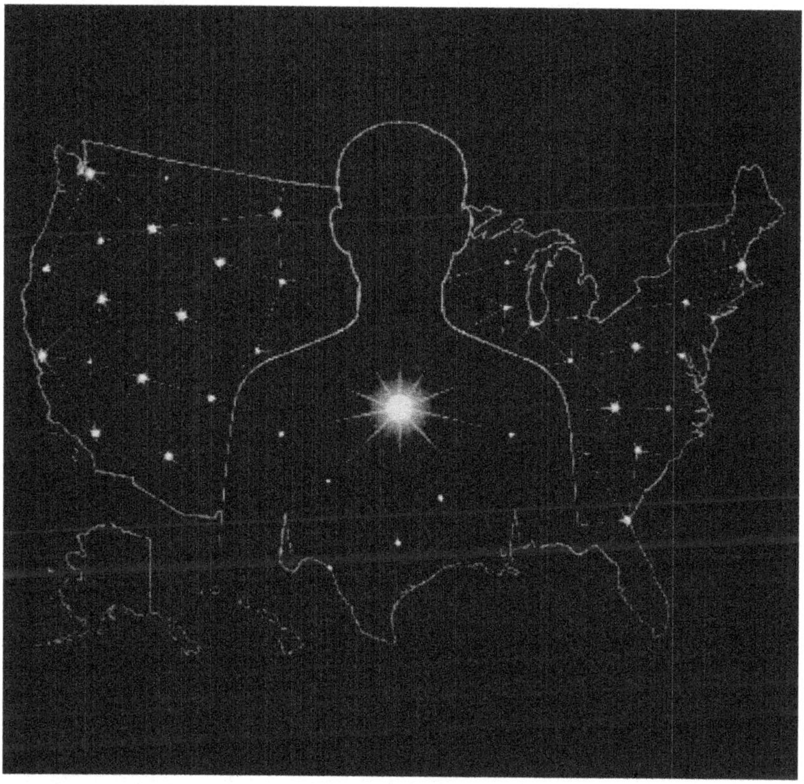

Figura 56. La figura central representa la esperanza y la conexión entre los servicios de salud mental de todo el país, unidos por una red de apoyo humano y tecnológico.

PARTE XII.
Energía psíquica en movimiento

CAPÍTULO 58
Tabla de neurotransmisores y síntomas bipolares asociados

Comprender los síntomas comienza por comprender los neurotransmisores.

El trastorno bipolar es, ante todo, una orquesta neuroquímica. Cada episodio, ya sea de euforia o depresión, refleja un cambio en el equilibrio dinámico entre los principales neurotransmisores del cerebro. Comprender estas sustancias no es reducir la mente a química, sino reconocer que la biología y la experiencia emocional son dos lenguajes del mismo fenómeno: la energía psíquica en movimiento.

58.1 El cerebro bipolar: equilibrio y desregulación

En el cerebro de una persona con trastorno bipolar, los sistemas de comunicación neuronal funcionan con una sensibilidad extrema. Los cambios en el sueño, la luz solar, el estrés o las hormonas pueden modificar la liberación o recaptación de neurotransmisores en cuestión de horas, desencadenando oscilaciones anímicas intensas.

La ciencia ha identificado doce neurotransmisores principales implicados en la regulación del ánimo y la cognición. Cada uno participa en un "circuito" emocional diferente, y su exceso o déficit puede reflejarse en síntomas clínicos específicos.

1. **Dopamina (DA): el motor del placer y la motivación**
   - Exceso: euforia, hiperactividad, impulsividad, pensamientos acelerados, grandiosidad.
   - Déficit: apatía, anhedonia, lentitud, pérdida de interés.
   - La dopamina es el eje de los estados maníacos; su exceso en el sistema mesolímbico genera sobreestimulación del placer y la recompensa. Su descenso marca las fases depresivas.

2. **Serotonina (5-HT): el termostato emocional**
   - Exceso relativo: irritabilidad, ansiedad, insomnio.
   - Déficit: tristeza, desesperanza, pensamiento suicida, trastornos del sueño.

La serotonina regula el humor, el sueño y el apetito. La serotonina estabiliza la sensibilidad emocional, pero su disfunción es el sello de la depresión bipolar.

3. **Noradrenalina (NA): energía y alerta**
   - Exceso: agitación, insomnio, reactividad, crisis de pánico.
   - Déficit: fatiga, lentitud, apatía cognitiva.

La noradrenalina modula el estado de vigilia y la atención. En la manía aumenta el "volumen mental"; en la depresión lo silencia.

4. **GABA (ácido gamma-aminobutírico): el freno emocional**
   - Exceso: somnolencia, apatía, inhibición emocional.
   - Déficit: ansiedad, insomnio, tensión muscular, irritabilidad.

GABA es el principal neurotransmisor inhibidor del cerero. Su déficit se asocia con ansiedad bipolar y fases mixtas.

5. **Glutamato: el acelerador del pensamiento**
   - Exceso: excitación excesiva, insomnio, impulsividad, riesgo de neurotoxicidad.
   - Déficit: lentitud cognitiva, dificultad para concentrarse.

El glutamato participa en la memoria y el aprendizaje. La investigación moderna apunta a que su disfunción es clave en la ciclotimia y la inestabilidad afectiva.

6. **Acetilcolina: la memoria emocional**
   - Exceso: hipersensibilidad emocional, llanto fácil, nostalgia, depresión melancólica.
   - Déficit: desinterés, confusión, deterioro cognitivo.

La acetilcolina está relacionada con el sueño REM y los recuerdos afectivos. Se activa durante la depresión, lo que genera introspección excesiva.

7. **Endorfinas: el amortiguador del dolor**
   - Exceso: negación del malestar, euforia artificial, conducta temeraria.
   - Déficit: sensibilidad al dolor, tristeza física, desmotivación.

Las endorfinas son los opiáceos naturales del cerebro; equilibran placer y sufrimiento. Su caída se asocia con recaídas depresivas tras episodios de estrés.

8. **Adrenalina: el impulso vital**
   - Exceso: irritabilidad, crisis de ansiedad, hipervigilancia.
   - Déficit: fatiga matinal, apatía y dificultad para activar el cuerpo.

La adrenalina interviene en la respuesta al estrés. En fases maníacas, su exceso produce hiperactivación autonómica.

9. **Histamina: la molécula del ritmo y el despertar**
   - Exceso: insomnio, agitación, reactividad al estrés.
   - Déficit: somnolencia, letargo, desmotivación.

La histamine regula el ciclo sueño-vigilia y la liberación de otros neurotransmisores. Algunos estabilizadores del ánimo actúan reduciendo la histamina cerebral.

10. **Melatonina: el guardián del ritmo circadiano**
    - Exceso: somnolencia, apatía, desincronización diurna.
    - Déficit: insomnio, irritabilidad, confusión horaria.

La melatonina regula la luz interior del cuerpo. Su desajuste es típico en los bipolares con insomnio o ciclos invertidos de energía.

11. **Oxitocina: el neurotransmisor del vínculo**
    - Exceso: sobreinvolucramiento emocional, dependencia afectiva.
    - Déficit: aislamiento, frialdad, dificultad para confiar.

La oxitocina conecta la empatía con la regulación del ánimo. La depresión y la manía pueden alterar su liberación, lo que afecta la capacidad de relación.

12. **Vasopresina: el regulador del equilibrio emocional y corporal**
    - Exceso: agresividad, irritabilidad, impulsividad.
    - Déficit: apatía, desmotivación, desequilibrio del sueño.

La vasopresina actúa junto con el cortisol en la respuesta al estrés y en la regulación de la homeostasis emocional.

58.2 El equilibrio neuroquímico como arte terapéutico

El tratamiento del trastorno bipolar consiste, en gran medida, en restaurar la armonía entre estos sistemas. Los estabilizadores del ánimo, los antipsicóticos y los antidepresivos actúan como afinadores que corrigen los desbalances entre dopamina, serotonina, GABA y glutamato. Pero más allá de los fármacos, la estabilidad surge también del sueño regular, la nutrición, la meditación y la psicoterapia, que modulan naturalmente la producción neuroquímica.

La psiquiatría moderna reconoce que el cerebro bipolar no es "defectuoso", sino hipersensible: un sistema que amplifica la vida en todas sus intensidades. Entender su química es comprender su poesía: un cerebro que, cuando encuentra equilibrio, no solo piensa, sino que crea, siente y trasciende con una profundidad excepcional (figura 57).

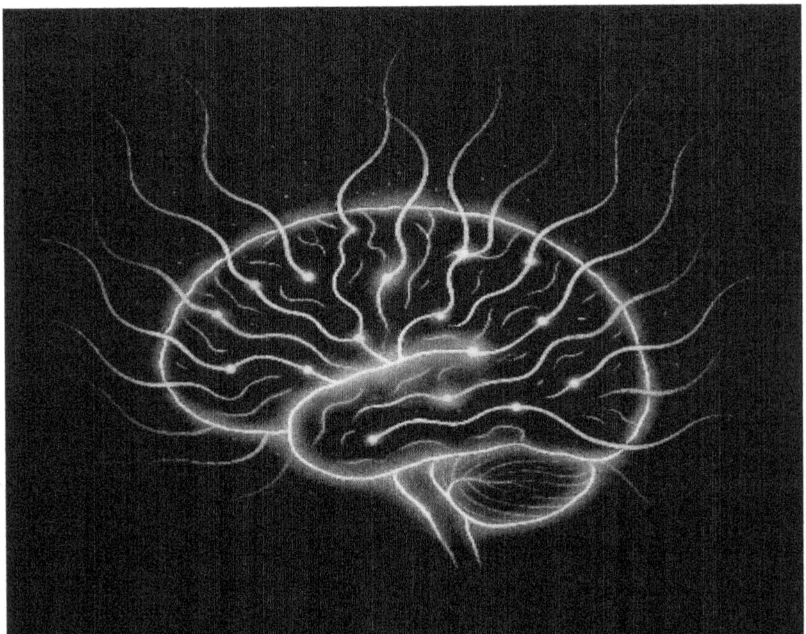

Figura 57. El cerebro luminoso simboliza la armonía neuroquímica y el equilibrio entre los 12 neurotransmisores que regulan la mente bipolar.

CAPÍTULO 59
Mapa emocional y neurocognitivo del trastorno bipolar

Comprender la bipolaridad es aprender a leer un mapa interior.

59.1 El cerebro como territorio emocional

Comprender el trastorno bipolar no solo implica estudiar neurotransmisores o síntomas; implica trazar un mapa que conecte los paisajes interiores de la emoción, la memoria y la conciencia.

El cerebro bipolar no es caótico: es un sistema complejo que intenta autorregularse frente a una sensibilidad extrema. Su estructura refleja la historia evolutiva del ser humano: emoción, pensamiento y conducta luchando por una misma armonía. En el cerebro bipolar, los sistemas de regulación afectiva están hiperactivos y, a la vez, vulnerables. Las áreas más implicadas incluyen:

- Amígdala: centro del miedo, la ira y la intensidad emocional. En la manía, se hiperactiva; en la depresión, se vuelve hipersensible, lo que genera una reactividad emocional desproporcionada.
- Corteza prefrontal: el "director de orquesta" del cerebro. Regula impulsos, organiza la conducta y modula la emoción. En fases depresivas, su actividad disminuye; en la manía, pierde control inhibitorio.
- Hipocampo: memoria emocional. Se reduce en volumen con el estrés crónico, lo que afecta la capacidad de aprendizaje y de regulación afectiva.
- Tálamo: punto de conexión entre la emoción y la cognición. En la bipolaridad, transmite los mensajes emocionales con excesiva intensidad.
- Corteza cingulada anterior: participa en la empatía, el dolor emocional y la toma de decisiones. En la depresión bipolar,

se observa una desconexión con la corteza prefrontal, lo que explica la dificultad para tomar decisiones racionales bajo estados de tristeza profunda.

El cerebro bipolar no "falla"; vibra en frecuencias más altas. Es un cerebro diseñado para sentir profundamente, pero que necesita aprender a traducir esa intensidad sin desbordarse.

59.2 Las redes cerebrales: una sinfonía desincronizada

Los avances en neuroimagen funcional han revelado que el trastorno bipolar implica alteraciones en las redes neuronales más que en regiones aisladas.

Las tres más relevantes son:

- Red de modo por defecto (*Default Mode Network*): activa durante la introspección y el pensamiento autorreferencial. En la depresión, esta red domina, lo cual genera rumiación y autocrítica.
- Red ejecutiva central: se activa durante tareas cognitivas. En la manía, su control se debilita, lo que favorece la impulsividad y la sobreestimación del yo.
- Red de saliencia: detecta estímulos relevantes. En el bipolar, su hiperactividad explica la hipersensibilidad a los cambios del entorno, la luz, el tono de voz o el clima emocional.

El tratamiento busca resincronizar estas redes mediante farmacoterapia, terapia cognitiva, sueño estable y hábitos regulares. En términos neurocientíficos, estabilizar el ánimo significa restaurar el ritmo entre redes cerebrales que dejaron de bailar al mismo compás.

59.3 El mapa emocional: de la euforia al vacío

Desde el punto de vista psicológico, el bipolar atraviesa estados emocionales arquetípicos. Cada fase representa un punto del mapa afectivo:

- Manía: expansión del yo: El sujeto siente que puede con todo; el cerebro libera dopamina en cascada. Se vive una sensación de omnipotencia creativa.

- Hipomanía: estado intermedio, donde la energía y la claridad se combinan: Muchos artistas y científicos relatan sus períodos más productivos durante esta fase.
- Depresión: implosión del yo: La energía vital se retrae, la dopamina y la serotonina caen, y el pensamiento se vuelve introspectivo y pesimista.
- Fase mixta: el mayor desafío clínico: La mente se acelera pero el ánimo está hundido. Se mezclan impulsividad con desesperanza y el riesgo suicida es alto.
- Eutimia: el equilibrio. No es ausencia de emoción, sino integración. El cerebro alcanza un punto de coherencia neuroquímica que permite pensar, sentir y actuar en sincronía.

Este mapa muestra que el trastorno bipolar no es solo un trastorno del ánimo, sino una alteración del ritmo vital. La clave terapéutica está en aprender a navegar, no en negar las mareas.

59.4 La dimensión cognitiva: pensamiento, memoria y juicio

La bipolaridad también afecta la neurocognición, especialmente en funciones ejecutivas y memoria. Estudios muestran alteraciones en:

- Velocidad de procesamiento: en fases maníacas, el pensamiento se acelera; en la depresión, se enlentece.
- Atención sostenida: la mente bipolar se distrae con facilidad, pues su sistema de saliencia capta múltiples estímulos simultáneamente.
- Memoria de trabajo: la sobrecarga emocional interfiere con la retención de información reciente.
- Juicio y planificación: la corteza prefrontal pierde control sobre las áreas límbicas, lo que dificulta la toma de decisiones coherentes en estados de alta intensidad emocional.

La rehabilitación cognitiva —junto con la terapia y el sueño estructurado— ayuda a restaurar estas funciones. El objetivo no es solo "estabilizar", sino integrar emoción y cognición para recuperar el sentido del yo (figura 58).

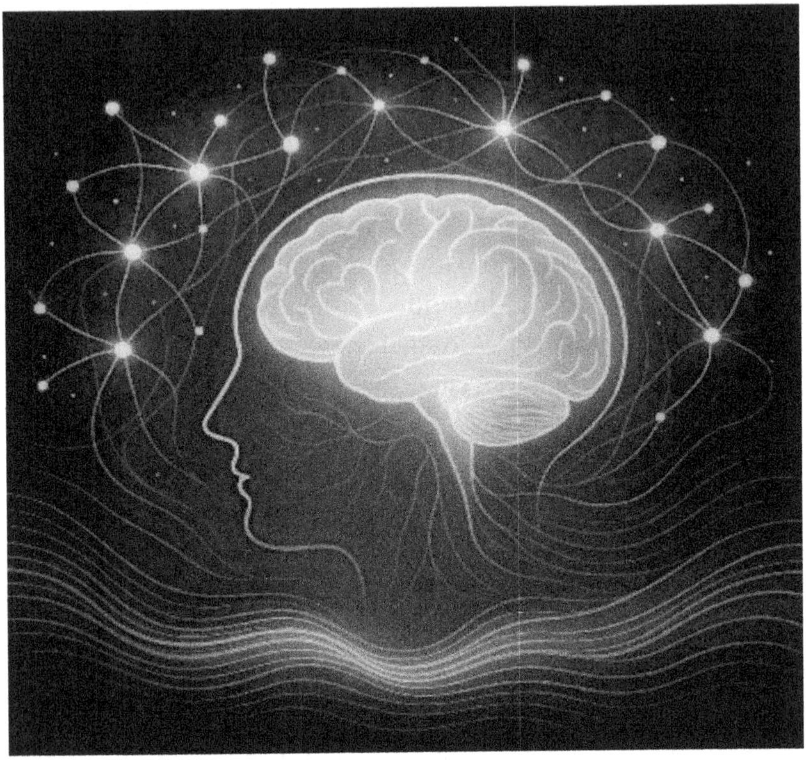

Figura 58. El cerebro iluminado simboliza la integración entre emoción, pensamiento y conciencia en el mapa neurocognitivo del trastorno bipolar.

59.5 La conciencia como red integradora

Más allá de las estructuras y neurotransmisores, el trastorno bipolar es una alteración de la conciencia integradora. El ser bipolar vive en un flujo continuo de percepciones internas y externas amplificadas. Su reto no es eliminar la intensidad, sino transformarla en sabiduría emocional.

Cuando la terapia logra esa integración, el paciente no vuelve al punto inicial: emerge una conciencia más amplia, más empática y más lúcida. La mente bipolar puede pasar del caos al conocimiento. En ese tránsito reside su grandeza. Es un sistema que, una vez entendido, revela la unión entre ciencia y alma: el cerebro como instrumento, y la conciencia como su música.

59.6 El futuro: neurocircuitos de la esperanza

La investigación actual explora cómo la estimulación cerebral profunda, la inteligencia artificial y los biomarcadores genéticos pueden predecir episodios y ajustar tratamientos personalizados. El mapa neuroemocional del futuro será interactivo: integrará datos biológicos, patrones de sueño, lenguaje y expresión facial.

El objetivo será prevenir, no solo tratar. Pero ningún algoritmo podrá reemplazar la comprensión humana. Porque en el corazón del cerebro bipolar late algo que ninguna máquina puede medir: la capacidad de renacer emocionalmente.

El mapa emocional y neurocognitivo del trastorno bipolar no es un retrato de enfermedad, sino un atlas de la mente humana en su estado más intenso. Donde la neurociencia ve redes, la poesía ve constelaciones. Y en el centro de ese cielo eléctrico, el ser humano bipolar aprende que elequilibrio no es ausencia de tormenta, sino la sabiduría de saber navegarla.

CAPÍTULO 60
Galería simbólica del trastorno bipolar: pintura, poesía y cine

El arte no explica la bipolaridad: la hace visible.

El arte ha sido, desde tiempos remotos, la resonancia visible de los estados invisibles de la mente. La bipolaridad —esa danza entre la euforia creadora y la melancolía reflexiva— ha inspirado a algunos de los mayores genios de la historia. Este capítulo no busca romantizar la enfermedad, sino rescatar su dimensión simbólica: la capacidad de transformar el caos químico en significado, y el sufrimiento en belleza.

60.1 La pintura: la emoción hecha color

60.1.1 Vincent van Gogh, el pincel de la tormenta interior

Van Gogh es, quizá, el emblema universal del genio bipolar. Su obra es un registro visual de los altibajos anímicos: desde la energía maníaca de *La noche estrellada*, con sus espirales vibrantes y su ritmo cósmico, hasta la tristeza suspendida en *Campo de trigo con cuervos*.

Los estudios modernos sobre su correspondencia y biografía sugieren síntomas clásicos de bipolaridad: insomnio prolongado, euforia creativa, irritabilidad, culpa y períodos de agotamiento depresivo. Su pintura se convirtió en un autorretrato neuroquímico: cada trazo una sinapsis, cada color un neurotransmisor exaltado.

60.1.2 Frida Kahlo, el cuerpo como espejo del alma

Frida representa la intersección entre el dolor físico y el sufrimiento emocional. Su pintura —intensa, simbólica, visceral— muestra cómo la mente bipolar puede convertir el trauma en arte.

En cuadros como *La columna rota* o *Las dos Fridas* se percibe la oscilación entre vulnerabilidad y fuerza, entre desintegración y deseo de identidad. Frida sublimó el sufrimiento en estética, y en esa sublimación encontró supervivencia.

60.1.3 Edvard Munch, el grito del desequilibrio

En *El grito*, Munch pinta la ansiedad bipolar universal: un cielo que vibra, una figura que se disuelve en su propio eco emocional. Su vida estuvo marcada por períodos de aislamiento, hipersensibilidad y pánico. Hoy se interpreta su obra como una metáfora de la percepción amplificada del bipolar: el mundo no se ve, se siente con los nervios desnudos (figura 59).

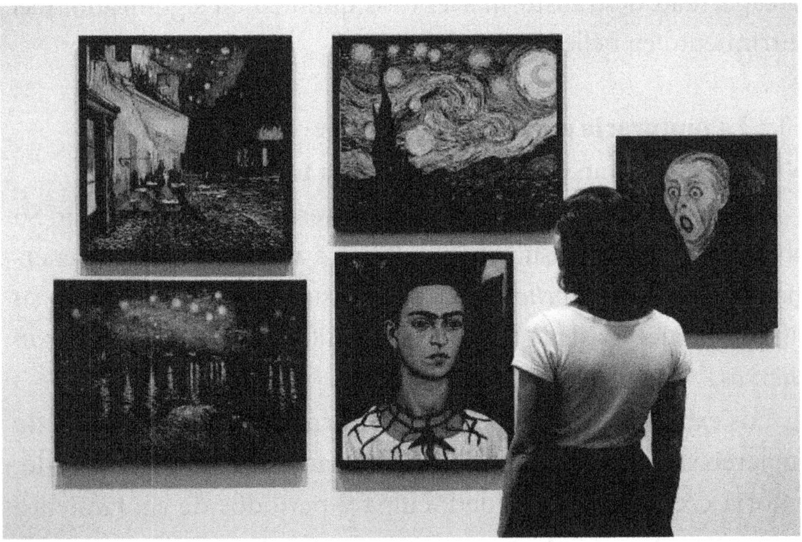

Figura 59. Tres almas marcadas por la intensidad emocional del trastorno bipolar. Van Gogh, Kahlo y Munch dialogan con una espectadora que reconoce en su arte un espejo del alma fragmentada.

60.2 La poesía: la alquimia de la emoción

60.2.1 Sylvia Plath, el lenguaje del abismo

Plath transformó la depresión en una forma de lucidez poética. En *Ariel* escribió con la voz de la tormenta: “El silencio me devora como un fuego blanco". Su obra anticipa lo que hoy la neuropsiquiatría llama hiperconectividad emocional: una sensibilidad que capta los matices invisibles del sufrimiento. Su poesía muestra que la mente bipolar no solo padece; también percibe con una profundidad casi cósmica.

61.2.2 Federico García Lorca, la tragedia luminosa

Lorca combinó la exaltación creativa con la angustia existencial. En poemas como *Romance sonámbulo*, la euforia lírica convive con la sombra de la muerte. Su lenguaje es bipolar por naturaleza: lleno de ritmo, deseo y melancolía. Lorca encarna la energía emocional que oscila entre la creación y el sacrificio (figura 60).

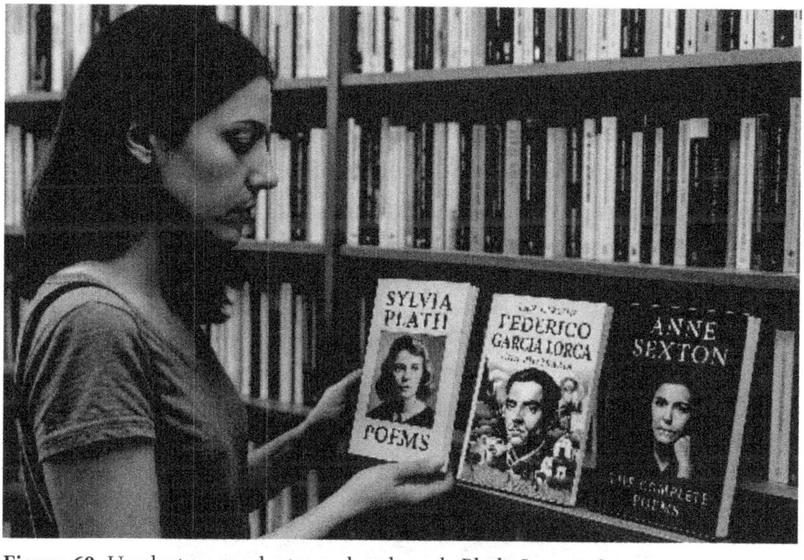

Figura 60. Una lectora se adentra en las obras de Plath, Lorca y Sexton; tres escritores cuya genialidad sobresalió entre los claroscuros del trastorno bipolar y el dolor psíquico.

61.2.3 Anne Sexton, la confesión como catarsis

Sexton llevó la poesía a la consulta del psiquiatra. Su obra, nacida del dolor y la terapia, demuestra que escribir es una forma de autorregulación emocional. Cada poema es un intento de reintegrar una mente fracturada. En ella, la palabra cumple una función de estabilizador afectivo.

61.3 El cine: el espejo narrativo de la mente bipolar

61.3.1 *A Beautiful Mind* (2001): El genio y su laberinto

Aunque centrada en la esquizofrenia, la película refleja el dilema universal de las enfermedades mentales: la delgada línea entre creatividad y pérdida de control. La representación de John Nash simboliza la lucha entre razón y percepción, tan familiar para quienes viven con bipolaridad.

61.3.2 *Silver Linings Playbook* (2012): Amor, caos y neuroquímica

Protagonizada por Bradley Cooper y Jennifer Lawrence, esta película mostró por primera vez el trastorno bipolar desde una perspectiva empática y cotidiana. Sin estigmas ni romanticismos, enseña que el amor y la estabilidad emocional no son opuestos, sino procesos neuroquímicos en busca de armonía (figura 61).

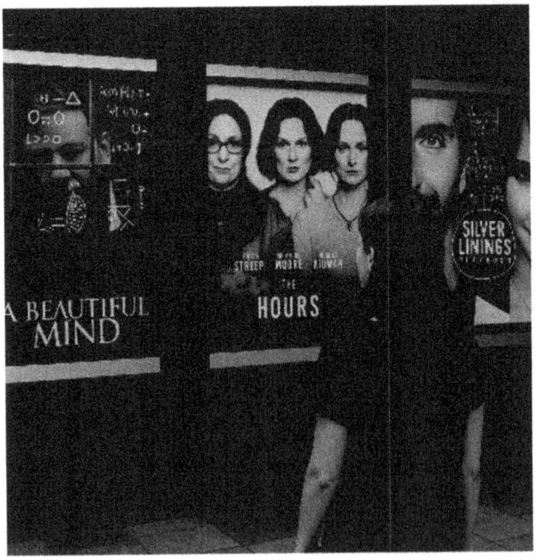

Figura 61. Estas películas visibilizan el trastorno bipolar desde distintas miradas: el genio, el dolor y el amor. Una mujer se detiene ante los carteles promocionales de las tres, como quien reconoce la fuerza que hay en la vulnerabilidad.

61.3.3 *The Hours* (2002): Tres mujeres, un mismo abismo

Inspirada en Virginia Woolf —otra figura con un probable trastorno de bipolaridad—, *The Hours* explora cómo la depresión se hereda, se comparte y se transforma. El filme convierte la enfermedad en lenguaje visual, donde el agua y la luz simbolizan la mente que fluctúa entre claridad y disolución.

61.4 El arte como terapia, el arte como espejo

El arte no cura por sí solo, pero sana lo invisible. La neurociencia moderna demuestra que crear activa los mismos circuitos de dopamina y endorfinas que los tratamientos farmacológicos. La pintura, la escritura y la música estimulan la neuroplasticidad emocional y restauran la conexión entre hemisferios cerebrales.

En el trastorno bipolar, el arte es una forma de neuroterapia espontánea: cada acto creativo reorganiza el cerebro herido. El arte permite nombrar lo innombrable. Cuando la química se desborda, la estética recoge el exceso y lo transforma en sentido. Cada trazo, verso o imagen es un intento del alma por decirle al cerebro: "sigo aquí".

61.5 Hacia una estética de la estabilidad

En la era moderna, la comprensión del arte bipolar va más allá del romanticismo del genio torturado. La ciencia confirma que la creatividad no nace del sufrimiento, sino de la sensibilidad amplificada que, al canalizarse, se convierte en belleza. Un cerebro bipolar equilibrado no pierde su intensidad: la redirige. El desafío no es apagar la llama, sino aprender a usar su luz.

El arte no es una fuga de la mente bipolar: es su retorno más profundo. En la pintura, la poesía y el cine, la mente encuentra su espejo y su refugio. Donde la ciencia ve neuroquímica, el arte ve significado. Donde el diagnóstico habla de disfunción, el arte responde con humanidad.

CAPÍTULO 61
Modelo B-DNP-21 aplicado a la bipolaridad

Detrás de cada síntoma hay un sistema neuroquímico predominante.

61.1 ¿Qué es el modelo DNP-21?

El modelo DNP-21 (dominio neuroquímico predominante del siglo XXI) surge en la práctica clínica, a partir de la observación de cientos de pacientes que no respondían a tratamientos estándares. Sobre la base de esos casos, se identificaron patrones recurrentes entre síntomas y perfiles neuroquímicos, lo que permitió diseñar un instrumento inicial capaz de mapear disfunciones de manera sistemática.

Ese primer instrumento dio origen al U-DNP-21 (Universal DNP-21), una herramienta que evalúa de forma general todos los sistemas neuroquímicos implicados (DA, 5-HT, NE, GABA, Glutamato, ACh) y orienta hacia el perfil predominante de cada paciente. A partir de sus resultados, el clínico puede aplicar uno de los seis instrumentos específicos del modelo.

El modelo DNP-21 fue concebido y desarrollado por el Dr. Alexis Gómez González, psiquiatra clínico con formación en neurociencias y psicofarmacología avanzada (Cuba y México). La propuesta se nutre de años de práctica médica, docencia y seguimiento longitudinal de miles de pacientes. El especialista combinó evidencia científica con observación empática y criterio clínico, tal y como se detalla en la página web www.dnp21.com

Junto al Dr. Alexis Gómez González han contribuido al desarrollo del modelo:

- Psicólogos clínicos especializados en evaluación sintomatológica.
- Neuropsicólogos que colaboraron en el diseño de secciones cognitivas del instrumento.
- Investigadores en neuroimagen y farmacodinamia.
- Pacientes voluntarios, quienes aportaron su experiencia, validación y perspectiva vivencial.

61.2 Instrumento B-DNP-21–trastorno bipolar

El trastorno bipolar se caracteriza por la alternancia de episodios de depresión y manía o hipomanía. A nivel neuroquímico, este trastorno implica una desregulación oscilante en varios sistemas de neurotransmisión, especialmente:

- Dopamina (DA): Elevada en fases maníacas, reducida en depresión.
- Noradrenalina (NE): Hiperactiva en manía, hipoactiva en depresión melancólica.
- Glutamato (GLU): Asociado a sobreexcitación cortical en episodios mixtos y maníacos.
- GABA (ácido gamma-aminobutírico): Inhibidor afectado en estados excitatorios.
- Serotonina (5-HT): Puede estar reducida crónicamente, lo que afecta la estabilidad emocional.

61.3 Objetivo del cuestionario B-DNP-21

Identificar el perfil neuroquímico predominante en pacientes bipolares según la fase actual (depresiva, maníaca o mixta) permitirá orientar el tratamiento:

- B-DNP-21 se compone de 21 ítems, agrupados en 4 dominios.
- Evalúa síntomas representativos de alteraciones en DA, NE, GLU y GABA (tabla 44).

Tabla 44. Dominios neuroquímicos del B-DNP-21 y distribución de ítems clínicos

Dominio neuroquímico	Neurotransmisor	Ítems	Ejemplo
Dominio A	Dopamina	1-5	Pensamiento acelerado, grandiosidad
Dominio B	Noradrenalina	6-10	Energía excesiva, impulsividad

Dominio neuroquímico	Neurotransmisor	Ítems	Ejemplo
Dominio C	Glutamato	11-15	Irritabilidad, fuga de ideas, hiperexcitación
Dominio D	GABA	16-20	Falta de sueño, ansiedad motora, desinhibición
Síntoma Global	-	21	Combinación de aceleración mental + impulsividad

Preguntas del cuestionario B-DNP-21

Escala de respuesta:

0 = Nunca.

1 = A veces.

2 = Frecuente.

3 = Casi siempre.

Dominio A-Dopamina

1. Me siento lleno(a) de ideas geniales que fluyen sin parar.
2. Creo que tengo habilidades especiales que los demás no comprenden.
3. Mi pensamiento va más rápido de lo que puedo hablar.
4. Me siento capaz de lograr cualquier cosa, sin límites.
5. He tenido conductas temerarias o impulsivas sin remordimiento.

Dominio B-Noradrenalina

6. Me siento lleno(a) de energía, incluso sin dormir.
7. Hablo sin parar y cambio de tema con frecuencia.
8. Actúo sin pensar en las consecuencias.
9. Me cuesta estar quieto(a) o relajarme.
10. Me siento constantemente acelerado(a) física y mentalmente.

Dominio C-Glutamato

11. Me irrito fácilmente, incluso con cosas pequeñas.
12. Me cuesta detener mis pensamientos o calmar mi mente.
13. Tengo cambios bruscos de humor sin motivo aparente.
14. Siento que mi mente va a explotar de tanta actividad.
15. Tengo pensamientos rápidos que no puedo controlar.

Dominio D-GABA

16. Me cuesta conciliar el sueño aunque esté cansado(a).
17. Me siento físicamente inquieto(a) y tenso(a).
18. Tengo dificultad para frenar mi impulso de hablar o actuar.
19. Me cuesta organizar mis pensamientos.
20. Me resulta difícil permanecer en silencio o tranquilo(a).

Ítem 21-Evaluación Global

21. Mi mente y mi cuerpo están en un estado de aceleración simultánea.

Interpretación

- Cada dominio se puntúa (máximo 15 puntos).
- Se identifica el neurotransmisor dominante según la puntuación más alta.
- Se pueden usar los siguientes rangos de afectación:

Puntuación	Nivel de activación
0-5	Leve/normal
6-10	Moderado
11-15	Alto/desregulado

61.4 Cuestionario DNP-21–trastorno bipolar

Instrucciones:

Lea cada afirmación y marque con una X la opción que mejor describa con qué frecuencia ha experimentado esa situación en los últimos 14 días.

Afirmación	Nunca	A veces	Frecuentemente	Casi siempre
1. Me siento lleno(a) de ideas geniales que fluyen sin parar.	☐	☐	☐	☐
2. Creo que tengo habilidades especiales que los demás no comprenden.	☐	☐	☐	☐
3. Mi pensamiento va más rápido de lo que puedo hablar.	☐	☐	☐	☐
4. Me siento capaz de lograr cualquier cosa, sin límites.	☐	☐	☐	☐
5. He tenido conductas temerarias o impulsivas sin remordimiento.	☐	☐	☐	☐
6. Me siento lleno(a) de energía, incluso sin dormir.	☐	☐	☐	☐
7. Hablo sin parar y cambio de tema con frecuencia.	☐	☐	☐	☐
8. Actúo sin pensar en las consecuencias.	☐	☐	☐	☐
9. Me cuesta estar quieto(a) o relajarme.	☐	☐	☐	☐
10. Me siento constantemente acelerado(a) física y mentalmente.	☐	☐	☐	☐
11. Me irrito fácilmente, incluso con cosas pequeñas.	☐	☐	☐	☐
12. Me cuesta detener mis pensamientos o calmar mi mente.	☐	☐	☐	☐

Afirmación	Nunca	A veces	Frecuen-temente	Casi siempre
13. Tengo cambios bruscos de humor sin motivo aparente.	☐	☐	☐	☐
14. Siento que mi mente va a explotar de tanta actividad.	☐	☐	☐	☐
15. Tengo pensamientos rápidos que no puedo controlar.	☐	☐	☐	☐
16. Me cuesta conciliar el sueño aunque esté cansado(a).	☐	☐	☐	☐
17. Me siento físicamente inquieto(a) y tenso(a).	☐	☐	☐	☐
18. Tengo dificultad para frenar mi impulso de hablar o actuar.	☐	☐	☐	☐
19. Me cuesta organizar mis pensamientos.	☐	☐	☐	☐
20. Me resulta difícil permanecer en silencio o tranquilo(a).	☐	☐	☐	☐
21. Mi mente y mi cuerpo están en un estado de aceleración simultánea.	☐	☐	☐	☐

Clave de interpretación:

- Ítems 1-5: dopamina-total: ____________
- Ítems 6-10: noradrenalina-total: __________
- Ítems 11-15: glutamato-total: ___________
- Ítems 16-20: GABA-total: _____________
- Ítem 21: evaluación global-total: __________

Perfil neuroquímico dominante:

____

Recomendaciones terapéuticas sugeridas:

____

Nombre del profesional:

____

Fecha: ____________________ Firma: ____________________

EPÍLOGO
La ciencia como puente hacia la compasión

Toda bibliografía es, en última instancia, una conversación entre cerebros. El conocimiento científico no reemplaza la experiencia humana, la amplifica. Cada estudio, cada descubrimiento neuroquímico, cada ensayo clínico sobre el litio o la dopamina tiene detrás un propósito: aliviar el sufrimiento y devolver sentido a la existencia.

Leer sobre bipolaridad no es estudiar una enfermedad, sino participar en una de las aventuras más profundas del siglo XXI: comprender cómo el cerebro siente, recuerda, crea y ama. La ciencia es el mapa. La empatía, el camino (figura 62).

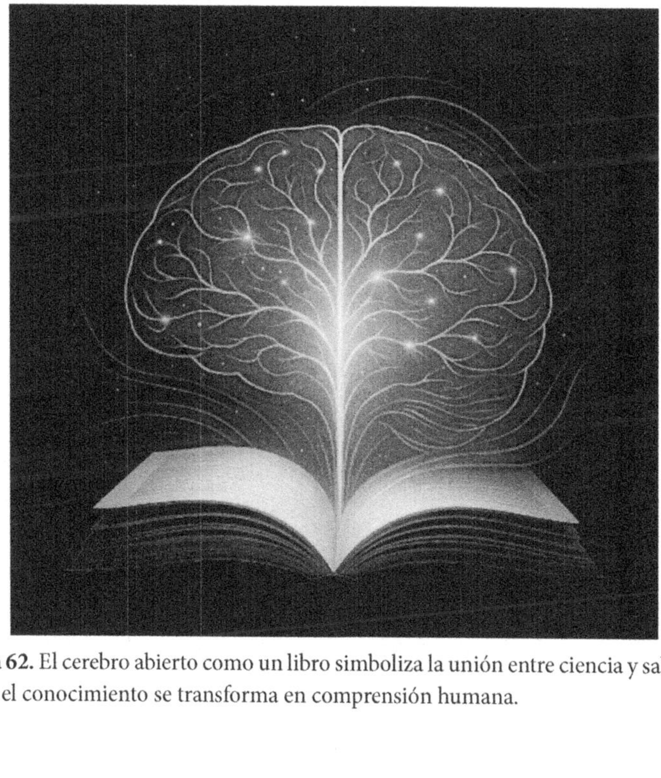

Figura 62. El cerebro abierto como un libro simboliza la unión entre ciencia y sabiduría, donde el conocimiento se transforma en comprensión humana.

BIBLIOGRAFÍA CIENTÍFICA COMENTADA

La ciencia avanza cuando seguimos preguntando.

La comprensión del trastorno bipolar se encuentra en constante evolución. Cada década trae nuevas luces sobre su neurobiología, tratamientos y dimensión humana. Este capítulo ofrece una selección comentada de las obras y estudios más relevantes, explicadas en un lenguaje accesible pero científicamente sólido, para que el lector pueda continuar su exploración con criterio y profundidad.

FUNDAMENTOS BIOLÓGICOS Y NEUROQUÍMICOS

Goodwin, F. K. & Jamison, K. R. (2007). *Manic-Depressive Illness: Bipolar Disorders and Recurrent Depression.* Oxford University Press.

Considerada la "biblia" científica sobre el trastorno bipolar, sus autores —un psiquiatra y una paciente-científica con bipolaridad— sintetizan en el libro décadas de investigación neurobiológica con observaciones clínicas. Profundiza en neurotransmisores, genética y modelos de tratamiento.

Millan, M. J. & Andrieux, A. (2014). Beyond Monoamines: Emerging Roles of Glutamate and GABA in Mood Disorders. *Trends in Pharmacological Sciences*, 35(1), 36-46.

Revisión clave sobre el papel del glutamato y el GABA en la regulación emocional. Base teórica para el desarrollo de terapias futuras más allá de los antidepresivos convencionales.

Nestler, E. J., Hyman, S. E. & Malenka, R. C. (2015). Molecular Neuropharmacology: A Foundation for Clinical *Neuroscience*. McGraw-Hill.

Texto esencial para entender cómo los psicofármacos modulan neurotransmisores y plasticidad neuronal. Explica los mecanismos del litio, el valproato y la lamotrigina a nivel molecular.

Post, R. M. & Leverich, G. S. (2008). *The Bipolar Spectrum: Diagnostic and Therapeutic Challenges.* American Psychiatric Press.

Introduce el concepto de "espectro bipolar", ampliando la visión más allá del modelo clásico tipo I y II. Incluye discusiones sobre la ciclotimia y los estados mixtos.

PSICOTERAPIA Y ABORDAJES INTEGRADORES

Basco, M. R. & Rush, A. J. (2005). *Cognitive-Behavioral Therapy for Bipolar Disorder.* Guilford Press.

Describe cómo adaptar la terapia cognitivo-conductual (TCC) a las fases maníacas y depresivas, incluyendo estrategias para el *insight* y la prevención de recaídas.

Frank, E. et al. (2005). Interpersonal and Social Rhythm Therapy for Bipolar Disorder. *Biological Psychiatry, 57*(5), 496-505.

Describe la terapia de ritmo social (IPSRT), una intervención basada en la regulación del sueño, la alimentación y las retinas sociales. Combina cronobiología y psicoterapia de forma pionera.

Linehan, M. M. (2014). *DBT Skills Training Manual.* Guilford Press.

Aunque creada para el trastorno límite, la terapia dialéctico-conductual (DBT) ha demostrado eficacia en bipolaridad, especialmente en pacientes con impulsividad y reactividad emocional.

Miklowitz, D. J. (2019). *The Bipolar Disorder Survival Guide: What You and Your Family Need to Know.* Guilford Press.

Manual práctico y empático que combina evidencia clínica con herramientas psicoeducativas. Es una referencia fundamental para pacientes y familiares.

PERSPECTIVAS CULTURALES Y EXISTENCIALES

Jamison, K. R. (1993). *Touched with Fire: Manic-Depressive Illness and the Artistic Temperament.* Free Press.

Una obra que explora la conexión entre creatividad y bipolaridad con sensibilidad y rigor histórico. Incluye análisis de artistas, poetas y compositores diagnosticados con el trastorno.

Kleinman, A. (1988). *The Illness Narratives: Suffering, Healing, and the Human Condition*. Basic Books.
Antropólogo médico que analiza cómo las culturas interpretan la enfermedad mental. Permite entender cómo la bipolaridad se vive y se nombra de maneras distintas en cada contexto social.

Solomon, A. (2012). *Far From the Tree: Parents, Children, and the Search for Identity*. Scribner.
Libro monumental sobre la diversidad humana. Dedicado a las familias que enfrentan diferencias neurológicas, genéticas o psiquiátricas con amor y aceptación.

Woolf, V. (1931). *The Waves*. Hogarth Press.
Novela poética que, aunque no clínica, refleja con asombrosa precisión la oscilación anímica y la conciencia fragmentada de la bipolaridad. Su lectura permite una comprensión fenomenológica del trastorno.

INNOVACIONES, NEUROCIENCIA Y FUTURO

Drevets, W. C., Price, J. L. & Furey, M.L. (2008). Brain Structural and Functional Abnormalities in Mood Disorders: Implications for Neurocircuitry Models of Depression and Mania. *Brain Structure and Function, 213*(1-2), 93-118.
Estudio pionero en mapear la conectividad entre la amígdala, la corteza prefrontal y el cíngulo anterior —el triángulo cerebral del ánimo.

Grande, I., Berk, M., Birmaher, B. & Vieta, E. (2016). Bipolar Disorder. *The Lancet, 387*(10027), 1561-1572.
Revisión científica de referencia internacional. Resume el estado actual del conocimiento en genética, farmacología y modelos clínicos.

Insel, T. R. (2022). ***Healing: Our Path from Mental Illness to Mental Health.*** **Penguin Press.**

El exdirector del Instituto Nacional de Salud Mental de Estados Unidos reflexiona sobre los errores y promesas del sistema psiquiátrico. Propone una psiquiatría más humana, centrada en el vínculo y la recuperación.

Young, A. H. & Juruena, M. F. (2020). The Neurobiology of Stress and Mood Disorders. ***Current Topics in Behavioral Neurosciences, 50,*** **1-25.**

Describe cómo el estrés altera la plasticidad neuronal y los ejes hormonales, explicando la vulnerabilidad biológica del cerebro bipolar.

APÉNDICES

Apéndice 1. Recursos digitales, educativos y comunitarios

- **International Society for Bipolar Disorders (ISBD)** www.isbd.org: organización líder en investigación y educación global.
- **Depression and Bipolar Support Alliance (DBSA)** www.dbsalliance.org: grupos de apoyo, guías clínicas y conferencias virtuales.
- **National Alliance on Mental Illness (NAMI)** www.nami.org: Recursos en inglés y español para pacientes y familiares.
- **Telegalenos.com**: red de salud mental bilingüe con orientación integrativa para hispanohablantes.
- **La Fe Clinic.com**: plataforma clínica educative que combina psiquiatría, psicoterapia y educación digital en salud mental.

Apéndice 2. 100 preguntas frecuentes en mi consulta

Este apéndice nace de mi propia experiencia como psiquiatra, de los años que he escuchado, acompañado y aprendido de mis pacientes. Cada una de estas preguntas no proviene de un libro, sino de una mirada, de una duda expresada en medio de una crisis, de una voz temblorosa que busca respuestas y esperanza. A través de ellas he descubierto que el trastorno bipolar no es solo una alteración del ánimo, sino una historia humana escrita con sensibilidad, coraje e intensidad.

He reunido aquí las 100 preguntas más frecuentes que me han hecho pacientes, familiares y colegas a lo largo de mi práctica clínica. Cada respuesta nace del diálogo entre la ciencia y la experiencia, entre la neurobiología y la vida real. No busco dar definiciones frías, sino ofrecer claridad, consuelo y herramientas que permitan comprender que la bipolaridad no define a una persona: la invita a conocerse a transformarse y a reencontrar equilibrio.

Más que un manual, este capítulo es una conversación. Es mi forma de hablarle al paciente que recién recibe su diagnóstico, al familiar que no sabe cómo ayudar y al lector que quiere entender lo que sucede en su mente o en la de alguien a quien ama.

Escribo desde la certeza de que la ciencia, cuando se combina con la empatía, cura de verdad. Porque detrás de cada sinapsis y cada neurotransmisor hay un ser humano con historia, con arte, con sueños. Y si algo he aprendido en estos años, es que vivir con trastorno bipolar no significa estar roto: significa tener una mente que siente el mundo con una intensidad que, bien guiada, puede convertirse en luz, en creatividad y en sabiduría.

1. ¿Qué es exactamente el trastorno bipolar?

Es una condición médica del cerebro que altera la regulación del estado de ánimo, la energía y el comportamiento. No son simples "cambios de humor", sino un desequilibrio neuroquímico en neurotransmisores como dopamina, serotonina y noradrenalina. Estas sustancias fluctúan fuera de su rango normal, desequilibrio que provoca fases de euforia (manía o hipomanía) y fases de depresión. El cerebro bipolar no está roto: es más sensible y necesita aprender a equilibrar emoción y control.

2. ¿El trastorno bipolar se cura?

No tiene una cura definitiva, pero puede controlarse por completo. Con tratamiento adecuado, la mayoría de los pacientes logra estabilidad, relaciones saludables, funcionalidad y bienestar. El objetivo es la remisión funcional: vivir bien, con recaídas mínimas o nulas.

3. ¿Por qué se llama "bipolar"?

Porque el estado de ánimo oscila entre dos polos: el alto (manía o hipomanía) y el bajo (depresión). Sin embargo, entre ambos existen matices intermedios. Hoy se habla más del espectro bipolar que de una división rígida entre dos extremos.

4. ¿Es hereditario el trastorno bipolar?

Sí, tiene un fuerte componente genético. Si uno de los padres lo padece, el riesgo para los hijos es de 10 %; si ambos lo tienen, puede alcanzar 30-40 %. No se hereda la enfermedad exacta, sino la vulnerabilidad biológica a las oscilaciones del ánimo.

5. ¿Qué causa el trastorno bipolar?

Surge de la interacción entre genética, neuroquímica y factores ambientales como el estrés o el trauma. Es un trastorno multifactorial en el que el cerebro reacciona de forma desproporcionada ante estímulos emocionales o biológicos.

6. ¿Es lo mismo que la depresión?

No. Aunque la depresión bipolar comparte síntomas con la depresión mayor, su origen y tratamiento son distintos. En el bipolar, los antidepresivos sin estabilizadores pueden provocar manía o ciclos rápidos.

7. ¿Cuántos tipos de bipolaridad existen?

Existen dos tipos principales: tipo I (con episodios maníacos intensos) y tipo II (con hipomanías leves y depresiones profundas). También existen formas más leves como la ciclotimia y el espectro bipolar subumbral.

8. ¿Cómo se diagnostica?

Mediante una evaluación psiquiátrica completa, historia clínica, observación de los síntomas y, en algunos casos, escalas estandarizadas. No hay un examen de laboratorio que lo confirme, aunque las neuroimágenes muestran patrones cerebrales característicos.

9. ¿Por qué a veces se confunde con depresión o TDAH?

Porque las fases depresivas se parecen a la depresión unipolar y las hipomanías a veces se confunden con la impulsividad del TDAH. La diferencia está en la presencia de ciclos recurrentes de energía y ánimo.

10. ¿Qué se siente durante la manía?

Una energía inmensa, pensamientos acelerados, poco sueño, irritabilidad o euforia. El paciente puede sentirse invencible, gastar de más o tomar decisiones arriesgadas sin medir consecuencias.

11. ¿Y en la depresión bipolar?

Se siente un vacío profundo, lentitud, desesperanza y pérdida de interés. No es simple tristeza, sino una desconexión química del sistema de placer y motivación.

12. ¿Cómo distinguirlo de los altibajos normales?

Los cambios normales son breves y proporcionales. En bipolaridad duran días o semanas y afectan la vida diaria. No dependen de la voluntad, sino del equilibrio neurobiológico.

13. ¿Qué neurotransmisores están implicados?

Principalmente dopamina, serotonina, noradrenalina, GABA y glutamato. Su desbalance altera el ánimo, el sueño y la percepción. Los fármacos buscan restablecer la armonía entre ellos.

14. ¿Cómo se trata el trastorno bipolar?

Con una combinación de medicación, psicoterapia, sueño regular, manejo del estrés y apoyo familiar. Es un tratamiento integral.

15. ¿Qué medicamentos se usan con más frecuencia?

Estabilizadores del ánimo (litio, valproato, lamotrigina, carbamazepina), antipsicóticos atípicos (quetiapina, olanzapina, lurasidona) y, en algunos casos, antidepresivos con precaución.

16. ¿El litio sigue siendo útil?

Sí, sigue siendo el "patrón de oro". Es eficaz para prevenir manías y suicidio, aunque requiere control de niveles y función renal.

17. ¿Qué efectos secundarios pueden aparecer?

Aunque dependen del fármaco, algunos efectos secundarios que puden aparecer son aumento de peso, temblor, somnolencia o alteraciones metabólicas. Con controles regulares se ajustan las dosis para evitarlos.

18. ¿Qué pasa si dejo la medicación?

El riesgo de recaída aumenta mucho. Suspenderla bruscamente puede causar una nueva crisis. Siempre debe hacerse bajo supervisión médica.

19. ¿Por cuánto tiempo debo tomar el medicamento?

Generalmente es prolongado. Algunos pacientes lo mantienen toda la vida; otros logran reducir dosis tras años estables. Se decide caso por caso.

20. ¿Qué ocurre si estoy embarazada?

Algunos medicamentos son peligrosos (como el valproato). El psiquiatra y el obstetra deben diseñar juntos un plan seguro. El posparto es un período de alto riesgo para recaídas.

21. ¿Qué hago si tengo pensamientos suicidas?

Buscar ayuda de inmediato. Llamar a emergencias o líneas de crisis. No es debilidad, es un síntoma tratable. Nunca estás solo.

22. ¿Por qué existe mayor riesgo de suicidio en pacientes con bipolaridad?

Por la mezcla de desesperanza e impulsividad, especialmente en fases mixtas. El tratamiento adecuado reduce de manera drástica ese riesgo.

23. ¿Cómo afecta al sueño?

El sueño se altera antes que el ánimo: dormir menos o más de lo normal puede ser el primer signo de descompensación.

24. ¿El estrés puede provocar una crisis?

Sí. El estrés altera el eje hormonal del cerebro y desequilibra los neurotransmisores. Por eso aprender a gestionarlo es fundamental.

25. ¿La alimentación influye?

Sí. Una dieta con omega-3, frutas, vegetales y magnesio mejora el equilibrio emocional. Evitar el consumo de alcohol, cafeína y azúcar ayuda al control.

26. ¿Puedo consumir alcohol?

No se recomienda. El alcohol altera los neurotransmisores y reduce el efecto de los medicamentos.

27. ¿Qué pasa con el café o el cigarro?

La cafeína y la nicotina pueden aumentar la ansiedad y el insomnio. La cafeína en exceso puede, incluso, inducir hipomanía.

28. ¿El ejercicio ayuda?

Sí. El ejercicio libera endorfinas y aumenta el BDNF, o factor neurotrófico derivado del cerebro, lo cual mejora el ánimo y la plasticidad neuronal.

29. ¿Por qué algunos pacientes niegan su diagnóstico?

Durante la manía, la sensación de bienestar impide reconocer la enfermedad. La educación y la experiencia fortalecen la conciencia con el tiempo.

30. ¿Cómo puedo ayudar a un familiar bipolar?

Con información, paciencia y empatía. Evitar discusiones durante las crisis, apoyar la adherencia y reconocer signos tempranos son claves.

31. ¿Cómo saber si viene una recaída?

Cambios en el sueño, la irritabilidad, el apetito, la energía o el habla. Detectarlo pronto permite actuar a tiempo.

32. ¿Se puede tener una vida normal?

Sí. Con tratamiento, estructura y apoyo, la mayoría lleva vidas plenas. La estabilidad es posible.

33. ¿Por qué algunos bipolares son tan creativos?

Porque su cerebro tiene mayor conexión entre áreas emocionales y cognitivas. Canalizada correctamente, esa intensidad se convierte en talento.

34. ¿Pueden trabajar?

Sí. El trabajo puede ser terapéutico si hay horarios estables y comprensión del entorno.

35. ¿Qué es una fase mixta?

Cuando hay síntomas de manía y depresión al mismo tiempo. Es peligrosa y requiere atención urgente.

36. ¿Qué significa "ciclar rápido"?

Significa tener cuatro o más episodios al año. Puede deberse a cambios hormonales, estrés o interrupciones en el tratamiento.

37. ¿Las hormonas influyen?

Sí. Cambios hormonales pueden desestabilizar el ánimo, especialmente en mujeres.

38. ¿Cómo se presenta en adolescentes?

Con irritabilidad, impulsividad o tristeza extrema. El diagnóstico temprano mejora el pronóstico.

39. ¿Y en adultos mayores?

Las manías son menos intensas, pero las depresiones más largas. Hay que ajustar las dosis por metabolismo.

40. ¿Sirve la terapia además de la medicación?

Sí. La medicación estabiliza la química, la terapia enseña a vivir con ella.

41. ¿Qué tipo de terapia es mejor?

Psicoeducación, terapia cognitivo-conductual, interpersonal y de ritmo social.

42. ¿Qué análisis debe hacerse un paciente con trastorno bipolar?

Función renal, hepática, tiroidea y niveles plasmáticos del fármaco.

43. ¿El litio cambia mi personalidad?

No. Permite que seas tú mismo sin los extremos.

44. ¿El litio daña los riñones?

Solo si no se controla. Con monitoreo y buena hidratación es seguro tomarlo.

45. ¿Por qué los medicamentos lo hacen sentir "plano"?

Porque suavizan los extremos. No es falta de emoción, es equilibrio.

46. ¿Por qué el paciente puede sentirse "raro" aunque estable?

Porque el cerebro se está acostumbrando al equilibrio. La calma puede sentirse extraña después del caos.

47. ¿Qué pasa si el paciente olvida una dosis?

Se recomienda no duplicar la dosis y retomar la siguiente en su horario habitual.

48. ¿El trauma infantil influye?

Sí. Aumenta la vulnerabilidad al estrés y la desregulación emocional.

49. ¿En qué se diferencia del trastorno límite?

El bipolar cambia por días; el límite, por horas. El origen del bipolar es químico; el del límite, emocional y relacional.

50. ¿Puede estudiar alguien diagnosticado con trastorno bipolar?

Sí, y con éxito si hay estructura y constancia.

51. ¿Por qué algunos rechazan el tratamiento?

Por miedo o negación. La empatía y el acompañamiento son fundamentales.

52. ¿Qué se puede hacer si un ser querido está maníaco?

Evitar discusiones, reducir estímulos y buscar ayuda profesional inmediata.

53. ¿Cambia el trastorno con los años?

Sí. Los episodios suelen hacerse menos intensos, y el paciente aprende a autorregularse.

54. ¿Puedo tener ansiedad además del trastorno bipolar?

Sí, y es muy frecuente. Se trata con terapia y estrategias de regulación emocional.

55. ¿Por qué algunos bipolares son tan carismáticos?

Porque en hipomanía hay aumento de dopamina, energía y sociabilidad.

56. ¿El trastorno afecta la memoria?

Sí, durante las crisis. Con estabilidad y ejercicios cognitivos se recupera.

57. ¿Cuál es la diferencia entre hipomanía y manía?

La hipomanía es leve; la manía es severa y requiere hospitalización.

58. ¿Puedo tener relaciones amorosas estables?

Sí, siempre y cuando haya comunicación, tratamiento y comprensión.

59. ¿Por qué me afectan tanto las discusiones?

Por la hipersensibilidad límbica. Tu cerebro reacciona con mayor intensidad.

60. ¿Puedo ser un buen padre o madre?

Sí. Con estabilidad y apoyo familiar, puedes ser un padre consciente y afectivo.

61. ¿Por qué a veces no puedo dormir?

Porque tu reloj biológico sigue sensible. La rutina de sueño es fundamental.

62. ¿La bipolaridad está ligada al arte?

Sí. La sensibilidad emocional estimula la creatividad cuando está bien manejada.

63. ¿Puedo meditar?

Sí, pero con prudencia. Se prefiere aplicar técnicas de respiración y atención plena.

64. ¿Tiene ventajas el trastorno bipolar?

Sí, por ejemplo: sensibilidad, empatía, intuición y creatividad. Bien canalizadas se vuelven fortalezas.

65. ¿Qué es una recaída silenciosa?

Cambios sutiles de sueño, energía o humor. Detectarla a tiempo evita crisis.

66. ¿La espiritualidad ayuda?

Sí, si está equilibrada. Puede dar propósito y paz interior.

67. ¿Qué tan importante es el entorno?

Mucho. La estabilidad necesita vínculos sanos y retinas firmes.

68. ¿Cómo enfrento el miedo a recaer?

Con prevención y conciencia. El miedo puede transformarse en sabiduría.

69. ¿Por qué siento culpa después de una crisis?

Porque recuperas conciencia. La terapia ayuda a perdonarte y a aprender.

70. ¿Cómo afecta la sexualidad?

En manía aumenta; en depresión disminuye. Hablarlo sin tabúes es parte de la recuperación.

71. ¿El arte o la escritura ayudan?

Sí. Son formas de autorregulación emocional y estimulan la plasticidad cerebral.

72. ¿Qué es la psicoeducación?

Aprender sobre la enfermedad, el tratamiento y las recaídas. La psicoeducación empodera al paciente y reduce hospitalizaciones.

73. ¿Puedo tener trabajo estable?

Sí, la estructura laboral puede ser estabilizadora.

74. ¿Qué pasa si tengo adicciones?

Complican la enfermedad. Debe tratarse de forma dual (adicción y bipolaridad juntas).

75. ¿Las terapias alternativas sirven?

Pueden complementar, no sustituir. El yoga, la meditación o la acupuntura pueden ayudar bajo guía médica.

76. ¿Por qué algunos se irritan en lugar de euforizarse?

Porque el exceso de dopamina puede expresarse como agresividad en lugar de alegría.

77. ¿Qué significa estar en remisión?

Significa ausencia de síntomas y vida funcional normal.

78. ¿Qué papel desempeña la familia?

El apoyo familiar es fundamental para prevenir recaídas y brindar estabilidad emocional.

79. ¿Por qué algunos no responden bien al tratamiento?

Por genética, comorbilidades o adherencia irregular. La farmacogenética busca soluciones personalizadas.

80. ¿Qué es la neuroplasticidad bipolar?

La capacidad del cerebro para recuperarse tras las crisis. Con terapia, sueño y ejercicio, el cerebro se fortalece.

81. ¿Por qué me afectan las estaciones?

La luz influye en la serotonina. Mantener rutinas y exposición adecuada al sol ayuda.

82. ¿Qué hago si aparecen nuevos síntomas?

Avisar al médico. Actuar pronto evita crisis graves.

83. ¿Qué es la conciencia de enfermedad?

Reconocer que existe el trastorno y requiere cuidado. Mejora con educación y tiempo.

84. ¿Por qué soy tan sensible al rechazo?

Porque tu sistema emocional reacciona con intensidad. La terapia ayuda a reinterpretar esas experiencias.

85. ¿Qué hacer tras una hospitalización?

Verlo como un reinicio, no como un fracaso. Luego de una hospitalización se deben reajustar hábitos y prioridades.

86. ¿Las redes sociales afectan?

Sí. El exceso de estímulo o comparación puede alterar el ánimo. Se recomienda moderación.

87. ¿Por qué pienso tanto?

Tu cerebro procesa más rápido y más profundo. Aprender a pausar es parte de la estabilidad.

88. ¿La música ayuda?

Sí. Regula dopamina y emociones. Escuchar o crear música es terapéutico.

89. ¿Puedo viajar?

Sí, con planificación. Mantén horarios y medicación constante.

90. ¿Afecta la autoestima?

Sí. Las recaídas pueden debilitar la autoestima, pero la terapia la reconstruye.

91. ¿Qué es el duelo bipolar?

Una respuesta emocional amplificada ante la pérdida. Requiere acompañamiento.

92. ¿Por qué me cuesta concentrarme?

Por los cambios de energía y atención. Entrenar la concentración es clave.

93. ¿Cómo explico mi enfermedad a otros?

De una forma simple: "Mi cerebro regula el ánimo de forma distinta, pero estoy en tratamiento y estable". La información reduce el estigma.

94. ¿Qué hago si alguien me discrimina?

Educa con calma o aléjate. Tu dignidad vale más que la ignorancia ajena.

95. ¿Puedo dejar los medicamentos?

Solo con guía médica y de forma gradual. Nunca por cuenta propia.

96. ¿La espiritualidad ayuda a sanar?

Sí, cuando se vive con equilibrio. Da sentido, esperanza y propósito.

97. ¿Por qué se asocia la bipolaridad con la genialidad?

Porque la hipomanía controlada puede potenciar la creatividad, pero el talento surge del equilibrio, no del caos.

98. ¿Puedo sentir orgullo de mi recuperación?

Sí, absolutamente. Cada día estable es una victoria biológica y emocional.

99. ¿Qué significa vivir con trastorno bipolar hoy?

Significa comprender que tu mente es un instrumento poderoso que necesita afinación, no castigo. Es aceptar la ciencia y la compasión como aliadas. Vivir con bipolaridad es aprender no solo a sobrevivir a los extremos, sino a crear armonía con ellos.

100. ¿Qué mensaje final da el psiquiatra a sus pacientes?

Que la bipolaridad no es una condena, sino una forma intensa de vivir. Con conocimiento, amor propio y tratamiento se transforma en sabiduría.

Glosario terapéutico-emocional

Nombrar lo que ocurre en la mente es
el primer paso para comprenderlo.

Más que memorizar términos clínicos, el trastorno bipolar exige un lenguaje que una la ciencia con la experiencia. En este glosario, cada palabra encierra un mapa entre lo químico y lo simbólico, entre el síntoma y la conciencia. Aprender su significado es aprender a traducir el cerebro al alma, y viceversa.

Afectividad: La palabra afectividad proviene del latín *affectus*, "ser movido por". Se trata de la capacidad de experimentar emociones, placer, tristeza o entusiasmo. En el bipolar, la afectividad está intensificada: el mundo se siente más fuerte, más vivo, más cercano o más distante. Comprender la afectividad es entender que la emoción no es debilidad, sino una forma de inteligencia biológica.

Alostasis: Proceso por el cual el cuerpo alcanza estabilidad a través del cambio. Mientras la homeostasis busca el equilibrio fijo, la alostasis se adapta dinámicamente al entorno. En el trastorno bipolar, este sistema se ve exigido al máximo: cada oscilación anímica es un intento del cerebro por recalibrarse. La terapia y el autocuidado refuerzan esa capacidad adaptativa.

Anhedonia: Incapacidad para sentir placer. Refleja una disminución de dopamina y endorfinas. En la depresión bipolar, el mundo pierde color, incluso lo que antes generaba entusiasmo. No se trata de falta de voluntad, sino de una alteración en los circuitos mesolímbicos del placer. La recuperación comienza cuando el paciente aprende que el placer no siempre regresa de golpe: a veces hay que reconstruirlo con paciencia.

Autoconciencia: Habilidad para observar las propias emociones, pensamientos y conductas sin juicio. Es el núcleo de la terapia cognitiva y del *mindfulness*. En el bipolar, la autoconciencia permite distinguir entre "yo" y "mi episodio", entre identidad y síntoma. Desarrollarla es como aprender a leer el clima interno del cerebro.

Ciclotimia: Forma leve y crónica del trastorno bipolar, caracterizada por fluctuaciones constantes del estado de ánimo sin llegar a episodios mayores. Representa una oscilación química de baja intensidad pero persistente. Clínicamente, es un cerebro que "nunca se apaga ni se calma del todo". La ciclotimia enseña que incluso el desequilibrio puede tener su propio ritmo.

Cortisol: Hormona del estrés. En niveles normales mejora la atención y la energía. En exceso, deteriora el hipocampo y altera la regulación emocional. En el bipolar, los picos de cortisol pueden desencadenar recaídas, especialmente tras insomnio o conflictos. Dormir, respirar y meditar son estrategias naturales para reequilibrarlo.

Disforia: Estado de irritabilidad o malestar generalizado. Es la forma en que el cerebro expresa su sobrecarga. En la bipolaridad suele aparecer en fases mixtas, en las cuales la energía maníaca y la tristeza depresiva coexisten. La disforia no es enojo: es sufrimiento eléctrico.

Eutimia: El término eutimia proviene del griego *eu-thymos*, "buen ánimo". Es el estado de equilibrio afectivo donde no domina ni la euforia ni la depresión. Es el objetivo terapéutico del tratamiento bipolar. Eutimia no significa ausencia de emoción, sino armonía entre ellas. Es la melodía estable después de la tormenta.

Homeostasis: Tendencia del cuerpo a mantener un equilibrio interno constante. En la psiquiatría moderna, la homeostasis emocional implica la capacidad de mantener una oscilación controlada de los neurotransmisores. El tratamiento bipolar busca restaurar esa homeostasis sin suprimir la vitalidad.

Insight: Conciencia del propio estado mental. Tener *insight* es saber que uno está enfermo sin perder su dignidad. En el bipolar, el *insight* puede fluctuar: durante la manía se pierde ("yo no estoy enfermo"), mientras que en la depresión puede ser dolorosamente excesivo ("sé que estoy mal y no puedo evitarlo"). Fortalecerlo es una tarea terapéutica central.

Neuroplasticidad: Capacidad del cerebro para reorganizar sus conexiones sinápticas. Es la base biológica de la recuperación. Cada psicoterapia, ejercicio físico o nueva experiencia estimula la plasticidad neuronal. En el cerebro bipolar, la neuroplasticidad permite aprender de cada episodio en lugar de quedar atrapado en él.

Psicoeducación: Pilar del tratamiento moderno. Consiste en enseñar al paciente y a su familia a reconocer síntomas, prevenir recaídas y manejar el tratamiento. No solo informa, sino que transforma la relación con la enfermedad. Saber qué ocurre en el cerebro reduce la culpa y aumenta la colaboración terapéutica.

Resiliencia: Capacidad de recuperarse después de la crisis. En términos neurobiológicos, es la habilidad del sistema nervioso para volver al equilibrio tras la tormenta. La resiliencia se entrena con estructura, vínculos, propósito y autocompasión. En el bipolar, no se mide por la ausencia de recaídas, sino por la rapidez con la que se vuelve a estar de pie.

Ritmo circadiano: Reloj biológico interno que regula el sueño, la temperatura corporal y la secreción hormonal. Es el metrónomo del ánimo. En los bipolares, este ritmo suele estar desincronizado, lo que provoca insomnio, energía nocturna y fatiga diurna. Regular el sueño es, a menudo, el primer paso para estabilizar el ánimo.

Terapia cognitivo-conductual (TCC): Aborda la relación entre pensamiento, emoción y conducta. Enseña al paciente a identificar distorsiones cognitivas —ideas absolutistas, catastrofistas o autocríticas— que alimentan los episodios depresivos o impulsivos. Su eficacia está ampliamente demostrada en el tratamiento del trastorno bipolar.

Terapia interpersonal y del ritmo social: Modelo desarrollado por Ellen Frank y colaboradores. Integra la psicoterapia con la regulación de rutinasbiológicas (horarios, sueño, alimentación). Ayuda al paciente a estabilizar los ritmos sociales que influyen en el reloj interno. Su lema clínico podría ser: ordenar la vida para ordenar el cerebro.

Terapia farmacológica: No solo es una herramienta médica, sino una forma de ingeniería química del equilibrio. El litio, los anticonvulsivos y los antipsicóticos modulan la comunicación neuronal. El éxito del tratamiento depende tanto del fármaco como de la alianza entre paciente y médico, que decide cuándo ajustar y cuándo esperar.

Trastorno mixto: Fase donde coexisten síntomas de manía y depresión. Es el estado más peligroso y complejo del espectro bipolar. El cerebro se encuentra sobrecargado de energía, pero emocionalmente desesperado. Requiere atención médica inmediata. Representa la paradoja de la mente que acelera mientras se hunde.

Voluntad terapéutica: Es la decisión profunda de participar activamente en la recuperación. Va más allá de tomar medicación: implica asumir responsabilidad emocional, cultivar hábitos saludables y reconocer los límites sin perder esperanza. En la bipolaridad, la voluntad terapéutica convierte el diagnóstico en destino superado.

El glosario terapéutico-emocional es, en el fondo, una brújula. Permite traducir la complejidad del lenguaje clínico al idioma de la experiencia humana. Cada palabra aquí descrita es una herramienta, un puente entre el saber médico y la sabiduría emocional que habita en todo paciente que decide sanar.

Colección *Telegalenos a gabacha quitá*

Una guía compasiva, científica y práctica para enfrentar los desafíos de la mente y el alma

La colección ***Telegalenos a gabacha quitá*** nació con una misión clara: **acompañar, informar y aliviar.** Cada volumen está dedicado a una condición específica de salud mental, y se convierte en una conversación íntima entre el lector y el psiquiatra. Con un lenguaje accesible pero rigurosamente científico, los libros abordan los síntomas, causas, tratamientos, mitos y posibilidades de recuperación.

Más que simples manuales, estos textos integran la perspectiva del aikido médico, un enfoque humanista y dinámico para transformar el sufrimiento emocional en fuerza interior. Además, cada libro incluye directorios actualizados de **fuentes de ayuda en México, España y Estados Unidos**, y ofrece puentes reales hacia el tratamiento y el acompañamiento comunitario.

Si este libro sobre **bipolaridad** te resultó útil o revelador, te invitamos a descubrir los demás títulos de la colección:

Insomnio

"Dormir no es rendirse, es un acto de salud". El insomnio crónico es una epidemia silenciosa. Aquí descubrirás las causas neurobiológicas, las creencias disfuncionales que lo perpetúan y las estrategias más efectivas para recuperar el sueño, como la terapia cognitivo-conductual para insomnio, la higiene del sueño, las técnicas corporales de relajación y alternativas farmacológicas cuando sean necesarias.

Ansiedad

"Cuando el sistema de alarma nunca se apaga". Este libro te guía por las diferentes formas de ansiedad –generalizada, de pánico, fóbica, social– y sus efectos en cuerpo y mente. Ofrece herramientas prácticas como la respiración somática, exposiciones graduadas, *mindfulness* y farmacoterapia. Con un enfoque de aikido médico aprenderás a transformar la ansiedad en energía vital canalizada y a buscar ayuda oportuna cuando el miedo se vuelve crónico.

TDAH

"No es falta de voluntad, es un cerebro que funciona distinto". Un libro esencial para padres, adultos diagnosticados y profesionales. Presenta estudios científicos actuales, opciones farmacológicas (como metilfenidato y atomoxetina), adaptaciones escolares y terapias conductuales. Además, explora cómo canalizar la energía del TDAH hacia la creatividad, la organización compasiva y la autocomprensión a través de técnicas de aikido mental.

Demencia

"La memoria se desvanece, pero el amor permanece". Una guía cálida y científica para quienes viven con demencia y sus cuidadores. El libro aborda el alzhéimer, la demencia frontotemporal, la vascular y los cuerpos de Lewy con criterios diagnósticos, estrategias no farmacológicas, orientación legal, manejo de la conducta y contención emocional del cuidador. Desde el aikido médico se propone una forma de acompañar con respeto, dignidad y conexión profunda.

Adicción

"El vacío no se llena con sustancias, sino con sentido". Explora las bases neurobiológicas de la adicción, el ciclo de la compulsión, los factores sociales y psicológicos implicados, así como los modelos de recuperación: desde el tratamiento médico hasta enfoques de reducción de daño, grupos de 12 pasos, terapia motivacional y espiritualidad laica. El libro ofrece claves para salir del estigma y del castigo, abrazando la autocompasión y la agencia personal.

Esquizofrenia

"Ver otra realidad no es locura, es sufrimiento en otra frecuencia". Con sensibilidad clínica y sin sensacionalismo, este libro explica los síntomas positivos y negativos, la evolución del trastorno, los tratamientos farmacológicos actuales, los enfoques psicosociales y cómo las redes de apoyo pueden marcar la diferencia. A través del aikido médico, se aborda la esquizofrenia como una lucha por la coherencia interna, donde es posible acompañar sin miedo y con sentido.

Depresión

"El cuerpo calla lo que el alma no puede expresar". Explora los mecanismos neuroquímicos, las heridas emocionales y las circunstancias sociales que pueden llevar a un estado depresivo. Este libro ofrece desde los criterios diagnósticos hasta intervenciones integradoras: farmacológicas, psicoterapéuticas, somáticas y espirituales. Incluye técnicas de regulación emocional, recursos de ayuda en tres países y un capítulo especial sobre cómo acompañar a quien sufre sin caer en el juicio ni en la desesperanza.

Autismo

Este libro no trata de "corregir" a un niño autista... trata de comprenderlo. Cada mente autista merece un mundo que la entienda. Es una guía cálida, clara y llena de esperanza para familias que buscan respuestas reales, profesionales que desean aprender y adultos autistas que merecen ser escuchados. Es un viaje hacia lo más hermoso del neurodesarrollo: la autenticidad. No es un manual. No es un diagnóstico. Es un abrazo.

¿Por qué elegir esta colección?

- Porque está escrita por un psiquiatra clínico con experiencia en consulta, urgencias y terapia.
- Porque se basa en estudios científicos actualizados y directrices internacionales.

- Porque posee un lenguaje comprensible, sin perder precisión científica.
- Porque incluye enfoques no farmacológicos, medicina integrativa y espiritualidad.
- Porque integra el modelo del aikido médico: anticipar, contener, transformar.
- Porque proporciona recursos de ayuda reales en tres países: México, España y Estados Unidos.
- Porque fue diseñada para pacientes, familiares y profesionales.

Explora, comprende y acompaña. *Telegalenos a gabacha quitá* es más que una colección de libros: es una comunidad de conocimiento, compasión y posibilidad.

Made in the USA
Monee, IL
04 November 2026

67375747R00236